Nosokomiale Pneumonie

Santiago Ewig

Herausgeber

Nosokomiale Pneumonie

mit 70 Abbildungen und 69 Tabellen

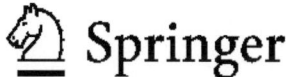 Springer

Herausgeber
Santiago Ewig
Bochum, Deutschland

ISBN 978-3-662-49820-0   ISBN 978-3-662-49821-7 (eBook)
DOI 10.1007/978-3-662-49821-7

Die Deutsche Nationalbibliothek verzeichnet diese Publikation in der Deutschen Nationalbibliografie; detaillierte bibliografische Daten sind im Internet über http://dnb.d-nb.de abrufbar.

Springer

Gedruckt auf säurefreiem und chlorfrei gebleichtem Papier

Springer ist Teil von Springer Nature
Die eingetragene Gesellschaft ist Springer-Verlag GmbH Deutschland
Die Anschrift der Gesellschaft ist: Heidelberger Platz 3, 14197 Berlin, Germany

Meinem Freund und Mentor Antoni Torres aus Barcelona gewidmet.

Vorwort

Die nosokomiale Pneumonie ist eine ungemein komplexe Erkrankung, für die bis heute keine eindeutigen diagnostischen Kriterien verfügbar sind und deren adäquate Behandlung viele ungelöste Fragen aufwirft. Ihre Behandlung setzt eine umfangreiche infektiologische Expertise und klinische Erfahrung voraus. Sie ist trotz aller wissenschaftlichen und klinischen Bemühungen unverändert mit einer hohen Morbidität und Krankenhaus-Letalität verbunden. Präventive Maßnahmen lassen sich zwar erfolgreich implementieren, es scheint aber nicht realistisch, nosokomiale Pneumonien vollständig verhindern zu können. Um falschen Erwartungen der Öffentlichkeit angemessen entgegentreten zu können, bedarf es einer sehr detaillierten Kenntnis der Möglichkeiten und Grenzen der Behandlung und Prävention.

Mit diesem Band wird der Versuch unternommen, der Komplexität dieser Erkrankung in all ihren Facetten hinreichend gerecht zu werden. Fraglos ist dies in einiger Vollständigkeit nur für den Augenblick der Gegenwart möglich; daher wurde besonderes Augenmerk auch auf Bestände der Erkenntnis geworfen, die gesichertes Wissen sind bzw. keinesfalls verloren gehen sollten. Dies gilt vor allem auch für den Ertrag, den die Diskussion um die Diagnose der Pneumonie unter Beatmung erbracht hat.

Für mich persönlich war die Beschäftigung mit dem älteren und neuen Material eine besondere Herausforderung, aber auch eine Freude, fügen sich doch in der Zusammenschau nach vielen Jahren der klinischen Forschung auf diesem Gebiet zahlreiche Details viel klarer in ein Gesamtbild der klinischen Herausforderung ein, die die nosokomiale Pneumonie wissenschaftlich und klinisch darstellt.

So hoffe ich, eine Referenz für alle pneumologisch und intensivmedizinisch interessierten Ärztinnen und Ärzte geschaffen zu haben, die sowohl im klinischen Alltag als auch in der klinischen Forschung hilfreich sein kann. Ich danke insbesondere meinen Co-Autoren, die mit ihrer besonderen Expertise unverzichtbarer Bestandteil dieses Buches geworden sind.

Bochum   Santiago Ewig
Sommer 2016

Inhaltsverzeichnis

Mitarbeiterverzeichnis

Santiago Ewig Thoraxzentrum Ruhrgebiet, Kliniken für Pneumologie und Infektiologie, EVK Herne und Augusta-Kranken-Anstalt, Bochum, Deutschland

Sören Gatermann Institut für Hygiene und Mikrobiologie, Abteilung für Medizinische Mikrobiologie, Ruhr-Universität Bochum, Bochum, Deutschland

Thomas Magin Ev. Krankenhaus Herne, Thoraxzentrum Ruhrgebiet, Herne, Deutschland

Stathis Phillipou Institut für Pathologie und Zytologie, Augusta-Kranken-Anstalt, Bochum, Deutschland

Santiago Ewig

1 Der Begriff der „nosokomialen Pneumonie"

Die nosokomiale Pneumonie (engl.: „nosocomial" bzw. „hospital-acquired pneumonia") stellt
innerhalb der Pneumonietriade die zweite große
Gruppe dar und wird unterschieden von der
ambulant erworbenen Pneumonie und derjenigen
unter Immunsuppression (Ewig 2014) (Tab. 1).
Das Wort nosokomial leitet sich vom griechischen
„nosokomeion" ab (νόσος bzw. *nósos* bedeutet
„Krankheit" sowie κομεῖν bzw. *komein* bedeutet
„pflegen", demnach „Krankenpflegestätte" bzw.
„Krankenhaus").

Nosokomial, d. h. im Krankenhaus erworben,
wird bei vorher Gesunden eine oropharyngeale
oder tracheobronchiale Kolonisation; diese beeinflusst das zu erwartende Erregerspektrum. Daher
werden hinsichtlich des Behandlungskonzepts
auch Pneumonien von Patienten der Gruppe der
nosokomialen Pneumonien zugeordnet, die bis zu
drei Monate vor Entstehung der Pneumonie hospitalisiert worden sind.

Demgegenüber werden in vielen epidemiologischen Untersuchungen Pneumonien als nosokomial gewertet, wenn sie > 48 h nach Krankenhausaufnahme entstanden sind. Tatsächlich verändert sich bei vorher Gesunden das Spektrum
der Kolonisationskeime und nachfolgend der
Erreger der Pneumonie bis zu 92 h nach Krankenhausaufnahme hin zum typisch nosokomialen
Muster. Diese Art zeitlicher „Sicherheitszone"
zur Differenzierung gegenüber ambulant erworbenen Pneumonien erscheint jedoch in klinischer
Hinsicht nicht relevant. Der Tatsache der Dynamik der oropharyngealen Kolonisation in den ersten 92 h trägt das Konzept der „early onset" und
„late onset" nosokomialen Pneumonie in geeigneter Weise Rechnung.

Die Diagnose einer nosokomialen Pneumonie
ist jedoch keinesfalls gleichbedeutend mit einer
Pneumonie durch im Krankenhaus übertragene
Erreger. Daten des Nationalen Referenzzentrums
für Surveillance zeigen vielmehr, dass MRSA zu
90 %, 3-MRGN (3-fach multiresistente Gramnegative Erreger nach der Definition der KRINKO)
zu ca. 80 % und 4-MRGN (4-fach multiresistente
Gramnegative Erreger nach der Definition der
KRINKO) zu ca. 65 % ins Krankenhaus mitge-
bracht werden. Diese Erreger sind demnach längst
nicht mehr umstandslos Krankenhauserreger.
Viele Patienten bringen diese multiresistenten
Erreger (MRE) vielmehr als Träger einer oropharyngealen Kolonisation mit ins Krankenhaus, da
sie Risikofaktoren in Form von einer vorhergehenden (ggf. wiederholten) antimikrobiellen Therapie und/oder Hospitalisation aufweisen. Tier-

S. Ewig (✉)
Thoraxzentrum Ruhrgebiet, Kliniken für Pneumologie und
Infektiologie, EVK Herne und Augusta-Kranken-Anstalt,
Bochum, Deutschland
E-Mail: sewig@outlook.de

© Springer-Verlag GmbH Deutschland 2017
S. Ewig (Hrsg.), *Nosokomiale Pneumonie*,
DOI 10.1007/978-3-662-49821-7_30

Tab. 1 Kriterien für die Zuordnung einer Pneumonie innerhalb der Pneumonietriade (Ewig 2014)

	Ort der Entstehung	Immunitätslage des Wirts
Ambulant erworbene Pneumonie	Ambulant (außerhalb des Krankenhauses)	Normal**
Nosokomiale Pneumonie	Im Krankenhaus*	Normal**
Pneumonie unter Immunsuppression	Ambulant oder im Krankenhaus	Schwergradige Immunsuppression***

* Hinsichtlich des Behandlungskonzepts werden auch Pneumonien von Patienten, die in einem Zeitrahmen von bis zu drei Monaten vor Entstehung der Pneumonie hospitalisiert worden sind, der Gruppe der nosokomial erworbenen Pneumonien zugeordnet.
** Die Immunität dieser Patienten kann durchaus eingeschränkt sein, sie ist jedoch nicht in einer Weise ausgeprägt, dass sich das zu erwartende Erregerspektrum grundlegend verändert.
*** Unter einer schwergradigen Immunsuppression sind Konditionen zu verstehen, die mit einem relevanten Risiko für sogenannte opportunistische Erreger einhergehen.

mast und Transmission im häuslichen Bereich mögen weitere ursächliche Faktoren sein.

> ▶ **Cave** Die Diagnose einer nosokomialen Pneumonie impliziert keineswegs immer eine vorhergehende nosokomiale Übertragung von Krankenhauserregern. „Erworben" ist die nosokomiale Pneumonie regelhaft lediglich in dem Sinne, dass sie sich im Krankenhaus manifestiert!

1.1 „Early" und „late onset" Pneumonie

Dieses Konzept reflektiert Kolonisationsprozesse im Oropharynx und ihre Konsequenz für das zu erwartende Erregerspektrum. Demnach kommt es bei vorher Gesunden zu einem Wechsel von einer typischen oropharyngealen Flora des Gesunden, die nur zu einem geringeren Teil pathogene Erreger enthält, zu einer pathologischen Kolonisation mit typischen Krankenhauserregern. Während bei Gesunden oropharyngeal meist ein Keimgemisch der oberen Luftwege, intermittierend Staphylococcus aureus (MSSA), Haemophilus influenzae, Streptococcus pneumoniae sowie selten Enterobakterien vorzufinden sind, kommt es innerhalb von ca. 96 h zu einer Kolonisation zusätzlich mit typischen nosokomialen Erregern wie Staphylococcus aureus (MRSA), multiresistenten Enterobakterien, Pseudomonas aeruginosa und anderen

potenziell multiresistenten Erregern (Langer et al. 1987; Rello et al. 1992; Antonelli et al. 1994).

In der Praxis, aber auch in der Literatur wird dieses Konzept nicht selten missverstanden. Dabei werden zwei wesentliche Punkte übersehen:

- die Realisation des adäquaten Ausgangspunkts; dieser ist immer die Krankenhausaufnahme und nicht die Aufnahme auf der Intensivstation oder die Intubation. Denn die Aufnahme auf der Intensivstation bzw. die Intubation kann im Laufe eines Krankenhausaufenthalts erfolgen, wenn die pathologische Kolonisation längst etabliert ist.
- die Wahrnehmung der Risikofaktoren, die auch vor Krankenhausaufnahme eine bereits etablierte pathologische Kolonisation erwarten lässt; diese umfassen die Komorbidität und die Determinanten eines veränderten Kolonisationsspektrums, im Wesentlichen eine vorhergehende Hospitalisierung und/oder antimikrobielle Therapie. Demnach sind alle Patienten mit Pneumonie und Risikofaktoren, unabhängig vom Zeitpunkt der Hospitalisation, als „late onset" Pneumonien zu werten.

Ein typisches Beispiel für eine Untersuchung zur Validierung des „early/late onset" Konzepts unter Verkennung des adäquaten Ausgangspunkts und der „Risikofaktoren" ist in Tab. 2 aufgeführt.

Tab. 2 Validierung des „early/late onset" Konzepts (verändert nach Gastmeier et al. 2009)

Erregergruppen/Erreger	Isolate in Prozent	
	bis 4 Tage Intensivaufenthalt	>4 Tage Intensivaufenthalt
S. aureus	25,7	23,7
MSSA	21,4	16,8
MRSA	4,3	6,9
Haemophilus spp.	6,9	3,9
S. pneumoniae	9,3	5,1
Enterobakterien	27,2	30,7
E. coli	10	10,1
K. pneumoniae	10,8	11,8
Enterobacter spp.	6,4	8,8
Acinetobacter spp.	2,6	4,8
S. maltophilia	1,3	3,1

Trotz inadäquater Klassifizierung (Ausgangspunkt Aufnahme auf der Intensivstation statt Krankenhausaufnahme) und fehlender Einbeziehung von Risikofaktoren zeichnen sich die Unterschiede des Erregerspektrums in beiden Gruppen tendenziell ab (Zahlen aus Daten von KISS, 1997 bis 2004)

Bemerkenswert ist, dass trotz dieses konzeptuellen Missverständnisses die Unterschiede des Erregerspektrums in beiden Gruppen tendenziell dennoch erkennbar bleiben.

Die „early onset" Pneumonie ist häufig eine Pneumonie, die in der Folge einer Intubation (bei Patienten ohne Risikofaktoren) entsteht; die oropharyngealen Kolonisationserreger gelangen dabei im Rahmen der Intubation in die tiefen Atemwege. Dies gilt besonders für Intubationen im Rahmen einer kardiopulmonalen Reanimation mit (Mikro)Aspiration (Rello et al. 1995; Rello et al. 1999; Perbet et al. 2011). Daher passt in vielen Fällen der Begriff der „intubationsassoziierten Pneumonie". Demgegenüber ist die „late onset" Pneumonie eine Folge der Umgehung der natürlichen Abwehr durch den Tubus sowie einer Aspiration von oropharyngealen Sekreten am liegenden Tubus vorbei. Zudem liegen auf den Tubusoberflächen sehr häufig ausgedehnte Biofilme, die ein Reservoir für Pathogene bilden (Sottile et al. 1986). Diese Pneumonien können daher als „Tubus-assoziierte Pneumonien" angesehen werden.

Das Konzept der „early/late onset" Pneumonie findet sich in Abb. 1 zusammengefasst.

▶ **Merke** Der Bezug auf das „early/late onset" Konzept nosokomialer Pneumonien setzt voraus, dass der korrekte Ausgangspunkt (Hospitalisation statt ICU-Aufnahme bzw. Intubation) sowie Risikofaktoren des Patienten beachtet werden.

1.2 VAP durch MRE

Drei Risikofaktoren für das Vorliegen MRE (i. e. MRSA, Pseudomonas aeruginosa, Acinetobacter baumannii und Stenotrophomonas maltophilia) wurden identifiziert:

- Dauer der invasiven Beatmung ($\geq$7 Tage (OR = 6,0),
- vorhergehende antimikrobielle Therapie (OR = 13,5) sowie
- vorhergehende antimikrobielle Therapie mit Breitspektrumsubstanzen (Dritt-Generations-Cephalosporinen, Fluorchinolonen oder Imipenem) (OR = 4,1).

Die Erregernachweise wurden den Risikofaktoren der Dauer der invasiven Beatmung (< oder $\geq$ 7 Tage) sowie des Vorliegens einer antimikrobiellen Therapie in den letzten 15 Tagen zugeordnet. Hier zeigte sich, dass das Vorliegen einer antimikrobiellen Therapie im Zusammenhang mit einer prolongierten invasiven Beatmung der wesentliche Faktor war, der eine VAP durch MRE prädizierte (Tab. 3).

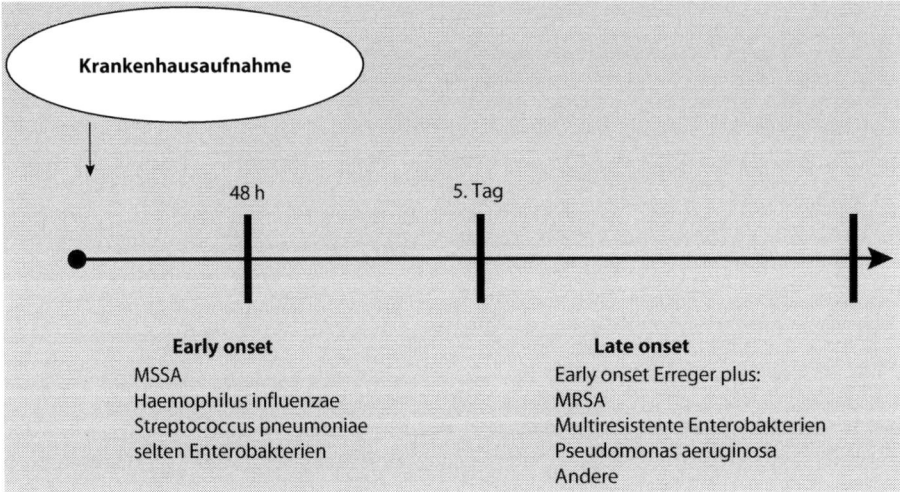

Abb. 1 Konzept der „early" und „late onset" Pneumonie. Wichtig ist die Beachtung des korrekten Bezugspunkts „Krankenhausaufnahme" sowie der „Risikofaktoren", die, falls vorhanden, immer zu einer Zuordnung zu einer „late onset" Pneumonie führen

Tab. 3 „Early" und „late onset" Pneumonien (verändert nach Trouillet et al. 1998): Erregernachweise in Prozent, klassifiziert nach Dauer der invasiven Beatmung (MV) und Vorliegen einer antimikrobiellen Therapie innerhalb der letzten 15 Tage

	Gruppe 1 MV < 7 Tage keine AMT	Gruppe 2 MV < 7 AMT	Gruppe 3 MV ≥ 7 Tage keine AMT	Gruppe 4 MV ≥ 7 Tage AMT
MSSA	14,6	0	21,9	4,6
Haemophilus spp.	19,5	10	3,1	2,6
S. pneumoniae	7,3	0	0	0
Enterobakterien	24,4	20	21,9	15,1
Multiresistente Erreger:				
MRSA	0	5	3,1	19,7
P. aeruginosa	0	20	6,3	21,7
A. baumanii	0	5	3,1	13,2
S. maltophilia	0	0	0	3,9

MV = mechanical ventilation (invasive Beatmung)
AMT = antimicrobial treatment (antimikrobielle Therapie)

Heute müssen in die Gruppe der MRE auch multiresistente Enterobakterien einbezogen werden.

Aktuell werden die „late onset" Pneumonie (in ihrer ursprünglichen Form) sowie die Faktoren vorhergehende antimikrobielle Therapie, Hospitalisation und Dauer der invasiven Beatmung als drei wesentliche Risikofaktoren für MRE in den Leitlinien aufgeführt.

2 Differenzierung der Typen nosokomialer Pneumonie

Grundsätzlich wird zwischen nosokomialen Pneumonien des spontan atmenden und des beatmeten Patienten unterschieden. Für letztere hat sich der Begriff der „Ventilator-assoziierten Pneumonie" (engl.: „ventilator associated pneumonia", VAP) etabliert. Dieser Begriff ist unglücklich, da er den „Ventilator" in den Vordergrund rückt, und nicht vielmehr den Tubus. Ein Vorschlag für eine behutsame Modifikation der Bezeichnung im Sinne einer „ventilation associated pneumonia", die den Vorteil hätte, ein etabliertes Kürzel (VAP) nicht ändern zu müssen, hat sich bislang nicht durchgesetzt (Torres et al. 2009).

Weitaus die meisten Daten in der Literatur zur nosokomialen Pneumonie beziehen sich auf die Pneumonie unter Beatmung. Wenige Untersuchungen haben sich speziell der nosokomialen Pneumonie des spontan atmenden Patienten gewidmet. Nur insofern Besonderheiten dieser beiden Formen der nosokomialen Pneumonie dargelegt werden sollen, werden diese daher in diesem Buch auch gesondert abgehandelt, ansonsten wird pauschal von der „nosokomialen Pneumonie" gesprochen.

Ein weiterer Typ der nosokomialen Pneumonie ist derjenige der Patienten im prolongierten Weaning, sei es unter zeitweiser Beatmung über ein Tracheostoma oder bereits unter zeitweiliger Spontanatmung und nichtinvasiver Beatmung. Zu diesem Typ der nosokomialen Pneumonie gibt es bislang noch nahezu keine Daten.

3   Ventilator-assoziierte Tracheobronchitis

Zuletzt ist mit der Einführung der Entität einer „Ventilator-assoziierten Tracheobronchitis" (engl.: „ventilator associated tracheobronchitis, VAT") die strikte Trennung von Tracheobronchitis und Pneumonie ins Wanken geraten. Diese Trennung war Grundlage der intensiven Kontroversen über zwei Dekaden um den Wert bestimmter diagnostischer Verfahren als unabhängige Kriterien für die Diagnose einer VAP, um die Gabe antimikrobieller Therapien auf Patienten mit Pneumonien beschränken zu können.

Obwohl noch keine allgemein verbindliche Definition für die VAT vorliegt, haben die bisherigen Arbeiten das Fehlen eines Infiltrats als zentrales Unterscheidungskriterium zur VAP zugrunde gelegt.

Die Berechtigung dieser Entität wird durch den neulich erbrachten Nachweis bekräftigt, dass die

VAT Endpunkte wie die Krankenhaus- bzw. ICU-Liegedauer negativ beeinflusst (Martin-Loeches et al. 2015). Die Tracheobronchitis ist zudem bei Patienten unter prolongiertem Weaning ohnehin ein erhebliches Hindernis in der Entwöhnung.

In diesem Buch gehen wir davon aus, dass eine Trennung von Tracheobronchitis und Pneumonie weiterhin das Ziel sein sollte, auch wenn sich in Einzelfällen Indikationen zur antimikrobiellen Therapie der VAT begründen lassen. Von fundamentaler Bedeutung bleibt in jedem Fall die Unterscheidung zwischen tracheobronchialer Kolonisation und Tracheobronchitis (siehe ▶ Kap. 22, „Ventilator-assoziierte Tracheobronchitis (VAT)").

4   Bedeutung der nosokomialen Pneumonie heute

Allgemein hat das Interesse an der Erforschung der nosokomialen Pneumonie in den letzten Jahren eher abgenommen. Dies mag eine Reihe von Gründen haben:

- Seit Etablierung der nichtinvasiven Beatmung kommt es zu weniger nosokomialen Pneumonien.
- Seit Etablierung der protektiven invasiven Beatmung scheinen nosokomiale Pneumonien ebenfalls seltener zu werden; eine alternative Möglichkeit ist, dass es zu weniger beatmungsassoziierten Lungenschäden kommt bzw. diese weniger häufig als Pneumonien verkannt werden.
- Die Hygienestandards sind in den letzten Jahren international deutlich verschärft bzw. verbessert worden. Dazu gehören die Kampagnen für eine bessere Compliance in der Händehygiene, bessere Pflegeschlüssel auf Intensivstationen, bauliche Innovationen (Einzelzimmer mit Schleusen) sowie Implementationen von Präventionsbündeln.

Dennoch ist es sehr wahrscheinlich nicht möglich, die Inzidenz nosokomialer Pneumonien auf null zu reduzieren. Das Zusammenspiel von

zunehmendem Alter und hoher Komorbidität der
Patienten auf der einen und immer komplexer
werdende therapeutische Interventionen auf der
anderen Seite lassen diese Möglichkeit als unrea-
listisch erscheinen (siehe ▶ Kap. 24, „Prävention
der nosokomialen Pneumonie – Surveillance").

> ▶▶ **Cave** Bei allen Bezügen auf ältere Literatur
> (vor ca. 2000) ist angesichts veränderter
> Patientencharakteristika und Paradigmen-
> wechseln in der Beatmungstherapie immer
> Vorsicht bei der Übertragung der Daten auf
> heutige Verhältnisse geboten.

Die Aufmerksamkeit konzentriert sich aktuell
– im Gegensatz zu den letzten Dekaden – vor
allem auf Fragen der Prävention und Behandlung
zunehmend häufiger multiresistenter Erreger. Da
Substanzen mit neuen antimikrobiellen Wirkprin-
zipien in näherer Zukunft kaum zu erwarten sind,
geht es vor allem darum, verfügbare Substanzen
zu schonen bzw. ihr Wirkpotenzial auszuschöpfen
(siehe ▶ Kap. 17, „Antimikrobielle Therapie: kalkulierte und gezielte Therapie").

Weiterführende Literatur

Grundlegende Beschreibung der Pneumonietriade:

– Ewig S (2014) The pneumonia triad. Eur
  Respir Mon 63:13–24

Eine Reihe von Arbeiten zur Grundlegung des
„early/late onset" Konzepts nosokomialer Pneumonien:

– Langer M, Cigada M, Mandelli M, Mosconi P,
  Tognoni G (1987) Early onset pneumonia: a
  multicenter study in intensive care units. Intensive Care Med 13:342–346
– Rello J, Ausina V, Castella J, Net A, Prats G
  (1992) Nosocomial respiratory tract infections
  in multiple trauma patients. Influence of level
  of consciousness with implications for therapy.
  Chest 102:525–529

– Antonelli M, Moro ML, Capelli O, De Blasi
  RA, D'Errico RR, Conti G, Bufi M, Gasparetto
  A (1994) Risk factors for early onset pneu-
  monia in trauma patients. Chest 105:224–228
– Rello J, Vallés J, Jubert P, Ferrer A,
  Domingo C, Mariscal D, Fontanals D, Artigas
  A (1995) Lower respiratory tract infections
  following cardiac arrest and cardiopulmonary
  resuscitation. Clin Infect Dis 21:310–314
– Rello J, Diaz E, Roque M, Vallés J (1999) Risk
  factors for developing pneumonia within
  48 hours of intubation. Am J Respir Crit Care
  Med 159:1742–1746
– Perbet S, Mongardon N, Dumas F, Bruel C,
  Lemiale V, Mourvillier B, Carli P, Varenne O,
  Mira JP, Wolff M, Cariou A (2011) Early-onset
  pneumonia after cardiac arrest: characteristics,
  risk factors and influence on prognosis. Am J
  Respir Crit Care Med 184:1048–1054
– Sottile FD, Marrie TJ, Prough DS, Hobgood
  CD, Gower DJ, Webb LX, Costerton JW, Gris-
  tina AG (1986) Nosocomial pulmonary infection: possible etiologic significance of bacterial
  adhesion to endotracheal tubes. Crit Care Med
  14:265–270

Europäisches Expertenstatement zu wichtigen,
in der amerikanischen Leitlinie unbehandelten
Punkten, in diesem Zusammenhang auch zur
Klassifikation der nosokomialen Pneumonien:

– Torres A, Ewig S, Lode H, Carlet J (2009)
  European HAP working group. Defining, treating and preventing hospital acquired pneumonia: European perspective. Intensive Care
  Med 35:9–29

Validierungsstudie des „early/late onset" Konzepts unter Zugrundelegung inadäquater Klassifikationen. Lässt dennoch und entgegen der Deutung der Autoren tendenziell die Muster der
„early/late onset" Pneumonie durchscheinen:

– Gastmeier P, Sohr D, Geffers C, Rüden H,
  Vonberg RP, Welte T (2009) Early- and

late-onset pneumonia: is this still a useful classification? Antimicrob Agents Chemother 53:2714–2718

Modifizierter Ansatz der Klassifikation der VAP je nach Risiko für MRE. Das höchste Risiko besteht demnach bei prolongierter invasiver Beatmung und vorangehender antimikrobieller Therapie:

– Trouillet JL, Chastre J, Vuagnat A, Joly-Guillou ML, Combaux D, Dombret MC, Gibert C (1998) Ventilator-associated pneumonia caused by potentially drug-resistant bacteria. Am J Respir Crit Care Med 157:531–539

Aktuelle multizentrische Studie mit einer großen Patientenpopulation, die die Relevanz eines Konzepts der „Ventilator-assoziierten Tracheobronchitis" stützt:

– Martin-Loeches I, Povoa P, Rodríguez A, Curcio D, Suarez D, Mira JP, Cordero ML, Lepecq R, Girault C, Candeias C, Seguin P, Paulino C, Messika J, Castro AG, Valles J, Coelho L, Rabello L, Lisboa T, Collins D, Torres A, Salluh J, Nseir S, TAVeM Study (2015) Incidence and prognosis of ventilator-associated tracheobronchitis (TAVeM): a multicentre, prospective, observational study. Lancet Respir Med 3:859–868

Geschichte der nosokomialen Pneumonie

2

Santiago Ewig

1 Geschichtliche Hintergründe

Im Gegensatz zur Entität der Pneumonie, die wir heute als „ambulant erworbene Pneumonie" bezeichnen und die eine Erkrankung seit Beginn der Menschheitsgeschichte darstellt, ist die der nosokomialen Pneumonie erst im Zuge des zivilisatorischen und medizinischen Fortschritts der jüngsten Zeit in Erscheinung getreten.

Wesentliche Voraussetzungen dafür waren auf struktureller Seite das Krankenhaus als Institution, in der regelhaft die Behandlung schwerer Erkrankungen erfolgt, sowie die Etablierung von Intensivstationen innerhalb der Krankenhäuser. Letztere war auf medizinischer Seite eng verbunden mit der Entwicklung der Beatmungsmedizin. Schließlich bringt die stetig steigende Lebenserwartung sowie damit einhergehend die zunehmende Komorbidität zusammen mit den intensiver werdenden medizinischen Interventionen Patientenpopulationen mit sich, die für nosokomiale Infektionen, vor allem auch Pneumonien, besonders anfällig werden.

1.1 Krankenhäuser

Ob es in Krankenhäusern vor dem 20. Jahrhundert nosokomiale Pneumonien gegeben hat, ist naturgemäß nicht zu klären, da diese in Unkenntnis der Übertragungswege von Infektionen nicht als solche erkannt werden konnten.

Es ist immerhin denkbar, dass es zu Übertragungen von kontagiösen Erkrankungen gekommen ist, da die Voraussetzungen enger räumlicher Nähe und fehlenden Übertragungsschutzes gegeben waren. So ist vorstellbar, dass in der Zeit vor den 50er-Jahren die Tuberkulose gerade in den Tuberkulose-Heilstätten häufiger übertragen worden ist.

1.2 Intensivstation

Die Ursprünge der Intensivstation liegen in der Beatmungsmedizin und in der Kardiologie. Dabei gibt es eine amerikanische und eine europäische Entwicklungslinie.

Im Jahre 1952 kam es in Skandinavien zu einer großen Polio-Epidemie. Viele Patienten entwickelten im Rahmen der spinobulbären Verlaufsform Atemmuskellähmungen. Es standen nicht genug Unterdruck-Beatmungsgeräte zur Verfügung, sodass viele Patienten tracheotomiert und über 24 h mit einem Handbeatmungsbeutel beatmet werden mussten. Unter dem Eindruck dieser Epidemie etablierte der dänische Anästhesiologe

S. Ewig (✉)
Thoraxzentrum Ruhrgebiet, Kliniken für Pneumologie und Infektiologie, EVK Herne und Augusta-Kranken-Anstalt, Bochum, Deutschland
E-Mail: sewig@outlook.de

© Springer-Verlag GmbH Deutschland 2017
S. Ewig (Hrsg.), *Nosokomiale Pneumonie*,
DOI 10.1007/978-3-662-49821-7_31

Björn Ibsen zwei Jahre später die erste Intensivstation weltweit (Reisner-Sénélar 2009).

Die erste Intensivstation in Deutschland wurde
1957 an der FU Berlin am Westend-Krankenhaus
durch G. Neuhaus und K. Ibe errichtet, ausdrücklich als Beatmungszentrum für Polio-Erkrankte
und als „Reanimationszentrum".

Parallel dazu förderte die Etablierung von
Überwachungsstationen für Patienten mit korona-
rer Herzerkrankung zur Rhythmusüberwachung
(„corinary care units") in den USA durch B.
Lown die Entwicklung hin zu Intensivstationen.

1.3   Beatmung

Das erste Beatmungsgerät wurde als Unterdruck-
Beatmungsgerät von Philipp Drinker entwickelt
und 1928 zum ersten Mal in Boston klinisch
getestet. Von dieser Zeit an wurden diese Beat-
mungsgeräte („eiserne Lungen"), technisch ver-
einfacht und verbessert durch J. Emerson, überwiegend bei Patienten mit Polio und Vergiftungen
eingesetzt (Branson und Emerson 1998).

Diese Form der Beatmung setzte jedoch noch
keine Entwicklung hin zur Behandlung auf Intensivstationen frei. Dies geschah erst nach Einführung der Positivdruck-Beatmungsgeräte.

Paradoxerweise ist es wieder eine neue Beat-
mungstechnik, die Entwicklung der nichtinvasiven Maskenbeatmung, die eine Tendenz weg
von der Intensivstation hin zu Intermediate
Care (IMC) bzw. Überwachungsstationen geführt hat.

2   Entwicklung bis Ende der 80er-Jahre

Die Literatur zur nosokomialen Pneumonie setzt
entsprechend parallel zur Etablierung der Intensivstationen ein. Dabei sind folgende Themenbe-
reiche führend:

- die nosokomiale Pneumonie als terminale
  Komplikation,
- nosokomiale Pneumonien im Rahmen von
  Ausbrüchen,

- Zusammenhänge von Beatmungsgerät bzw.
  Zubehör und Entwicklung einer Pneumonie,
- Kolonisationsmuster der Atemwege,
- gramnegative Erreger als „Problemkeime".

2.1   Nosokomiale Pneumonie als terminale Komplikation

Beispielhaft kann eine Publikation aus dem Jahre
1957 genannt werden, die 14 Fälle einer Bronchopneumonie durch Staphylokokken bei schwerkranken hospitalisierten Patienten beschreibt
(Gleeson-White und Gresham 1957). Die Genese
der nosokomialen Pneumonie wird hier noch ganz
als Folge der Grunderkrankung interpretiert.

2.2   Nosokomiale Pneumonien im Rahmen von Ausbrüchen

Solche Ausbrüche sind für aerogen übertragbare
Viren wie das RS-Virus (Hall et al. 1975) sowie
die Influenza A beschrieben (Lowbury 1963;
Kapila et al. 1977). Aber auch Ausbrüche mit
Klebsiellen sind bereits im Fokus (Gerding
et al. 1979).

2.3   Zusammenhänge von Beatmungsgerät und Entwicklung einer Pneumonie

Schon früh wird deutlich, dass die vom Beatmungsgerät zum Patienten führenden Devices
wie Beatmungsschläuche bzw. Befeuchter
(Phillips 1967), aber auch die Inhalationstherapie
(Reinarz et al. 1965; Edmondson et al. 1966; Mertz
et al. 1967; Sanders et al. 1970) das Potenzial von
Übertragungen nosokomialer Pneumonien mit
sich bringen.

2.4   Kolonisationsmuster der Atemwege

Ebenfalls früh wird bereits unterschieden zwischen einer bakteriellen tracheobronchialen Kolo-

nisation, die der Patient mitbringt, und einer solchen, die im Krankenhaus (bzw. während der Beatmung) erworben wird (Phillips 1967). Kolonisationsmuster geraten Anfang der 70er-Jahre in den Blick der Überlegungen zur Prävention gramnegativer Erreger (Greenfield et al. 1973).

2.5 Gramnegative Erreger als „Problemkeime"

Werden zu Beginn grampositive Erreger, vor allem Staphylokokken, aber auch Pneumokokken (Hansman und Andrews 1967), als wichtigste Erreger angesehen, zeichnet sich Mitte der 60er-Jahre zusätzlich eine erhöhte Aufmerksamkeit für Enterobakterien sowie P. aeruginosa ab (zweifach Tillotson und Lerner 1966).

Als Risikofaktoren für eine Kolonisation durch gramnegative Erreger werden eine Alteration der Schleimhäute durch die antimikrobielle Therapie sowie die Inhalation durch kontaminierte Aerosole diskutiert (Pierce et al. 1966).

2.6 Erste Originalie zur „nosokomialen Pneumonie"

Die erste Originalie in einer führenden Zeitschrift, die ausdrücklich die „nosokomiale Pneumonie" im Titel führt, erscheint 1973 und wird als „continuing major problem" bezeichnet (Graybill et al. 1973). Es handelt sich um eine Untersuchung von nosokomialen Pneumonien spontan atmender Patienten.

In dieser Arbeit wird über n = 224 Patienten mit nosokomialer Pneumonie über einen Zeitraum von zwei Jahren zwischen 1968 und 1970 berichtet. Die mikrobiologische Diagnostik erfolgte hauptsächlich über Sputum- und Blutkulturen, die meisten Erregernachweise erfolgten somit über Sputumkulturen.

Vor diesem Hintergrund fanden sich in 20 % grampositive und in 37 % gramnegative Erreger; in 43 % blieb der Erreger unbekannt. Der führende grampositive Erreger war S. pneumoniae (10 %), der führende gramnegative P. aeruginosa (12 %). Die Letalität der gramnegativen Pneumo-

nien war deutlich höher als die der grampositiven bzw. der Gruppe mit unbekanntem Erreger (51 % versus 22 % versus 27 %). Ein positiver Effekt nach Einführung von Gentamicin in der Therapie dieser Pneumonien konnte nicht nachgewiesen werden. Vielmehr traten in 17 % der Gentamicin-behandelten Patienten Fungämien durch Candida spp. auf.

Die erhebliche Exzess-Letalität von Pneumonien durch gramnegative Erreger wird in einer weiteren Arbeit von 1974 deutlich. Während die Krankenhaus-Letalität durch grampositive Erreger mit knapp 4 % nicht höher war als die von Patienten ohne Pneumonie, betrug diese bei gramnegativen Erregern 33 %, bei Patienten mit Nachweis von P. aeruginosa gar 70 % (Stevens et al. 1974).

Viele Grundmuster der nosokomialen Pneumonie, denen auch aktuell noch Gültigkeit zukommt, sind in diesen Arbeiten bereits erkennbar. Allerdings ist die Methodik, d. h. die klinische Beschreibung der Patienten, die mikrobiologische Diagnostik sowie die statistische Analyse noch sehr limitiert.

2.7 Johanson Jr und seine Arbeitsgruppe

Während in der Folge die nosokomiale Pneumonie des spontan atmenden Patienten zunehmend in den Hintergrund rückte, galt das Hauptinteresse ab den 80er-Jahren der Pneumonie unter Beatmung (VAP).

Die Grundlegung der systematischen Bearbeitung des Problems der nosokomialen Pneumonie unter Beatmung (VAP) erfolgte durch Waldemar Johanson Jr und seine Arbeitsgruppe aus der Universität Texas/USA. In einer Reihe von grundlegenden Untersuchungen wurden zentrale Aspekte der VAP erstmals systematisch bearbeitet. In einem Tiermodell (Paviane) wurden pathogenetische und diagnostische Konzepte vorgestellt, die in den Folgejahren eine ungemeine Stimulation darstellen sollten (Johanson et al. 1988). Dabei fielen quasi als Nebenprodukt Kriterien für die klinische und histologische Diagnose an, die auch aktuell noch ihre Bedeutung haben.

3 Ein Meilenstein: „International Consensus Conference: Clinical Investigation of Ventilator-associated pneumonia 1992"

Es ist das große Verdienst der Arbeitsgruppe um Jean-Yves Fagon und Jean Chastre aus Paris sowie (etwas später) um Antoni Torres aus Barcelona, auf der Basis von Arbeiten der Johanson-Gruppe neue und wichtige Impulse im Verständnis dieser Pneumonie-Entität sowie speziell hinsichtlich der Diagnostik gesetzt zu haben. Diese Impulse erhielten in einer Konsensuskonferenz 1992 noch einmal zusätzlichen Schub durch Festlegung von weiteren Forschungszielen auf der Grundlage vorläufig konsentierter Standards (International Consensus Conference 1992).

Tatsächlich wurden in der Folge eine Fülle von Studien auf hohem methodischen Niveau durchgeführt. Vordergründig vollzog sich ein Ringen zweier unterschiedlicher Ansätze in der Diagnostik, des invasiv-bronchoskopischen versus des nichtinvasiv klinischen. Dieses kam mit einer großen kanadisch-US-amerikanischen Studie von 2006, die die Gleichwertigkeit des invasiven und des nichtinvasiven diagnostischen Ansatzes hinsichtlich des klinischen Ausgangs belegte, vorläufig zu einem Stillstand (Canadian Critical Care Trials Group 2006).

Der Ertrag dieser Kontroverse ist jedoch wesentlich höher als dieses Fazit denken lassen könnte. Er besteht in einem erheblich erweiterten Wissen um die klinische, mikrobiologische und diagnostische Komplexität der nosokomialen Pneumonie.

4 Neueste Entwicklungen

Auf dem Gebiet der Beatmung sind zwei wesentliche Entwicklungen zu nennen. Zum einen sind mit der Einführung der Option einer nichtinvasiven Beatmung viele Indikationen zur Intubation entfallen. Somit hat sich auch die Charakteristik der beatmeten Patientenpopulationen geändert. Zum anderen hat das ARDS-Network Trial mit Einführung der sogenannten „lungenprotektiven

Beatmung" das Problem der VAP deutlich gemindert, indem weniger Ventilator-assoziierte Lungenschäden, die eine VAP begünstigen bzw. eine VAP vortäuschen könnten, entstehen.

Schließlich hat sich in der Zwischenzeit die Aufmerksamkeit für das Problem der nosokomialen Infektionen (unter diesen auch Pneumonien) deutlich erhöht. Die Entwicklung präventiver Strategien hat vor diesem Hintergrund einen prominenten Stellenwert erhalten. Auch wenn die Forderung US-amerikanischer Stimmen nach „Zero VAP" als unerfüllbar gelten kann, so gilt doch eine im Vergleich zum Benchmark möglichst niedrige Inzidenz an VAP als wesentliches Qualitätsmerkmal jeder Intensivstation. In Deutschland hat diesbezüglich das KISS-System Standards gesetzt, an denen jede Intensivstation sich messen sollte.

Demgegenüber steigt jedoch weltweit die Inzidenz und Prävalenz von nosokomialen Pneumonien mit multiresistenten Erregern, vor allem bei gramnegativen Erregern wie Enterobakterien und Nonfermentern. Die Behandlung dieser Infektionen stellt alle Beteiligten vor neue große Herausforderungen.

Weiterführende Literatur

– Reisner-Sénélar L (2009) Der dänische Anästhesist Björn Ibsen – ein Pionier der Langzeitbeatmung über die oberen Luftwege. Dissertation, Frankfurt am Main
– Branson RD (1998) Jack Emerson: notes on his life and contributions to respiratory care. Respir Care 43:567–571
– Gleeson-White MH, Gresham GA (1957) Staphylococcal bronchopneumonia in debilitated hospital patients; a report of fourteen fatal cases. Lancet 272:651–653
– Hall CB, Douglas RG Jr, Geiman JM, Messner MK (1975) Nosocomial respiratory syncytial virus infections. N Engl J Med 293:1343–1346
– Lowbury EJ (1963) Bacterial infection and hospital infection of patients with influenza. Postgrad Med J 39:582–585

- Kapila R, Lintz DI, Tecson FT, Ziskin L, Louria DB (1977) A nosocomial outbreak of influenza A. Chest 71:576–579
- Gerding DN, Buxton AE, Hughes RA, Cleary PP, Arbaczawski J, Stamm WE (1979) Nosocomial multiply resistant Klebsiella pneumoniae: epidemiology of an outbreak of apparent index case origin. Antimicrob Agents Chemother 15:608–615
- Philips I (1967) Pseudomonas aeruginosa respiratory tract infections in patients receiving mechanical ventilation. J Hyg 65:229–235
- Reinarz JA, Pierce AK, Mays BB, Sanford JP (1965) The potential role of inhalation therapy equipment in nosocomial pulmonary infection. J Clin Invest 44:831–839
- Edmondson EB, Reinarz JA, Pierce AK, Sanford JP (1966) Nebulization equipment. A potential source of infection in gram-negative pneumonias. Am J Dis Child 111:357–360
- Mertz JJ, Scharer L, McClement JH (1967) A hospital outbreak of Klebsiella pneumonia from inhalation therapy with contaminated aerosol solutions. Am Rev Respir Dis 95:454–460
- Sanders CV Jr, Luby JP, Johanson WG Jr, Barnett JA, Sanford JP (1970) Serratia marcescens infections from inhalation therapy medications: nosocomial outbreak. Ann Intern Med 73:15–21
- Greenfield S, Teres D, Bushnell LS, Hedley-Whyte J, Feingold DS (1973) Prevention of gram-negative bacillary pneumonia using aerosol polymyxin as prophylaxis. I. Effect on the colonization pattern of the upper respiratory tract of seriously ill patients. J Clin Invest 52:2935–2940
- Hansman D, Andrews G (1967) Hospital infection with pneumococci resistant to tetracycline. Med J Aust 1:498–501
- Tillotson JR, Lerner AM (1966) Pneumonias caused by gram negative bacilli. Medicine (Baltimore) 45:65–76
- Tillotson JR, Lerner AM (1966) Pneumonia caused by Escherichia coli and Pseudomonas. Antimicrob Agents Chemother 6:198–201
- Pierce AK, Edmonson EB, McGee G, Ketchersid J, Loudon RG, Sanford JP (1966) An analysis of factors predisposing to gram-negative bacillary necrotizing pneumonia. Am Rev Respir Dis 94:309–315
- Graybill JR, Marshall LW, Charache P, Wallace CK, Melvin VB (1973) Nosocomial pneumonia. A continuing major problem. Am Rev Respir Dis 108:1130–1140
- Stevens RM, Teres D, Skillman JJ, Feingold DS (1974) Pneumonia in an intensive care unit. A 30-month experience. Arch Intern Med 134:106–111
- Johanson WG Jr, Seidenfeld JJ, Gomez P, de los Santos R, Coalson JJ (1988) Bacteriologic diagnosis of nosocomial pneumonia following prolonged mechanical ventilation. Am Rev Respir Dis 137:259–264
- International Consensus Conference: Clinical Investigation of Ventilator-Associated Pneumonia 1992 Chest 102 (Suppl 5; 1):551–588
- Canadian Critical Care Trials Group (2006) A randomized trial of diagnostic techniques for ventilator-associated pneumonia. N Engl J Med 355:2619–2630

Pathologie der nosokomialen Pneumonie

3

Santiago Ewig und Stathis Phillipou

1 Allgemeines

1.1 Definition

Unter einer Pneumonie versteht man allgemein pathologisch-anatomisch die Entzündung überwiegend der Alveolen, des Interstitiums und/oder der zuführenden Bronchien durch pathogene Erreger. Im Gegensatz zur ambulant erworbenen Pneumonie, bei denen das Erregerspektrum neben pyogenen bakteriellen Erregern auch Viren und atypische bakterielle Erreger umfasst, liegen der nosokomialen Pneumonie in der Regel hauptsächlich pyogene bakterielle Erreger zugrunde. Entsprechend ist das Entzündungsbild in der Regel geprägt von Akkumulationen von polymorphkernigen Leukozyten.

1.2 Infektions- bzw. Ausbreitungswege

Die nosokomiale Pneumonie entsteht in der Regel durch Aspiration kontaminierten oropharyngealen Sekrets. Selten sind exogene Erreger sowie eine hämatogene Streuung.

Die Ausbreitung folgt entsprechend über die großen Atemwege, vorbei am keineswegs dichten Tubuscuff bis hinab in die kleinen Atemwege. Die wesentlichen Stationen sind eine Bonchiolitis, eine fokale Bronchopneumonie sowie konfluierende Pneumonieherde bis hin zur Einschmelzung (Rouby et al. 1992).

Typischerweise breiten sich die pneumonischen Herde disseminiert und multifokal aus (Abb. 1). In einem Lungensegment finden sich gleichzeitig gesunde Areale und solche mit fortgeschrittener Entzündung.

Die pneumonischen Herde befinden sich, folgerichtig bei einer Aspirationsgenese, bevorzugt in den abhängigen Lungenabschnitten (posteriores Oberlappen- und Unterlappensegmente) (Marquette et al. 1996). Häufig sind jedoch auch andere Lungensegmente betroffen (Abb. 2).

> ▶ **Merke** Die Pathologie der nosokomialen Pneumonie nach Beatmung ist charakterisiert durch ein disseminiertes und multifokales Ausbreitungsmuster, wobei innerhalb

S. Ewig (✉)
Thoraxzentrum Ruhrgebiet, Kliniken für Pneumologie und Infektiologie, EVK Herne und Augusta-Kranken-Anstalt, Bochum, Deutschland
E-Mail: sewig@outlook.de

S. Phillipou (✉)
Institut für Pathologie und Zytologie, Augusta-Kranken-Anstalt, Bochum, Deutschland
E-Mail: S-Philippou@t-online.de

© Springer-Verlag GmbH Deutschland 2017
S. Ewig (Hrsg.), *Nosokomiale Pneumonie*,
DOI 10.1007/978-3-662-49821-7_32

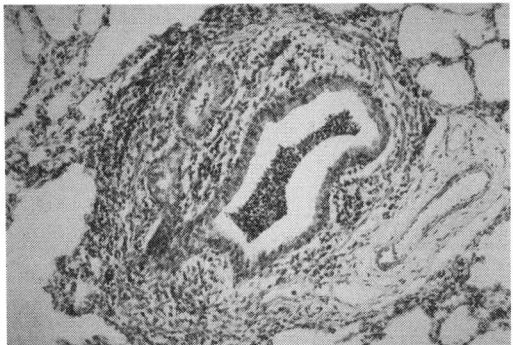

Abb. 1 Akute eitrige Bronchiolitis (PAS-Färbung). In der Bronchioluswand findet sich ein lockeres entzündliches Infiltrat. In der Lichtung des Bronchiolus zeigt sich ein eitriges Exsudat. Das peribronchioläre Bindegewebe und die angrenzenden Alveolen weisen geringgradige entzündiche Infiltrate auf

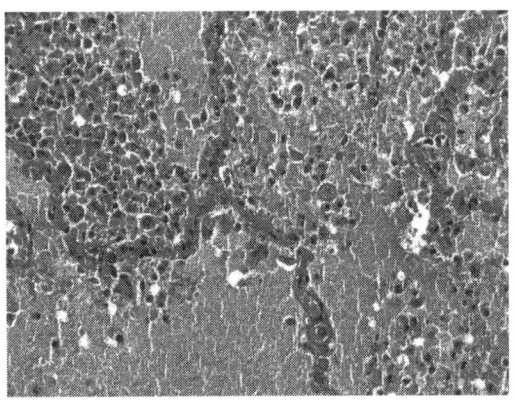

Abb. 2 Fortschreitende Pneumonie mit beginnender Entzündung der Alveolen (HE-Färbung). Die Alveolen sind mit eiweißreicher Flüssigkeit ausgefüllt. In den Lichtungen beginnende Ansammlungen aus neutrophilen Granulozyten und Makrophagen. Abschilferung von einzelnen Pneumozyten in die Alveolarlichtung

eines Lungensegments verschiedene Stadien der Entwicklung und Ausbreitung der Pneumonie vorgefunden werden.

1.3   Formale Pathogenese

Das Erscheinungsbild einer Pneumonie ist abhängig von Art und Pathogenität des Erregers, dem Infektions- bzw. Ausbreitungsweg sowie der Immunantwort des Wirts.

1.4   Pneumonietypen

Bei der ambulant erworbenen Pneumonie werden die Lobärpneumonie, die Bronchopneumonie und die interstitielle Pneumonie unterschieden. Die nosokomiale Pneumonie ist demgegenüber überwiegend eine Bronchopneumonie. Fleckige Konsolidierungen sind möglich, jedoch besteht meist keine klassische Lobärpneumonie.

1.5   Komplikationen

Einschmelzung mit Abszessbildung sowie die Ausbildung eines Empyems sind die wesentlichen pulmonalen Komplikationen der Pneumonie.

2   Histologische Klassifikationen

Die wichtigsten Daten zur Pathologie bzw. Histologie der nosokomialen Pneumonie stammen aus experimentellen Studien am Pavian- bzw. Schweinemodell sowie aus post-mortem Studien zur Diagnostik nosokomialer Pneumonien. In diesen Studien werden verschiedene Klassifikationen der Pneumonie zugrunde gelegt.

2.1   Klassifikation nach Johanson

Diese Klassifikation (Johanson et al. 1988) stammt aus einer tierexperimentellen Studie an Pavianen, die 7–10 Tage invasiv beatmet waren. Diese unterscheidet:

a. die leichtgradige Brocnhopneumonie: neutrophile Infiltrate polymorphkerniger Leukozyten um terminale Bronchioli und umgebende Alveoli;

b. die moderate Bronchopneumonie: konfluierende Entzündungsherde zwischen benachbarten Lobuli; dazu häufig eitriges mukoides Material in Bronchiolen;

c. die schwere Bronchopneumonie: konfluierende Entzündungsherde bis hin zu Abszedierungen sowohl makro- als auch mikroskopisch.

2.2 Klassifikation nach Rouby

Die Klassifikation nach Rouby (Rouby et al. 1992) wurde an Proben der gesamten Lunge von bis zum Todeszeitpunkt beatmeten Patienten entwickelt und reflektiert am besten die Infektions- und Ausbreitungswege der Pneumonie.

a. Bronchiolitis: diese ist charakterisiert durch eine Proliferation polymorphkerniger Leukozyten im Lumen des Bronchiolus. Die Bronchiolenwand kann bereits schwergradig geschädigt sein; häufiger sind die Lumina durch eitrige Pfropfen verlegt;
b. fokale Bronchopneumonie: die Entzündung breitet sich entlang der Bronchiolen auch entlang der angrenzenden Alveoli aus;
c. konfluierende Bronchopneumonie: die bronchopneumonischen Herde überschreiten die Segment- bzw. Lappengrenzen;
d. Einschmelzung/Abszedierung: Gewebsnekrosen führen zur fokalen oder ausgedehnten Abszessbildung.

2.3 Klassifikation nach Marquette

Die Klassifikation nach Marquette (Marquette et al. 1995) wurde in einer post-mortem Studie beatmeter Patienten zugrunde gelegt. Sie definiert eine Pneumonie als Konsolidierung auf dem Niveau des sekundären Lobulus, bedingt durch eine ausgedehnte Akkumulation von polymorphkernigen Leukozyten, Fibrinexsudaten und Zelldebris innerhalb der Alveolen. Die Zentrierung um die Bronchiolen geht hier nicht in die Definition ein.

2.4 Klassifikation nach Chastre

Ebenfalls an post-mortem Proben beatmeter Patienten entwickelt, unterscheidet dieser folgende Formen (Chastre et al. 1984):

a. leichte Bronchopneumonie: Proliferation polymorphkerniger Leukozyten im Lumen des Bronchiolus und einigen angrenzenden Alveoli. Diese Veränderungen werden bei Patienten mit COPD und ARDS als nicht spezifisch für eine Pneumonie gewertet;
b. moderate Bronchopneumonie: konfluierende Entzündungsherde und Eiterpfröpfe in den Bronchiolen;
c. schwere Bronchopneumonie: konfluierende Entzündungsherde sowie Gewebsnekrosen.

2.5 Klassifikation nach Fabregas

Entsprechend an post-mortem Proben beatmeter Patienten wurde eine Klassifikation entwickelt, die die Entwicklung der Pneumonie in vier Stadien einteilt (Fabregas et al. 1996):

a. frühe Phase (0–2 Tage): kapilläre Kongestion durch Akkumulation von polymorphkernigen Leukozyten;
b. intermediäre Phase (3–4 Tage): Fibrin, Erythrozyten und polymorphkernige Leukozyten innerhalb der Alveoli;
c. fortgeschrittene Phase (5–7 Tage): die meisten Alveoli sind mit polymorphkernigen Leukozyten ausgefüllt, Makrophagen enthalten phygozytierten Zelldetritus;
d. Rückbildungsphase (>7 Tage): Elimination des inflammatorischen Exsudats durch Makrophagen.

2.6 Standardisierung der Pneumonie-Kriterien nach Corley

Diese Autoren (Corley et al. 1997) fanden in einer post-mortem Studie an 39 beatmeten Patienten eine begrenzte Reproduzierbarkeit der Befundungen von vier Pathologen. Zwar bestand eine relativ hohe Übereinkunft aller vier Befunder in 77 % sowie zwischen drei von vier Befundern in 95 % der Fälle. Gerade hinsichtlich des Vorliegens einer Pneumonie bestanden jedoch erhebliche Abweichungen; so wurde eine Pneumonie bei 38 %, 31 %, 23 % und 18 % der Fälle beschrieben.

Vor diesem Hintergrund entwickelten diese eine Klassifikation, die die Reproduzierbarkeit der histologischen Diagnose einer nosokomialen Pneumonie sichern soll. Ein entsprechender „Bildatlas" zeigt die wesentlichen Befunde:

a. frühes Stadium: Akkumulation von Leukozyten in kleinen Bronchien. Die Alveolen sind nicht betroffen;
b. fortschreitendes Stadium: konfluierende Herde neutrophiler Entzündung in den kleinen Bronchien;
c. manifeste Pneumonie: die Ausbreitung von Herden mit Leukozyten greift auf den Alveolarraum über und verursacht eine Obliteration alveolärer Septen;
d. Abszessbildung: in den Zentren der Entzündung bilden sich Einschmelzungsherde. Klumpen von Bakterien können sichtbar werden;
e. Rückbildungsphase: Makrophagen phagozytieren degenerierte polymorphkernige Leukozyten und anderen Zelldebris;
f. mögliche Defektstadien: die alveoläre Entzündung ist ersetzt durch lockeres Bindegewebe im Sinne einer organisierenden Pneumonie.

Die Stadien nach Corley et al. finden sich beispielhaft in den Abb. 1 bis 3 beschrieben.

3 Diffuser Alveolarschaden (DAD)

Invasiv beatmete Patienten haben nicht nur ein Risiko für eine Pneumonie, sondern auch für die Entwicklung eines diffusen Alveolarschadens (engl.: „diffuse alveolar damage", DAD).

Vielfach wird der DAD als histologisches Korrelat des klinisch definierten ARDS angesehen. Angesichts der Unsicherheiten, die den diagnostischen Kriterien des ARDS inhärent sind, sowie der Vielzahl der möglichen Ursachen für ein ARDS erscheint dies problematisch. Vielmehr ist es wohl umgekehrt, dass ein spezifisch definiertes ARDS das klinische Korrelat einer DAD sein könnte. Da ein DAD in der Regel nur postmortem gesichert werden kann, bleibt es dabei, dass der Kliniker mit dem Syndrom des ARDS arbeiten muss, während der DAD mehr wissenschaftlich relevant ist.

In post-mortem Untersuchungen findet sich ein DAD sowohl als alleiniger Befund als auch zusammen mit einer Pneumonie. Dies erschwert die Beurteilung von post-mortem Histologien erheblich.

3.1 Histologie des DAD

Das histologische Bild eines DAD ist abhängig vom Stadium innerhalb der Sequenz von Ereignissen, die als Reaktion auf verschiedene Schädi-

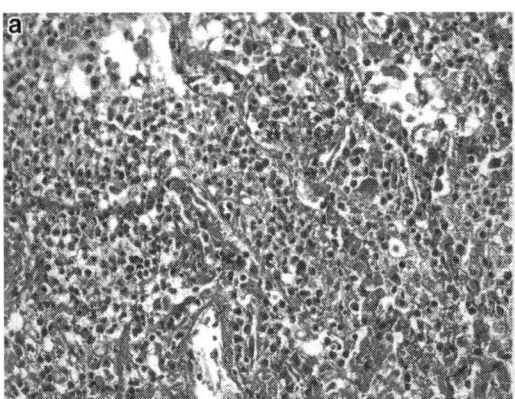
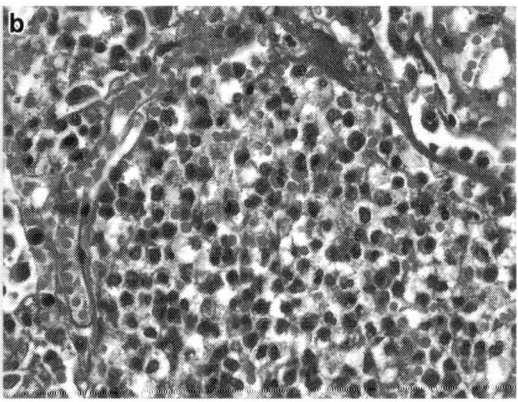

Abb. 3 (**a**, **b**) Voll entwickelte Pneumonie (HE-Färbung). (**a**) Mehrere benachbarte Alveolen, die vollständig mit neutrophilen Granulozyten und vielen Makrophagen aus- gefüllt sind. (**b**) Stärkere Vergrößerung: eitriges Exsudat in der Alveolarlichtung

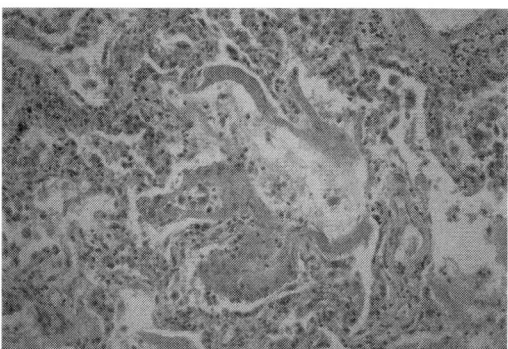

Abb. 4 Exsudative Phase des DAD (HE-Färbung). Die Alveolen sind tapetenartig ausgekleidet mit hyalinen Membranen. Teils hämosiderinbeladene Alveolarmakrophagen und auch abgeschilferte Pneumozyten in den Restlichtungen

gungen des Alveolarepithels abläuft. Diese umfasst (el Ebiary et al. 1997):

a. die exsudative Phase mit interstitiellem und alveolärem Ödem sowie alveolärer Hämorrhagie; es kommt zur Ausbildung eosinophiler hyaliner Membranen. Zeichen eines schweren Schadens sind zudem Kapillarnekrosen und die Zerstörung der kapillären Basalmembranen. Diese Phase dauert ca. 1 Woche (Abb. 4);

b. die proliferative Phase: bereits nach 2–3 Tagen beginnt die Organisation der interstitiellen und alveolären Exsudate; es kommt zur Epithelzellregeneration (Typ-II-Zellen) sowie zur Proliferation von Fibroblasten und Myofibroblasten, die über die Brüche der bloß liegenden Basalmembran einwandern (Abb. 5);

c. die fibrotische Phase drei bis vier Wochen nach Beginn; es kommt zu einer zunehmenden Kollagenablagerung in den Alveolen (Abb. 6).

Die Sequenz wird jedoch nicht unidirektional durchlaufen, sondern kann zu jeder Zeit stehen bleiben und sich umkehren. Ob es zu einem Remodelling mit Fibrosierung der Lunge kommt, hängt vom Ausmaß der Schädigung und von wiederholt erfolgenden Schädigungen ab.

Wesentliche Unterschiede zur Pneumonie bestehen darin, dass es bei der Pneumonie initial nicht zu einer Zerstörung von Teilen der Lun-

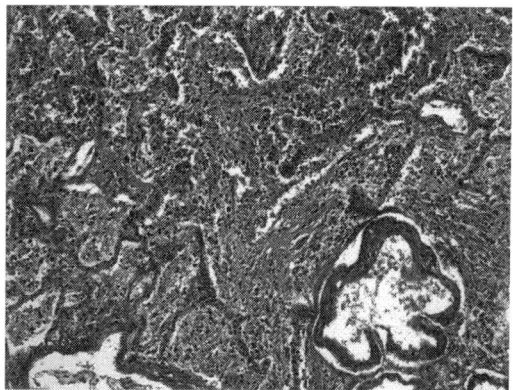

Abb. 5 DAD: proliferative Phase (Elastica van Gieson Färbung). Die Alveolarlichtungen sind mit proliferierenden Fibroblasten ausgefüllt. Dazwischen einzelne noch erkennbare mit hämosiderinbeladene Makrophagen und frische Hämorrhagien. Unreife Plattenepithelmetaplasie im Bereich eines Bronchiolus

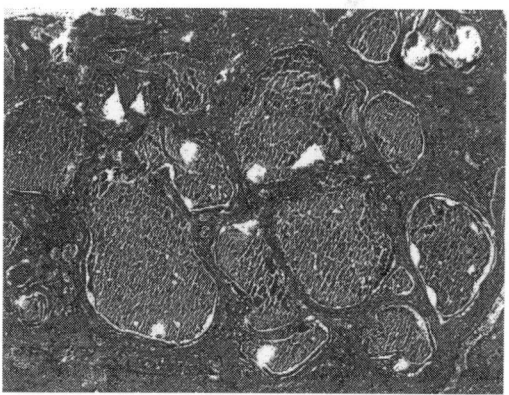

Abb. 6 DAD: fibrotische Phase (HE-Färbung). Das Lungengewebe ist vernarbt. Eine Alveolarstruktur ist nicht abgrenzbar. Bronchioläre Hyperplasie und -ektasie mit Sekretstau sind entwickelt

genarchitektur kommt und dass bei der DAD der regenerative Prozess fibrosierend verlaufen kann, während nach Pneumonie die Lungenstruktur im Rahmen der Phagozytose durch Makrophagen erhalten bleibt.

3.2 Beziehungen von DAD und Pneumonie

Frühere Studien haben eine Häufung von Pneumonien bei ARDS beschrieben (Andrews et al.

1984); neuere Studien konnten dies nicht bestätigen. Ebenso fanden sie keinen prognostischen Unterschied zwischen ARDS-Patienten mit und ohne Pneumonie (Sutherland et al. 1995).

Methodische Limitationen der Studien zum Verhältnis von DAD und ARDS bzw. Pneumonien liegendarin begründet, dass

- das ARDS ein klinisches Syndrom mit ganz unterschiedlichen Ursachen und Verläufen darstellt, unter diesen am häufigsten Pneumonien;
- der DAD hingegen eine klinisch in der Regel nicht verifizierbare histologische Diagnose darstellt;
- andererseits ARDS und Pneumonie auch unter Einsatz quantitativer Kulturen bronchoskopisch gewonnener Sekrete klinisch nur schwer, zuweilen gar nicht differenzierbar sind.

Tierexperimentelle Untersuchungen haben wichtige Einsichten in die Beziehungen von ARDS und Pneumonie ergeben. In einem Pavianmodell ergab die Beatmung mit 80 % Sauerstoff eine leichte Pneumonitis, mit 100 % einen schweren DAD. Wurde mit 80 % Sauerstoff beatmet und eine Superinfektion mit P. aeruginosa erzeugt, ergab sich ein DAD, der von dem unter 100 % Beatmung nicht unterscheidbar war (Seidenfeld et al. 1995). Ähnlich kam es in einer anderen Untersuchung zu einem schweren Lungenschaden und systemischen Sepsis-Zeichen, wenn sich auf einen induzierten DAD eine VAP entwickelte (Campbell et al. 1984). Diese Ergebnisse zeigen, dass eine Infektion das Ausmaß und den Verlauf eines DAD schwerwiegend negativ beeinflusst. Gleichermaßen gilt dies für eine Sepsis. Diese negativen Effekte scheinen durch den zusätzlichen inflammatorischen Schaden begründet zu sein (Bauer et al. 2006).

Klinische Untersuchungen fanden eine hohe Koinzidenz von DAD und Pneumonie (Rouby et al. 1992; Fabregas et al. 1996). Dieser Befund erklärt sich mutmaßlich aus dem erhöhten Risiko für eine Pneumonie bei DAD. Ob umgekehrt eine Pneumonie eine DAD begünstigt, ist nicht eindeutig geklärt, zumal die Beatmungsmodalitäten selbst zu einer Lungenschädigung führen bzw.

sowohl die Ausbildung eines DAD als auch von Pneumonien begünstigen können.

▶ **Cave** Die meisten hier dargelegten Daten stammen aus Zeiten vor der Einführung der protektiven Beatmung. In dieser Zeit entstanden viele Baro- und Volutraumata bei invasiv beatmeten Patienten.

Weiterführende Literatur

Grundlegende Arbeiten zur histopathologischen Klassifikation der Pneumonie unter Beatmung (VAP):

– Rouby JJ, Martin De Lassale E, Poete P, Nicolas MH, Bodin L, Jarlier V, Le Charpentier Y, Grosset J, Viars P (1992) Nosocomial bronchopneumonia in the critically ill. Histologic and bacteriologic aspects. Am Rev Respir Dis 146:1059–1066
– Marquette CH, Wallet F, Copin MC, Wermert D, Desmidt A, Ramon P, Courcol R, Tonnel AB (1996) Relationship between microbiologic and histologic features in bacterial pneumonia. Am J Respir Crit Care Med 154:1784–1787
– Johanson WG Jr, Seidenfeld JJ, Gomez P, de los Santos R, Coalson JJ (1988) Bacteriologic diagnosis of nosocomial pneumonia following prolonged mechanical ventilation. Am Rev Respir Dis 137:259–264
– Marquette CH, Copin MC, Wallet F, Neviere R, Saulnier F, Mathieu D, Durocher A, Ramon P, Tonnel AB (1995) Diagnostic tests for pneumonia in ventilated patients: prospective evaluation of diagnostic accuracy using histology as a diagnostic gold standard. Am J Respir Crit Care Med 151:1878–1888
– Chastre J, Viau F, Brun P, Pierre J, Dauge MC, Bouchama A, Akesbi A, Gibert C (1984) Prospective evaluation of the protected specimen brush for the diagnosis of pulmonary infections in ventilated patients. Am Rev Respir Dis 130:924–929

– Fàbregas N, Torres A, El-Ebiary M, Ramírez J, Hernández C, González J, de la Bellacasa JP, de Anta J, Rodriguez-Roisin R (1996) Histopathologic and microbiologic aspects of ventilator-associated pneumonia. Anesthesiology 84: 760–771

Nachweis eingeschränkter Reproduzierbarkeit der Diagnose Pneumonie unter Beatmung an postmortem Präparaten sowie Vorschlag von Referenzdefinitionen unter Einschluss exemplarischer Bilder:

– Corley DE, Kirtland SH, Winterbauer RH, Hammar SP, Dail DH, Bauermeister DE, Bolen JW (1997) Reproducibility of the histologic diagnosis of pneumonia among a panel of four pathologists: analysis of a gold standard. Chest 112:458–465

Zwei Übersichten zur Beziehung von Pneumonie unter Beatmung und ARDS:

– El Ebiary M, Fabregas N, Torres A (1997) Pneumonia and acute lung injury: new insights on histopathology. Sepsis 1:161–171

– Bauer TT, Ewig S, Rodloff AC, Müller EE (2006) Acute respiratory distress syndrome and pneumonia: a comprehensive review of clinical data. Clin Infect Dis 43:748–756

Untersuchungen zur Beziehung von Pneumonie unter Beatmung und ARDS:

– Andrews CP, Coalson JJ, Smith JD, Johanson WG Jr (1981) Diagnosis of nosocomial bacterial pneumonia in acute, diffuse lung injury. Chest 80:254–258
– Sutherland KR, Steinberg KP, Maunder RJ, Milberg JA, Allen DL, Hudson LD (1995) Pulmonary infection during the acute respiratory distress syndrome. Am J Respir Crit Care Med 152:550–556
– Seidenfeld JJ, Pohl DF, Bell RC, Harris GD, Johanson WG Jr (1986) Incidence, site, and outcome of infections in patients with the adult respiratory distress syndrome. Am Rev Respir Dis 134:12–16
– Campbell GD, Coalson JJ, Johanson WG Jr (1984) The effect of bacterial superinfection on lung function after diffuse alveolar damage. Am Rev Respir Dis 129:974–978

Pathogenese und Pathophysiologie

4

Santiago Ewig

1 Allgemeines

Eine Pneumonie entsteht durch Invasion von Pathogenen über die (beim gesunden Nichtraucher sterilen, bei Patienten mit Atemwegserkrankungen häufig und bei kritisch Kranken regelmäßig bakteriell kolonisierten) unteren Atemwege in die alveolären Kompartimente. Durch die immunologische Reaktion auf diese kommt es zur Inflammation, die der klinischen Symptomatik zugrundeliegt.

Die bisherigen Erkenntnisse zu Pathogenese und Pathophysiologie sind noch lückenhaft. Eine Reihe von etablierten Tiermodellen hat jedoch die Grundlage für das Verständnis wesentlicher Mechanismen der Entstehung der nosokomialen Pneumonie unter Beatmung geschaffen (Luna 2009).

Für die klinische Praxis ist vor allem die Vorstellung von der nosokomialen Pneumonie als endogene Infektion im Zuge der Aspiration relevant, gelten doch viele präventive Ansätze der Verhinderung der Aspiration. Trotz Hinweisen auf die zusätzliche Bedeutung von Funktionsstörungen von polymorphkernigen Granulozyten

und genetischen Polymorphismen sowie einer zunehmend klareren Vorstellung von den Mechanismen im Rahmen der schwersten Komplikation, der schweren Sepsis bzw. des septischen Schocks (Angus und van der Poll 2013), haben diese Befunde bislang noch keinen Einzug in präventive oder therapeutische Konzepte gewonnen.

2 Kolonisation

Die Kolonisation der Atemwege und ihre Dynamik während der Behandlung (meist auf der Intensivstation) stellt die Grundlage für das resultierende Erregerspektrum nosokomialer Pneumonien dar (siehe ▸ Kap. 1, „Definitionen").

2.1 Oropharyngeale Kolonisation

Bei gesunden Nichtrauchern besteht die normale oropharyngeale Kolonisationsflora aus Streptococcus spp., apathogenen Neisserien, koagulasengativen Staphylokokken, Haemophilus parainfluenzae, Moraxella catarrhalis, Corynebakterien und diversen Anaerobiern. Intermittierend können in ca. 20–30 % der Fälle zudem Streptococcus pneumoniae, Neisseria meningitis, Staphylococcus aureus (MSSA), Haemophilus influenzae und (selten) Enterobakterien vorkommen.

S. Ewig (✉)
Thoraxzentrum Ruhrgebiet, Kliniken für Pneumologie und Infektiologie, EVK Herne und Augusta-Kranken-Anstalt, Bochum, Deutschland
E-Mail: sewig@outlook.de

© Springer-Verlag GmbH Deutschland 2017
S. Ewig (Hrsg.), *Nosokomiale Pneumonie*,
DOI 10.1007/978-3-662-49821-7_33

Tab. 1 Kolonisation der oberen Atemwege gesunder Personen und von Patienten mit akuten, schweren Erkrankungen (überwiegend auf Intensivstation behandelt)

Regelmäßig nachweisbar	Intermittierend nachweisbar	Krankenhaus-Kolonisation*
Streptococcus spp.	Streptococcus pneumoniae	Staphylococcus aureus (MSSA und MRSA)
Apathogene Neisserien	Neisseria meningitidis	Enterobakterien (vor allem: Escherichia coli, Klebsiella spp.)
Koagulasenegative Staphylokokken	Staphylococcus aureus (MSSA)	Nonfermenter (vor allem: Pseudomonas aeruginosa, Acinetobacter baumanii)
Haemophilus parainfluenzae	Haemophilus influenzae	
Moraxella catarrhalis	Enterobakterien (selten)	
Corynebakterien		
Diverse Anaerobier (u. a. Peptostreptokokken, Bacteroides spp.)		

*Erreger häufig zudem multiresistent

Bei kritisch kranken Patienten kommt es im Rahmen der Intensivtherapie zu einer rasch einsetzenden Veränderung der Kolonisation der oberen Atemwege (Nase, Rachen). Die normale Flora wird dabei durch eine Kolonisation mit typischen nosokomialen Erregern, neben MSSA bestehend vor allem aus gramnegativen Erregern, ersetzt.

Aber auch die sonst unterhalb des Niveaus des Larynx sterilen unteren Atemwege werden entsprechend kolonisiert. Dieser Prozess führt nach ca. 96 h dazu, dass die Mehrheit der Patienten die veränderte Kolonisation aufweist (Tab. 1) (Johanson et al. 1969).

Risikofaktoren für eine solche Kolonisation umfassen einen hohen Krankheits-Schweregrad, vor allem eine schwere pulmonale Komorbidität, invasive Beatmung, prolongierte Hospitalisation sowie vorherige oder bestehende antimikrobielle Therapie. Der Kolonisation selbst liegen wahrscheinlich Veränderungen der Schleimhaut dergestalt zugrunde, dass vor allem gramnegative Bakterien adherieren können.

2.2 Gastrale Kolonisation

Gleichzeitig zur oryopharyngealen Kolonisation kommt es zu einer pathologischen Kolonisation des gastralen Kompartiments, die in noch nicht ganz geklärtem zeitlichen Verhältnis die Kolonisationsmuster des Oropharyngealtrakts beeinflusst. Eine Kolonisation des beim Gesunden ansonsten sterilen Magens wird dabei durch die Alkalisierung des Magensafts im Rahmen der Blutungsprophylaxe begünstigt. Zudem führt eine liegende Nahrungssonde zu einer Kolonisation des Magens mit Enterobakterien (Bonten et al. 1996). Nach einigen Studien kommen 20–40 % der Kolonisationserreger des Oropharynx aus dem Magenkompartiment.

Einige Studien stützen den Magen als Hauptreservoir für Kolonisationserreger (Torres et al. 1992; Garrouste-Oregas et al. 1997). Mit dieser Sicht ist sowohl eine primäre oropharyngeale Kolonisation mit kontaminierten Sekreten aus dem Magen als auch ein umgekehrter Weg vereinbar; in jedem Fall wäre der Magen ein wesentliches, ggf. auch bidirektionales Reservoir für Kolonisationserreger. Anderseits konnte die Kolonisation des Magens nicht in allen Studien in Zusammenhang mit der orophayngealen Kolonisation bzw. dem nachfolgenden Erregerspektrum bei Pneumonien gebracht werden (Bonten et al. 1995; Bonten et al. 1996). Möglicherweise muss je nach Population und Risiko unterschieden werden, welche Rolle der Kolonisation des gastralen Kompartiments zukommt.

3   Übertragungswege

Drei Übertragungswege sind möglich (Abb. 1):

- nach Kolonisation des aerodigestiven Trakts endogen über eine Aspiration kontaminierten oropharyngealen Sekrets; dies ist mit Abstand der häufigste Übertragungsweg;
- exogen über Inhalation kontaminierter Aerosole;
- hämatogen.

Eine kontinuierliche lokale Ausbreitung eines benachbarten Infektionsfokus in die Lunge ist möglich, spielt aber praktisch keine Rolle.

3.1   Übertragung durch Aspiration

3.1.1   Allgemeines

Eine Reihe von anatomischen Gegebenheiten und Funktionen gewährleistet unter normalen Bedingungen, dass eine Aspiration nicht oder nur sehr begrenzt vorkommen kann, jedenfalls nicht zu einer Kolonisation der unteren Atemwege und zu einer Pneumonie führt. Dazu gehören der Glottisschluss zum Aspirationsschutz, der Hustenreflex, die mukoziliäre Schleimhaut mit Zilienakti-

vität und Schleimbildung (Wanner et al. 1996), das lokale IgA-System sowie das phagozytäre System (Makrophagen, Neutrophile).

Dennoch kommt es auch beim Gesunden nächtlich zu einer kontinuierlichen Mikroaspiration von oropharyngealem Sekret; diese Aspirationsneigung nimmt mit steigendem Alter zu.

Bei spontan atmenden Patienten erfolgt die Überwindung dieses Abwehrsystems meist durch das Zusammenwirken schlechter Allgemeinzustand durch akute und chronische Morbidität, Bettlägerigkeit, Bewusstseinstrübung sowie Schluckstörungen.

Bei invasiv beatmeten Patienten bedingt die Lage des Tubus, dass wesentliche Stationen der lokalen Abwehr bzw. Immunität überbrückt werden. Zudem kann es im Rahmen der Intubation zu Verletzungen der trachealen bzw. bronchialen Sachleimhautintegrität kommen.

3.1.2   Aspiration beim kritisch Kranken

Bedeutung des liegenden Tubus Insbesondere der liegende Tubus stellt dabei einen zentralen Risikofaktor dar, da dieser für das Sekret eine ideale Schienung darstellt und zudem ein abgesondertes Reservoir zwischen Larynx und Cuff schafft, in dem sich kontaminiertes Sekret ansammeln und von dem aus Streuungen in die Periphe-

Abb. 1 Pathogenese der nosokomialen Pneumonie (verändert nach Kollef 1999)

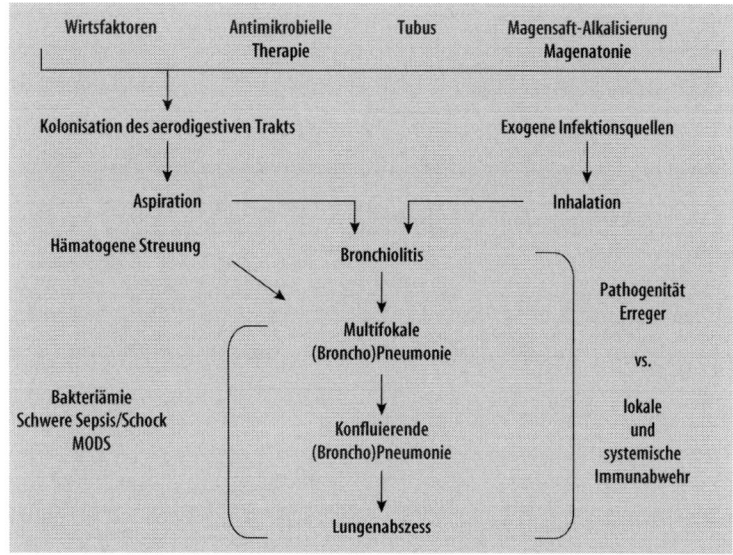

rie erfolgen können. Ebenso stellt der Tubus eine
ideale Grundlage für eine Biofilmbildung dar, die
ihrerseits ein bleibendes Reservoir für Pathogene
ist (Costerton et al. 1999; Høiby et al. 2015).
Tracheobronchiale Absaugungen oder auch Bronchoskopien können ihrerseits größere Mengen
von Sekret bzw. Biofilm in die Peripherie beför-
dern.

Sinus und orale Plaquebildungen Die Sinus
sowie dentale Plaquebildungen können zusätzliche Kolonisationsherde darstellen (Scannapieco
1999).

Körperlage Die Körperlage (bzw. die Schwerkraft) spielt bei Mikroaspirationen eine entscheidende Rolle. Offenbar ist die horizontale
Körperlage die ungünstigste; diese fördert die
Aspiration sowohl aus dem Oropharynx als auch
aus dem Magen. Demgegenüber wurde lange die
45-Grad-Position (engl.: „semirecumbent position") propagiert (Torres et al. 1992). Es hat sich
jedoch herausgestellt, dass eine solche Positio-
nierung weder allgemein durchführbar noch
hinreichend präventiv ist. Neuere Daten zeigen
vielmehr, dass die 45-Grad-Position zu einer
Umkehr des mukosalen Flusses in die abhängigen
Lungenabschnitte führt. Somit wäre zwar dem
gastralen Aspirationsweg vorgebeugt, der oropharyngeale jedoch eher begünstigt. Demgegenüber
zeigte sich tierexperimentell bei einer Körperlage
unterhalb der Horizontalen (Trendelenburg-
Lagerung 5 Grad unterhalb der Horizontalen) ein
nahezu vollständiger Schutz vor Aspiration bzw.
Kolonisation der unteren Atemwege (Li Bassi
et al. 2008).

Makroaspiration Größere Aspirationsmengen
im Sinne einer „Makroaspiration" sind möglich
über die Aspiration von Mageninhalt oder kontaminierte Kondensate in Beatmungsschläuchen.

3.2   Inhalative Übertragung

In diesem Fall kommt es über Aerosole zu einer
Übertragung und Ausbreitung von Pathogenen in
die tiefen Atemwege bzw. das alveoläre Kom-

partiment. Ein solcher potenzieller Übertragungsweg besteht im Wesentlichen über die Beatmungsschläuche bzw. ihre Wasserfallen sowie die Applikation von Medikamenten über Vernebler.

3.3   Hämatogene Übertragung

Die hämatogene Ausbreitung ist sehr selten. Sie
erfolgt in der Regel nur bei Vorliegen einer Streu-
quelle (z. B. Endokarditis).

3.4   Kontinuierliche Übertragung

Gemeint ist die kontinuierliche Ausbreitung eines
benachbarten Infektionsfokus. Im Bereich der
Lunge ist diese allenfalls über eine pleurale oder
diaphragmale Durchwanderungsinfektion denkbar; eine solche bleibt jedoch eine Rarität.

4   Ausbreitung des Inokulums
bzw. der Inflammation

Obwohl die Mehrzahl der Patienten eine veränderte oropharyngeale (und ggf. auch gastrale)
Kolonisation erfährt, entwickelt nur eine Minder-
heit eine nosokomiale Pneumonie. Für die Ausbildung der Pneumonie sind somit weitere Faktoren erforderlich. Diese umfassen:

- einen immunologisch (durch akute und chronische Morbidität) geschwächten Wirt, sodass
  die „erste Reihe" der systemischen Immunabwehr (phagozytäre Elimination der invadier-
  ten Erreger) durchbrochen werden kann;
- eine Inokulation mit Pathogenen in ausreichen-
  der Keimzahl und Pathogenität;
- einen immunologisch soweit kompetenten
  Wirt, dass eine Inflammation entstehen kann.
  Mitunter kann diese überschießend ausfallen.

Histologische Untersuchungen zeigen, dass
die Streuung und Verteilung von Erregern einem
multifokalen Muster folgt (siehe ▸ Kap. 3, „Pathologie der nosokomialen Pneumonie"). Demnach
liegen Areale mit unterschiedlicher Keimlast eng

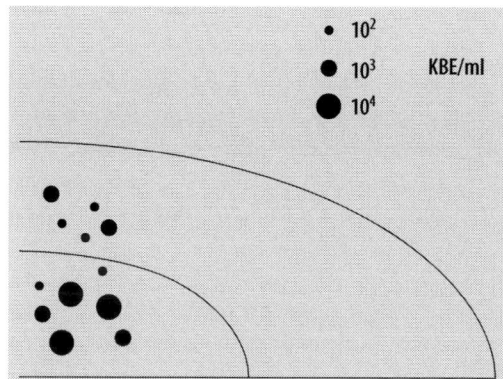

Abb. 2 Multifokale Ausbreitung der Keimlast im Rahmen der Entstehung der nosokomialen Pneumonie (KBE = Koloniebildende Einheiten)

beieinander (Abb. 2). Häufig liegt auch eine polymikrobielle Aussaat vor, offenbar werden jedoch häufiger bestimmte Erreger vorherrschend (Rouby et al. 1992).

Es wundert nicht, dass sich die Lokalisation der Inflammationsherde typischerweise bevorzugt in den abhängigen Lungenpartien findet (Abb. 3) (Rouby et al. 1992).

Die Inflammation erfolgt über eine Bronchitis/ Bronchiolitis hin zu einer multifokalen Bronchopneumonie, die flächenhaft konfluieren kann. Im schlechtesten Fall kommt es, abhängig von der Immunantwort und der Pathogenität des Erregers, zu einer Abszessbildung (Marquette et al. 1996). Diese verschiedenen Stadien der Inflammation

bestehen nebeneinander; sie reflektieren offenbar nicht nur unterschiedliche Ergebnisse der Immunabwehr, sondern auch Stadien der Inokulation bzw. Inflammation.

5 Pathophysiologie der Inflammation

Die Inflammation führt einerseits zu lokalen Ventilations-/Perfusionsverteiligungsstörungen mit der Folge einer manifesten respiratorischen Insuffizienz. Das Ausmaß hängt von der Ausbreitung der Inflammation sowie der vorbestehenden Reserven des Patienten im Rahmen seiner akuten oder chronischen Morbidität ab. Zum anderen kann es im Rahmen einer systemisch wirksamen Inflammationsreaktion im Sinne einer schweren Sepsis bzw. eines septischen Schocks kommen (Angus und van der Poll 2013). Es ist anzunehmen, wiewohl im einzelnen bei der nosokomialen Pneumonie wenig untersucht, dass die Inflammationsreaktion auch direkt kardiovaskuläre Komplikationen verursachen kann (wie es für Patienten mit ambulant erworbener Pneumonie gezeigt wurde).

Weiterführende Literatur

Bislang beste Übersicht über die Mechanismen der schweren Sepsis bzw. des septischen Schocks:

Abb. 3 Ausbreitung der Pneumonie in den abhängigen Lungenarealen: betroffene Lungensegmente in Prozent der Präparate (nach Rouby et al. 1992)

Betroffene Lungenareale		rechts	links
S 1		69	50
S 2	Oberlappen	83	86
S 3		62	50
S 4		76	50
S 5	Mittellappen/Lingula	69	57
S 6		90	93
S 7			
S 8	Unterlappen	90	86
S 9		93	79
S 10		93	79

– Angus DC, van der Poll T (2013) Severe sepsis and septic shock. N Engl J Med 369:840–851

Lesenswerte Übersicht über Tiermodelle der VAP von Johanson bis Marquette:

– Luna CM, Sibila O, Agusti C, Torres A (2009) Animal models of ventilator-associated pneumonia. Eur Respir J 33:182–188

Klassische Beschreibung der oropharyngealen Kolonisation kritisch kranker Patienten durch Enterobakterien:

– Johanson WG, Pierce AK, Sanford JP (1969) Changing pharyngeal bacterial flora of hospitalized patients. Emergence of gram-negative bacilli. N Engl J Med 281:1137–4011

Nasogastrale Sonden als Risikofaktor für eine oropharyngeale Kolonisation:

– Bonten MJ, Gaillard CA, van der Hulst R, de Leeuw PW, van der Geest S, Stobberingh EE, Soeters PB (1996) Intermittent enteral feeding: the influence on respiratory and digestive tract colonization in mechanically ventilated intensive-care-unit patients. Am J Respir Crit Care Med 154:394–399

Beinhaltet prägnante Darstellung der Pathogenese der nosokomialen Pneumonie:

– Kollef MH (1999) The prevention of ventilator-associated pneumonia. N Engl J Med 340:627–634

Grundlegende Arbeiten zur Bedeutung des gastralen Reservoirs im Geschehen der orophayngealen Kolonisation:

– Garrouste-Orgeas M, Chevret S, Arlet G, Marie O, Rouveau M, Popoff N, Schlemmer B (1997) Oropharyngeal or gastric colonization and nosocomial pneumonia in adult intensive care unit patients. A prospective study based on genomic DNA analysis. Am J Respir Crit Care Med 156:1647–1655
– Torres A, Serra-Batlles J, Ros E, Piera C, Puig de la Bellacasa J, Cobos A, Lomeña F, Rodríguez-Roisin R (1992) Pulmonary aspiration of gastric contents in patients receiving mechanical ventilation: the effect of body position. Ann Intern Med 116:540–543

Zwei Arbeiten, deren Befunde dem gastralen Reservoir nur eine marginale Rolle im Geschehen der orophayngealen Kolonisation zumessen:

– Bonten MJ, Gaillard CA, van der Geest S, van Tiel FH, Beysens AJ, Smeets HG, Stobberingh EE (1995) The role of intragastric acidity and stress ulcus prophylaxis on colonization and infection in mechanically ventilated ICU patients. A stratified, randomized, double-blind study of sucralfate versus antacids. Am J Respir Crit Care Med 152:1825–1834
– Bonten MJ, Bergmans DC, Ambergen AW, de Leeuw PW, van der Geest S, Stobberingh EE, Gaillard CA (1996) Risk factors for pneumonia, and colonization of respiratory tract and stomach in mechanically ventilated ICU patients. Am J Respir Crit Care Med 154:1339–1346

Unverändert lesenswerte Übersicht zum System der mukoziliären Clearance:

– Wanner A, Salathé M, O'Riordan TG (1996) Mucociliary clearance in the airways. Am J Respir Crit Care Med 154:1868–1902

Bedeutung der Biofilme für Infektionen und neue Leitlinie zur Behandlung von Biofilm-assoziierten Infektionen:

– Costerton JW, Stewart PS, Greenberg EP (1999) Bacterial biofilms: a common cause of persistent infections. Science. 284:1318–1322
– Høiby N, Bjarnsholt T, Moser C, Bassi GL, Coenye T, Donelli G, Hall-Stoodley L, Holá V, Imbert C, Kirketerp-Møller K, Lebeaux D, Oliver A, Ullmann AJ, Williams

C; ESCMID Study Group for Biofilms and Consulting External Expert Werner Zimmerli (2015) ESCMID guideline for the diagnosis and treatment of biofilm infections 2014. Clin Microbiol Infect 21(Suppl 1):S1–25

Obwohl in dieser Arbeit Befunde zusammengetragen worden sind, die für eine Bedeutung der dentalen Plaques in der Entstehung der Pneumonie sprechen, bleibt diese aktuell ungeklärt:

– Scannapieco FA (1999) Role of oral bacteria in respiratory infection. J Periodontol 70:793–802

Begründung des Paradigmenwechsels hinsichtlich der Einschätzung der Bedeutung der Körperlage für die Entwicklung von Kolonisation bzw. Pneumonie:

– Li Bassi G, Zanella A, Cressoni M, Stylianou M, Kolobow T (2008) Following tracheal intubation, mucus flow is reversed in the semirecumbent position: possible role in the pathogenesis of ventilator-associated pneumonia. Crit Care Med 36:518–525

Klassische Arbeiten, die die Beziehung von bakteriologischen und histologischen Befunden untersuchen und so wesentlich zum endogenen Aspirationsmodell beitragen:

– Rouby JJ, Martin De Lassale E, Poete P, Nicolas MH, Bodin L, Jarlier V, Le Charpentier Y, Grosset J, Viars P (1992) Nosocomial bronchopneumonia in the critically ill. Histologic and bacteriologic aspects. Am Rev Respir Dis 146:1059–1066
– Marquette CH, Wallet F, Copin MC, Wermert D, Desmidt A, Ramon P, Courcol R, Tonnel AB (1996) Relationship between microbiologic and histologic features in bacterial pneumonia. Am J Respir Crit Care Med 154:1784–1787

Epidemiologie

Santiago Ewig

1 Inzidenz der nosokomialen Pneumonie

1.1 Allgemeines

Die Inzidenz der nosokomialen Pneumonie kann nur näherungsweise angegeben werden. Denn sowohl Zahlen aus der klinischen Forschung als auch aus der Surveillance sind eheblichen Limitationen unterworfen.

Die Inzidenz der nosokomialen Pneumonie in klinischen Studien ist in ausgeprägter Weise abhängig von den untersuchten Populationen und den angewandten Diagnosekriterien (Morris et al. 2010). Andererseits erfüllen die Definitionen der Surveillance zwar ihren Sinn in der Prävention, unterschätzen aber im Vergleich mit klinischen Diagnosen die tatsächliche Inzidenz. Insofern müssen beide Inzidenzen aus Klinik und Surveillance herangezogen werden, um eine verlässlichere Schätzungsgröße zu erhalten.

Für die Surveillance waren bis vor kurzem die Definitionen der CDC allgemein anerkannt. In Deutschland besteht als Instrument der Infektionskontrolle das KISS-System bzw. sein Pneu-monie-Modul; dieses beruht ebenfalls auf der CDC-Definition (Tab. 1).

Die CDC hat kürzlich allerdings ihr bisheriges Konzept der Definition einer Pneumonie zugunsten eines Systems der Definition von beatmungsassoziierten Komplikationen umgestellt (▶ Kap. 24, „Prävention der nosokomialen Pneumonie – Surveillance"). Dies erlaubt nun keinen Vergleich mehr zwischen amerikanischen und deutschen Daten.

1.2 Klinische Daten

Europäische Ein-Tages-Punktprävalenz-Studien haben eine Rate an Pneumonien von ca. 10 % gefunden. Nach klinischen Daten entwickeln 10–20 % der invasiv beatmeten Patienten eine Pneumonie (Chefret et al. 1993; Safdar et al. 2005).

Das Risiko, eine nosokomiale Pneumonie unter Beatmung auszubilden, ist zeitabhängig. Kumulativ gesehen steigt das Risiko mit jedem Tag der Beatmung an. Das Risiko pro Tag, eine Pneumonie auszubilden, scheint jedoch je nach untersuchter Population zu variieren. Während in einer Untersuchung das Risiko pro Tag 1 % betrug (Fagon et al. 1989), stieg das Risiko in einer anderen Untersuchung nur bis Tag 5 an, ab Tag 6 war dieses wieder rückläufig; betrug es bis Tag 5 bis zu 3 % pro Tag, verringerte es sich auf 2 % an Tag 10 und 1 % an Tag 15 (Cook et al. 1998). Allerdings ist unklar, ob diese älteren

S. Ewig (✉)
Thoraxzentrum Ruhrgebiet, Kliniken für Pneumologie und Infektiologie, EVK Herne und Augusta-Kranken-Anstalt, Bochum, Deutschland
E-Mail: sewig@outlook.de

© Springer-Verlag GmbH Deutschland 2017
S. Ewig (Hrsg.), *Nosokomiale Pneumonie*,
DOI 10.1007/978-3-662-49821-7_34

Tab. 1 Inzidenz der nosokomialen Pneumonie in Deutschland nach KISS-Daten

	Keine Beatmung	Nichtinvasive Beatmung	Invasive Beatmung
Beatmungsrate (pro 100 Patiententage)	-	2,4 (0,9–5,1)	35,4 (23,1–47,5)
Mittlere Pneumonierate (pro 1000 invasive Beatmungstage)	-	1,6	5,4
Mittlere Pneumonierate (pro 1000 Patiententage)	0,6	-	-

Daten auch auf die heutige Situation noch zutreffen; neuere diesbezügliche Daten vergleichbarer Qualität sind nicht verfügbar.

1.3 Inzidenz der nosokomialen Pneumonie nach KISS

Das KISS-System stratifiziert nach Art der Intensivstation und nach Vorhandensein und Art der Beatmung (keine versus nichtinvasiv versus invasiv). Es ergeben sich entsprechend die in Tab. 1 dargestellten Zahlen. Die Inzidenzdichte war dabei am höchsten auf neurochirurgischen und kardio- bzw. thoraxchirurgischen, am geringsten auf den internistischen Intensivstationen (Kohlenberg et al. 2010).

Schätzungen zufolge ergeben sich bei 2,8 Mio. Beatmungstagen auf Intensivstationen in Deutschland pro Jahr ca. 15.500 Pneumonien auf Intensivstationen plus ca. 25.000 bei spontan atmenden Patienten in- und außerhalb der Intensivstationen. Diese Zahlen scheinen jedoch im Vergleich mit klinischen Daten eher eine Unterschätzung darzustellen.

2 Risikofaktoren

2.1 Allgemeines

Die invasive Beatmung stellt das größte Risiko für eine nosokomiale Pneumonie dar (Celis et al. 1988; Cunnion et al. 1996). Gegenüber spontan atmenden Patienten erhöht sich das Risiko um das 7- bis 12-fache.

Das Risiko für eine Ventilator-assoziierte Pneumonie (VAP) ist nicht abhängig vom Ventilator, sondern ganz wesentlich vom Beatmungs-

zugang selbst, dem Tubus. Die Umgehung der natürlichen Abwehr durch den liegenden Tubus stellt eine Via regia für die Deszension der Kolonisationskeime des Oropharyngealtrakts entlang des Tubus dar, in dem sich zudem häufig Biofilme bilden. Es konnte allerdings nicht gezeigt werden, dass die Frühtracheotomie zu einer Reduktion der Pneumonierate führt.

Grundsätzlich ist eine chirurgische Intervention mit einem erhöhten Risiko für eine postoperative Pneumonie verbunden (Cook et al. 1998; Cunnion et al. 1996). Dies gilt insbesondere für Patienten mit kardiochirurgischen, thorakalen und abdominellen Eingriffen (in diesem Zusammenhang „Risikoeingriffe") sowie für Trauma-Patienten, vor allem für zerebrale Trauma-Patienten (Cook et al. 1998; Leal-Noval et al. 2000). Das Risiko einer nosokomialen Pneumonie liegt bei Risikoeingriffen etwa doppelt so hoch wie bei Patienten mit internistischen Erkrankungen. Das Risiko ist weiterhin abhängig vom Raucher- und Ernährungsstatus, der Dauer des operativen Eingriffs sowie der Transfusionsmenge.

2.2 Spezielle Risikofaktoren

Für die Entwicklung einer nosokomialen Pneumonie sind eine ganze Reihe von Risikofaktoren in einzelnen Untersuchungen bzw. multivariaten Analysen identifiziert worden. Diese können in präventiver Sicht unterteilt werden in modifizierbare und nicht modifizierbare Faktoren.

2.2.1 Nicht modifizierbare Risikofaktoren

Zu diesen gehören das Lebensalter, allgemein hoher Schweregrad der akuten Erkrankung (beeinträchtigter Bewusstseinszustand bzw. Koma, Trauma, Verbrennungen, ARDS, Multiorganversagen), der chronischen Komorbidität (chronische Lungenerkrankungen bzw. COPD) (Cunnion et al. 1996; Rouzé et al. 2014), die Aspiration sowie die kardiopulmonale Reanimation, besonders unter Kühlung. Zudem treten nosokomiale Pneumonien auch saisonal gehäuft in der Herbst- und Wintersaison auf (Tab. 2).

2.2.2 Modifizierbare Risikofaktoren

Als solche wurden eine Reihe von Prozeduren auf der Intensivstation identifiziert (Tab. 2).

Nasogastrische Sonde Die liegende Sonde begünstigt die Kolonisation des Oropharyngealtrakts mit Bakterien aus dem Gastrointestinaltrakt (z. T. durch Förderung des Refluxes) sowie ggf. auch eine solche des nasalen Segments mit krankenhaustypischen Erregern. Sie fördert zudem eine infektiöse Sinusitis, die ihrerseits einen Risikofaktor für eine Pneumonie darstellt.

Sinusitis Eine infektiöse Sinusitis (definiert als Fieber, Sekretspiegel in der CT und quantitativer Keimnachweis des Sinusaspirats) stellt einen Risikofaktor für eine VAP dar. Die Intubation, ob nasal oder oral, erhöht die Sinusitis-Rate (Holzapfel et al. 1993; Rouby et al. 1994). Die orale Intubation geht lediglich mit einer Verringerung aller Sinusitiden, nicht aber der infektiösen Form einher. Die orale Intubation gilt heute allgemein als die bevorzugte.

Sedation und Muskelrelaxantien Wie auch die krankheitsbedingte Bewusstseinstrübung, so geht auch die Sedierung bzw. Muskelrelaxation mit einem erhöhten Pneumonierisiko einher. Aktuell ist dieses Risiko durch neue, allgemein anerkannte Sedationskonzepte auf der ICU deutlich geringer geworden.

Prolongierte invasive Beatmung Die Dauer der invasiven Beatmung erhöht kumulativ das Risiko einer Pneumonie, auch wenn das Risiko pro Tag mit der Dauer eher abnimmt (siehe oben). Es nimmt aber vor allem auch die Wahrscheinlichkeit einer Aspiration sowie einer Aspiration von resistenten Erregern zu, insbesondere bei gleichzeitiger prolongierter antimikrobieller Therapie.

Alkalisierung des Magensafts Über mindestens ein Jahrzehnt wurde eine sehr kontroverse Debatte über die Bedeutung der Alkalisierung des Magensafts für das Pneumonierisiko geführt. In einer methodisch sehr guten Studie war Sucralfat im Vergleich mit Antazida bzw. H_2-Blockern gleich effektiv in der Protektion

Tab. 2 Risikofaktoren für eine nosokomiale Pneumonie bzw. VAP

Nicht modifizierbare Risikofaktoren	Modifizierbare Risikofaktoren
Höheres Lebensalter	Liegende nasogastrische Sonde
Hoher Schweregrad der Morbidität	Nasale Intubation
Speziell akut bestehende Komorbidität (beeinträchtigter Bewusstseinszustand bzw. Koma, Sinusitis, Trauma, Verbrennungen, ARDS, Multiorganversagen)	Infektiöse Sinusitis
Chronische Komorbidität (chronische Lungenerkrankungen bzw. COPD)	Kontinuierliche (tiefe) Sedation, damit zusammenhängend Gabe von Muskelrelaxantien
Schwere Aspiration	Prolongierte invasive Beatmung
Kardiopulmonale Reanimation, besonders unter Kühlung	Alkalisierung des Magensafts
Herbst- und Wintersaison	Reintubation Häufige Wechsel der Beatmungsschläuche Intrakraniale Druckmessung Bluttransfusionen Horizontale Körperlage Patiententransporte Bronchoskopie

vor gastrointestinalen Blutungen, jedoch mit einer deutlich niedrigeren Rate an nosokomialen „late onset" Pneumonien verbunden (5 versus 16 bzw. 21 %). Konsistent damit waren der Magen-pH niedriger und die gastrische Kolonisation geringer. Die molekulare Typisierung belegte, dass 84 % der Erreger tatsächlich aus der gastralen Kolonisation stammten (Prod'hom 1994). Demgegenüber zeigte eine spätere methodisch hochklassige Studie zwar ebenfalls einen Unterschied in der Pneumonierate zugunsten von Sucralfat, jedoch eine schlechtere Protektion gegenüber gastrointestinalen Blutungen (3,8 versus 1,7 %) (Cook et al. 1998).

Der Vergleich von Sucralfat gegenüber keiner Prophylaxe zeigte eine höhere Inzidenz der Pneumonie unter Sucralfat. Insofern wäre die Vermeidung einer Stressulcus-Prophylaxe immer noch die beste Strategie. Tatsächlich sind die Indikationen zur Gabe einer solchen Prophylaxe durch die neuen Sedierungs- und Beatmungskonzepte deutlich seltener geworden.

Die tendenziell für Sucralfat sprechende Datenlage wurde allerdings durch die Einführung der PPIs buchstäblich aus den Angeln gehoben; tatsächlich werden Protonenpumpenhemmer (PPIs) heute weitgehend bevorzugt, obwohl keine vergleichenden Daten vorliegen (siehe ▶ Kap. 23, „Prävention der nosokomialen Pneumonie – Interventionen").

Bluttransfusionen Transfusion von Erythrozytenkonzentraten erhöhen das Risiko für eine VAP um fast das Doppelte. Der Effekt ist höher für die „late onset" Pneumonie und steigt mit der Anzahl der Transfusionen (Shorr et al. 2004). Der Zusammenhang von Transfusion und Infektion gilt allgemein (Taylor et al. 2006; Marik und Corwin 2008). Dieser hängt offenbar mit immunsuppressiven Effekten der Transfusion zusammen. Aus diesem Grund wird das Ausmaß der negativen Effekte von Transfusionen auch vom Reinheitsgrad des Erythrozytenkonzentrats abhängen.

Reintubation Das erhöhte Risiko für die Ausbildung von Pneumonien durch die Reintubation rührt (insbesondere bei Notfall-Intubation) aus dem Aspirationsrisiko, sei es aus einer Aspiration der Kolonisationserreger des Oropharyngealtrakts oder aus einer Aspiration von (alkalisiertem) Mageninhalt (Torres et al. 1995).

Horizontale Körperlage Die horizontale Körperlage scheint grundsätzlich die Aspiration von oropharyngealen bzw. gastralen Sekreten zu begünstigen. Daher galt lange die 45-Grad-Position als allgemein anerkannte präventive Maßgabe. Neuere Daten sprechen eher dafür, dass die seitliche Trendelenburg-Position (mit Neigung des Kopfes nach unten) die effektivste Körperposition zur Vermeidung von Aspirationen ist (Zanella et al. 2012) (siehe ▶ Kap. 23, „Prävention der nosokomialen Pneumonie – Interventionen").

Patiententransport Ein Patiententransport (z. B. von der ICU in die Radiologie) erhöht das Risiko für eine VAP, mutmaßlich über Transportassoziierte Dislokationen von Tubus bzw. Cuff, Sonden usw. (Kollef et al. 1997).

Bronchoskopie Auch über Bronchoskopien kann sich das Risiko nosokomialer Pneumonien erhöhen. Auch Ausbrüche mit multiresistenten Erregern durch Bronchoskopie wurden jüngst berichtet (Zweigner et al. 2014).

2.2.3 Antimikrobielle Therapie

Die antimikrobielle Therapie beeinflusst das Risiko (und das Erregerspektrum) der nosokomialen Pneumonie in ambivalenter Weise. Wird unmittelbar nach Reanimation und/oder Intubation (außerhalb des Krankenhauses oder an Tag 1 des Krankenhausaufenthalts, bei Patienten ohne Risikofaktoren) eine einzige Dosis eines intravenösen Cephalosporins gegeben (z. B. Cefuroxim), hat dies hinsichtlich der Entwicklung einer „early onset" Pneumonie einen protektiven Effekt. Gleichzeitig erhöht sich allerdings damit das Risiko der Kolonisation des Oropharyngealtrakts mit Krankenhaus-typischen Erregern und das Risiko einer „late onset" Pneumonie. Da diese die prognostisch wesentliche kritischere Pneumonie darstellt, ist die systemische antimikrobielle Therapie als Risikofaktor anzusehen (Ewig et al. 1998).

Besonders problematisch ist eine prolongierte antimikrobielle Therapie, da diese zu einer Selektion resistenter Kolonisationskeime führt, die im Verlauf auch als Erreger von Pneumonien auftauchen (siehe ▸ Kap. 16, „Antimikrobielle Therapie: unerwünschte Wirkungen, Interaktionen, Kontraindikationen").

2.2.4 Zuordnung der Risikofaktoren zu Pneumonietypen

Einige Risikofaktoren sind in erster Linie mit der „early onset" Pneumonie, andere mit der „late onset" Pneumonie assoziiert. Zu ersteren gehören der beeinträchtigter Bewusstseinszustand bzw. Koma, Trauma, kardiopulmonale Reanimation, besonders unter Kühlung. Zu letzteren gehören typischerweise prolongierte invasive Beatmung, Alkalisierung des Magensafts, Bluttransfusionen sowie Reintubation.

2.2.5 Protektive Faktoren

Protektive Faktoren sind in erster Linie die nichtinvasive Beatmung sowie die lungenprotektive invasive Beatmung. Weitere protektive Maßnahmen werden im ▸ Kap. 23, „Prävention der nosokomialen Pneumonie – Interventionen" abgehandelt.

3 Prognostische Faktoren

In einer Untersuchung, die spontan atmende und beatmete Patienten einschloss, waren die Faktoren Alter > 70 Jahre, pulmonale Komorbidität, Bewusstseinstrübung, Intubation, Aspiration größerer Volumina, thorakoabdominale chirurgische Eingriffe prädiktiv für das Versterben (Celis et al. 1988). Als prognostische Faktoren von beatmeten Patienten mit VAP wurden identifiziert: Verschlechterung des respiratorischen Versagens, das Vorliegen einer schwerwiegenden, zum Tode führenden Grunderkrankung (nach McCabe Score), der septische Schock, eine inadäquate antimikrobielle Therapie sowie eine Behandlung auf der kardiochirurgischen Intensivstation (Torres et al. 1988).

4 Morbidität und Letalität

4.1 Morbidität

Unzweifelhaft führt eine nosokomiale Pneumonie zu einer verlängerten Aufenthaltsdauer auf der ICU sowie zu einer längeren Dauer der Beatmung. Die Verlängerung der intensivstationären Aufenthaltsdauer liegt dabei nach Schätzungen aus verschiedenen Studien bei 4 bis 7 Tagen. Insgesamt resultiert daraus naturgemäß eine Verlängerung der Gesamt-Hospitalisationszeit (Safdar et al. 2005).

Schwere Infektionen wie die nosokomiale Pneumonie führen zu verlängerten Rekonvaleszenzzeiten aufgrund einer weiteren Schwächung des Allgemeinzustands, speziell weiterer Folgeerkrankungen wie critical illness Myo- und Polyneuropathie.

Die Berechnung der durch eine nosokomiale Pneumonie entstehenden Zusatzkosten hängt von einer Vielzahl von Variablen ab, die sicherlich nicht verallgemeinerbar sind. Es ist jedoch offensichtlich, dass erhebliche Zusatzkosten entstehen (Safdar et al. 2005).

4.2 Letalität

4.2.1 Unadjustierte Letalität

Die nosokomiale Pneumonie ist mit einer erhöhten Letalität assoziiert. Im Vergleich zu beatmeten Patienten ohne Pneumonie ist die Letalität um den Faktor 2 bis 4 erhöht. Je nach Population und diagnostischen Kriterien einer Pneumonie bewegt sich die Letalitätsrate zwischen ca. 25 und 70 %.

Nach KISS-Daten lag die Letalität der nosokomialen Pneumonie niedriger, bei spontan atmenden Patienten bei 13,3 %, bei beatmeten zwischen 18,1 % (nichtinvasiv) und 23,4 % (invasiv) (Kohlenberg et al. 2010).

4.2.2 Adjustierte Letalität

Allerdings handelt es sich bei Patienten mit nosokomialer Pneumonie vielfach um ältere, schwerkranke Patienten, sodass sich die Frage nach der Pneumonie-assoziierten Exzess-Letalität stellt.

Der Ausgang einer Pneumonie ist das Ergebnis einer komplexen Interaktion von

- dem Schweregrad der Grunderkrankungen,
- der akuten, zur Intensivbehandlung führenden Kondition,
- der Pneumonie selbst und
- von interventionellen Faktoren, vor allem der Angemessenheit der initialen antimikrobiellen Therapie.

Ein entscheidender Faktor in der Schweregradbestimmung der Pneumonie ist die nach dem Vorliegen eines septischen Schocks; dieser ist konsistent mit einer schlechten Prognose verbunden. Ebenso ist die Angemessenheit der kalkulierten initialen antimikrobiellen Therapie von hoher Relevanz, insbesondere dann, wenn eine Pneumonie mit septischem Schock vorliegt. Für letzteren Fall besteht in den ersten 24 h eine steigende Letalitätsrate mit jeder Stunde, die ohne eine adäquate antimikrobielle Therapie vergeht (Kumar et al. 2006). Ein weiterer wichtiger Faktor ist die Art des Erregers: Pneumonien durch P. aeruginosa und Acinetobacter baumanii sind mit einer höheren Letalität assoziiert als andere Pneumonien (Fagon et al. 1993). Für MRSA konnte eine Exzess-Letalität nicht konsistent bestätigt werden (Combes et al. 2004).

Methodisch stellen sich der Berechnung der Pneumonie-assoziierten Exzess-Letalität drei grundlegende Probleme:

- die Diversität der diagnostischen Kriterien,
- die sehr hohe akute und chronische Morbidität,
- schließlich die Problematik des (nicht oder nur ungenügend dokumentierten) Verzichts auf weitere Therapieeskalationen angesichts einer ggf. im individuellen Fall als infaust eingeschätzten Prognose.

Eine angemessene Metaanalyse müsste demnach zunächst diese drei hauptsächlichen Störfaktoren adjustieren. Dies ist bislang keiner der vorliegenden Analysen hinreichend gelungen.

Es ist somit auch nicht verwunderlich, dass die Ergebnisse der Metaanalysen widersprüchlich sind (Craven et al. 1986; Fagon et al. 1993; Kollef et al. 1995; Fagon et al. 1996; Bregeon et al.

2001). Immerhin konnte eine qualitativ hochwertige Studie konsistent neben dem Schweregrad der akuten und chronischen Erkrankung und der Langzeit-Prognose nach McCabe auch die nosokomiale Bakteriämie und Pneumonie als unabhängigen Prädiktor der Letalität identifizieren (Fagon et al. 1996).

Fall-Kontrollstudien haben erwartungsgemäß ebenfalls widersprüchliche Ergebnisse erbracht, allerdings stets mit mindestens einem Trend zu einer (wie auch immer limitierten) Exzess-Letalität der Pneumonie. Die qualitativ hochwertigste Studie zeigte ein zweifach erhöhtes Risiko (Fagon et al. 1993).

Neuere Studien haben eine Reihe von Differenzierungen eingeführt:

- Demnach muss zwischen „early onset" und „late onset" Pneumonien unterschieden werden. Erstere weisen eindeutig eine gute Prognose auf und sind nicht mit einer Exzess-Letalität assoziiert. Folgerichtig besteht offenbar keine Exzess-Letalität bei Trauma-Patienten (die überwiegend eine „early onset" Pneumonie entwickeln).
- Chirurgische Patienten mit Pneumonie weisen eine höhere Letalität auf als internistische
- Eine Exzess-Letalität kann in erster Linie bei Patienten mit mittelschwerer akuter Erkrankung entstehen. Denn ist diese leichtgradig, ist auch das Risiko geringer, eine schwere Pneumonie und/oder eine mit Risikoerregern wie P. aeruginosa und Acinetobacter baumanii und Komplikationen zu entwickeln; diese Patienten überleben mit adäquater Therapie ohnehin; ist diese schwergradig, gilt tendenziell das Umgekehrte.

Entsprechend wurde zuletzt bei chirurgischen Patienten mit mittelschwerer akuter Erkrankung und „late onset" Pneumonien eine Exzess-Letalität von 13 % ermittelt (Melsen et al. 2013).

Andere Autoren haben eine noch geringere Exzess-Letalität errechnet (4,4 % an Tag 30) (Bekaert et al. 2011).

Die Erkenntnis, dass allenfalls eine geringe Exzess-Letalität besteht, hat dazu geführt, dass der Endpunkt „Krankenhaus-Letalität" zunehmend als gültiger Endpunkt vergleichender Therapiestudien bezweifelt wird. Stattdessen werden vielmehr Endpunkte, die Verlauf bzw. der Morbidität reflektieren, in den Vordergrund gerückt (Muscedere et. al. 2010).

Weiterführende Literatur

Die Studie zeigt eindrucksvoll die Abhängigkeit von Angaben zur Inzidenz von den zugrundegelegten diagnostischen Kriterien bzw. der zur Anwendung kommenden Strategien:

- Morris AC, Kefala K, Simpson AJ, Wilkinson TS, Everingham K, Kerslake D, Raby S, Laurenson IF, Swann DG, Walsh TS (2009) Evaluation of the effect of diagnostic methodology on the reported incidence of ventilator-associated pneumonia. Thorax 64:516–522

Unverändert die besten Untersuchungen zur Inzidenz und zu Risikofaktoren der VAP:

- Chevret S, Hemmer M, Carlet J, Langer M, European Cooperative Group on Nosocomial Pneumonia (1993) Incidence and risk factors of pneumonia acquired in intensive care units. Results from a multicenter prospective study on 996 patients. Intensive Care Med 19:256–264
- Safdar N, Dezfulian C, Collard HR et al (2005) Clinical and economic consequences of ventilator-associated pneumonia: a systematic review. Crit Care Med 33:2184–2193
- Fagon JY, Chastre J, Domart Y, Trouillet JL, Pierre J, Darne C, Gibert C (1989) Nosocomial pneumonia in patients receiving continuous mechanical ventilation. Prospective analysis of 52 episodes with use of a protected specimen brush and quantitative culture techniques. Am Rev Respir Dis 139:877–884
- Cook DJ, Walter SD, Cook RJ, Griffith LE, Guyatt GH, Leasa D, Jaeschke RZ, Brun-Buisson C (1998) Incidence of and risk factors for ventilator-associated pneumonia in critically ill patients. Ann Intern Med 129:433–440
- Cunnion KM, Weber DJ, Broadhead WE, Hanson LC, Pieper CF, Rutala WA (1996) Risk factors for nosocomial pneumonia: comparing adult critical-care populations. Am J Respir Crit Care Med 153:158–162
- Rouzé A, Cottereau A, Nseir S (2014) Chronic obstructive pulmonary disease and the risk for ventilator-associated pneumonia. Curr Opin Crit Care 20:525–531
- Leal-Noval SR, Marquez-Vácaro JA, García-Curiel A, Camacho-Laraña P, Rincón-Ferrari MD, Ordoñez-Fernández A, Flores-Cordero JM, Loscertales-Abril J (2000) Nosocomial pneumonia in patients undergoing heart surgery. Crit Care Med 28:935–940

Zahlen aus Deutschland zur nosokomialen Pneumonie auf der Grundlage von KISS-Surveillance Daten:

- Kohlenberg A, Schwab F, Behnke M et al (2010) Pneumonia associated with invasive and noninvasive ventilation: an analysis of the German nosocomial infection surveillance system database. Intensive Care Med 36:971–978

Klassische Untersuchungen zur Sinusitis bei beatmeten Patienten:

- Holzapfel L, Chevret S, Madinier G, Ohen F, Demingeon G, Coupry A, Chaudet M (1993) Influence of long-term oro- or nasotracheal intubation on nosocomial maxillary sinusitis and pneumonia: results of a prospective, randomized, clinical trial. Crit Care Med 21:1132–1138
- Rouby JJ, Laurent P, Gosnach M, Cambau E, Lamas G, Zouaoui A, Leguillou JL, Bodin L, Khac TD, Marsault C et al (1994) Risk factors and clinical relevance of nosocomial maxillary sinusitis in the critically ill. Am J Respir Crit Care Med 150:776–783

Die beiden maßgeblichen Untersuchungen zum Vergleich von Sucralfat und alkalisierenden Medikamenten (Antacida, H2-Blocker). Leider ist die Kontroverse zum Stillstand gekommen,

obwohl die heute bevorzugte Gabe von Protonen-
pumpenhemmern nicht hinreichend evaluiert ist:

– Prod'hom G, Leuenberger P, Koerfer J,
  Blum A, Chiolero R, Schaller MD, Perret C,
  Spinnler O, Blondel J, Siegrist H, Saghafi L,
  Blanc D, Francioli P (1994) Nosocomial pneumonia in mechanically ventilated patients
  receiving antacid, ranitidine, or sucralfate as
  prophylaxis for stress ulcer. A randomized
  controlled trial. Ann Intern Med 120:653–662
– Cook D, Guyatt G, Marshall J, Leasa D,
  Fuller H, Hall R, Peters S, Rutledge F, Griffith
  L, McLellan A et al (1998) A comparison of
  sucralfate and ranitidine for the prevention of
  upper gastrointestinal bleeding in patients
  requiring mechanical ventilation. Canadian
  Critical Care Trials Group. N Engl J Med
  338:791–797

Drei Untersuchungen zur Bedeutung der Blut-
transfusion als Risikofaktor der VAP und von
Infektionen:

– Shorr AF, Duh MS, Kelly KM, Kollef MH;
  CRIT Study Group (2004) Red blood cell
  transfusion and ventilator-associated pneumonia: A potential link? Crit Care Med
  32:666–674
– Taylor RW, O'Brien J, Trottier SJ, Manganaro L,
  Cytron M, Lesko MF, Arnzen K,
  Cappadoro C, Fu M, Plisco MS, Sadaka FG,
  Veremakis C (2006) Red blood cell transfusi-
  ons and nosocomial infections in critically ill
  patients. Crit Care Med 34:2302–2308
– Marik PE, Corwin HL (2008) Efficacy of red
  blood cell transfusion in the critically ill: a
  systematic review of the literature. Crit Care
  Med 36:2667–2674

Reintubation als Risikofaktor:

– Torres A, Gatell JM, Aznar E, el-Ebiary M,
  Puig de la Bellacasa J, González J, Ferrer M,
  Rodriguez-Roisin R (1995) Re-intubation
  increases the risk of nosocomial pneumonia
  in patients needing mechanical ventilation.
  Am J Respir Crit Care Med 152:137–141

Untersuchung zur Abhängigkeit des Risikos
für eine VAP zur Körperlage: Basis für einen
Paradigmenwechsel:

– Zanella A, Cressoni M, Epp M, Hoffmann V,
  Stylianou M, Kolobow T (2012) Effects of
  tracheal orientation on development of
  ventilator-associated pneumonia: an experimental study. Intensive Care Med 38:677–685

Patiententransport als Risikofaktor:

– Kollef MH, Von Harz B, Prentice D, Shapiro
  SD, Silver P, St John R, Trovillion E (1997)
  Patient transport from intensive care increases
  the risk of developing ventilator-associated
  pneumonia. Chest 112:765–773

Eindrucksvoller Bericht eines Ausbruchs, der
durch eine Bronchoskopie verursacht wurde:

– Zweigner J, Gastmeier P, Kola A, Klefisch FR,
  Schweizer C, Hummel M (2014) A
  carbapenem-resistant Klebsiella pneumoniae
  outbreak following bronchoscopy. Am J Infect
  Control 42:936–937

Exemplarische Studie, die sowohl das „early"
vs. „late onset" Pneumoniekonzept stützt, als auch
die Ambivalenz systemischer antimikrobieller
Therapien hinsichtlich des Risikos für beide
Pneumonieformen zeigt:

– Ewig S, Torres A, El-Ebiary M, Fábregas N,
  Hernández C, González J, Nicolás JM, Soto L
  (1999) Bacterial colonization patterns in
  mechanically ventilated patients with traumatic and medical head injury. Incidence, risk
  factors, and association with ventilator-
  associated pneumonia. Am J Respir Crit Care
  Med 159:188–198

Klassische Arbeit zu Risikofaktoren und Prognose der nosokomialen Pneumonie unter Einschluss spontan atmender und invasiv beatmeter
Patienten:

- Celis R, Torres A, Gatell JM, Almela M, Rodríguez-Roisin R, Agustí-Vidal A (1988) Nosocomial pneumonia. A multivariate analysis of risk and prognosis. Chest 93:318–324

Überragende prognostische Bedeutung der frühen Gabe einer adäquaten antimikrobiellen Therapie bei Patienten mit septischem Schock:

- Kumar A, Roberts D, Wood KE, Light B, Parrillo JE, Sharma S, Suppes R, Feinstein D, Zanotti S, Taiberg L, Gurka D, Kumar A, Cheang M (2006) Duration of hypotension before initiation of effective antimicrobial therapy is the critical determinant of survival in human septic shock. Crit Care Med 34:1589–1596

Aktuell maßgebliche Referenzen zum Verständnis des Themas der Exzess-Letaliät der VAP:

- Torres A, Aznar R, Gatell JM, Jiménez P, González J, Ferrer A, Celis R, Rodriguez-Roisin R (1990) Incidence, risk, and prognosis factors of nosocomial pneumonia in mechanically ventilated patients. Am Rev Respir Dis 142:523–528
- Combes A, Luyt CE, Fagon JY, Wollf M, Trouillet JL, Gibert C, Chastre J; PNEUMA Trial Group (2004) Impact of methicillin resistance on outcome of Staphylococcus aureus ventilator-associated pneumonia. Am J Respir Crit Care Med 170:786–792
- Craven DE, Kunches LM, Kilinsky V, Lichtenberg DA, Make BJ, McCabe WR (1986) Risk factors for pneumonia and fatality in patients receiving continuous mechanical ventilation. Am Rev Respir Dis 133:792–796
- Fagon JY, Chastre J, Hance AJ, Montravers P, Novara A, Gibert C (1993) Nosocomial pneumonia in ventilated patients: a cohort study evaluating attributable mortality and hospital stay. Am J Med 94:281–288

- Kollef MH, Silver P, Murphy DM, Trovillion E (1995) The effect of late-onset ventilator-associated pneumonia in determining patient mortality. Chest 108:1655–1662
- Fagon JY, Chastre J, Vuagnat A, Trouillet JL, Novara A, Gibert C (1996) Nosocomial pneumonia and mortality among patients in intensive care units. JAMA 275:866–869
- Bregeon F, Ciais V, Carret V, Gregoire R, Saux P, Gainnier M, Thirion X, Drancourt M, Auffray JP, Papazian L (2001) Is ventilator-associated pneumonia an independent risk factor for death? Anesthesiology 94:554–560
- Melsen WG, Rovers MM, Groenwold RH, Bergmans DC, Camus C, Bauer TT, Hanisch EW, Klarin B, Koeman M, Krueger WA, Lacherade JC, Lorente L, Memish ZA, Morrow LE, Nardi G, van Nieuwenhoven CA, O'Keefe GE, Nakos G, Scannapieco FA, Seguin P, Staudinger T, Topeli A, Ferrer M, Bonten MJ (2013) Attributable mortality of ventilator-associated pneumonia: a meta-analysis of individual patient data from randomised prevention studies. Lancet Infect Dis 13:665–671
- Bekaert M, Timsit JF, Vansteelandt S, Depuydt P, Vésin A, Garrouste-Orgeas M, Decruyenaere J, Clec'h C, Azoulay E, Benoit D; Outcomerea Study Group (2011) Attributable mortality of ventilator-associated pneumonia: a reappraisal using causal analysis. Am J Respir Crit Care Med 184:1133–1139

Paradigmenwechsel auch hinsichtlich des Designs zukünftiger Therapiestudien vor dem Hintergrund nur geringer Exzess-Letalität der VAP:

- Muscedere JG, Day A, Heyland DK (2010) Mortality, attributable mortality, and clinical events as end points for clinical trials of ventilator-associated pneumonia and hospital-acquired pneumonia. Clin Infect Dis 51: 120–125

Mikrobiologie: Erreger der nosokomialen Pneumonie

Santiago Ewig und Sören Gatermann

1 Erregerspektrum

Das Erregerspektrum der nosokomialen Pneumonie lässt sich nach verschiedenen klinisch relevanten Gesichtspunkten ordnen. Dazu gehören „Häufigkeit", Vorkommen bei „early onset" bzw. „late onset" Pneumonien, „seltene" und „fragliche Erreger". Zudem sollten Erreger zusammengefasst werden, die keine Erreger der nosokomialen Pneumonie sind, fälschlicherweise aber häufiger als solche behandelt werden. Eine Übersicht findet sich in Tab. 1.

In diesem Kapitel werden Aspekte der Mikrobiologie, Übertragung, Risikofaktoren, Pathogenese und klinisches Bild der einzelnen Erreger bzw. Erregergruppen dargestellt.

2 Die wichtigsten Erreger: Staphylococcus aureus und Pseudomonas aeruginosa

In nahezu allen Übersichten zur Erregerepidemiologie der nosokomialen Pneumonie sind S. aureus und P. aeruginosa die führenden Erreger.

2.1 Staphylococcus aureus

2.1.1 Mikrobiologie

Staphylokokken sind grampositive Kokken. Sie besiedeln häufig den oberen Respirationstrakt (ca. 30 %) und die Haut.

Sowohl MSSA (Methicillin-sensible S. aureus) als auch MRSA (Methicillin-resistente S. aureus) spielen eine Rolle als Erreger der nosokomialen Pneumonie. Als MSSA werden Penicillin- und Oxacillin-sensible Stämme von S. aureus bezeichnet; bei ihnen ist die Empfindlichkeit gegenüber ß-Laktamen grundsätzlich erhalten. Als MRSA werden dagegen Stämme bezeichnet, die gegen Oxacillin und damit gegen fast alle ß-Laktame unempfindlich sind. Bei der nosokomialen Pneumonie spielen die klassischen Oxacillin-resistenten HA (Hospital-acquired)-MRSA die größere Rolle, CA (community-acquired)- sowie LA (lifestock-associated)-MRSA werden nur selten angetroffen. VISA und VRSA (Vancomycin intermediärresistente bzw. resistente Stämme)

S. Ewig (✉)
Thoraxzentrum Ruhrgebiet, Kliniken für Pneumologie und Infektiologie, EVK Herne und Augusta-Kranken-Anstalt, Bochum, Deutschland
E-Mail: sewig@outlook.de

S. Gatermann (✉)
Institut für Hygiene und Mikrobiologie, Abteilung für Medizinische Mikrobiologie, Ruhr-Universität Bochum, Bochum, Deutschland
E-Mail: soeren.gatermann@rub.de

© Springer-Verlag GmbH Deutschland 2017
S. Ewig (Hrsg.), *Nosokomiale Pneumonie*,
DOI 10.1007/978-3-662-49821-7_35

Tab. 1 Erreger der nosokomialen Pneumonie, dargestellt nach verschiedenen Ordnungsprinzipien

Vorkommen	Erreger
Häufigste Erreger	S. aureus (MSSA und MRSA) P. aeruginosa
Häufigste Erreger der „early onset" Pneumonie	S. aureus (MSSA) Haemophilus influenzae Streptococcus pneumoniae E. coli
Häufigste Erreger der „late onset" Pneumonie	S. aureus (MSSA und MRSA) Enterobakterien, häufig multiresistent • E. coli • Klebsiella pneumoniae/oxytoca • Enterobacter cloacae/aerogenes • Serratia marcescens/liquefaciens • Proteus mirabilis/vulgaris Nonfermenter • P. aeruginosa • Acinetobacter baumannii • Stenotrophomonas maltophilia
Seltene Erreger	Aspergillus spp. Legionella spp.
Fragliche Erreger	Anaerobier (gesichert bei Empyemen) Viren (Herpes simplex und Zytomegalie)
Keine Erreger	Koagulasenegative Staphylokokken Streptokokken (andere als S. pneumoniae) Neisseria spp. Corynebacterium spp. Enterococcus spp. (auch nicht VRE) Candida spp.

sind in Europa selten und spielen bei der nosokomialen Pneumonie (noch) keine Rolle.

MSSA kommt überwiegend (aber keineswegs ausschließlich) im Rahmen der „early onset" Pneumonie vor, MRSA in der Regel bei „late onset" Pneumonie.

▶ **Cave** Der einzige Unterschied zwischen den beiden Formen MSSA und MRSA ist die Empfindlichkeit gegenüber Oxacillin bzw. Methicillin (und weiteren antimikrobiellen Substanzen). Es bestehen keine weiteren Unterschiede, etwa in Übertragung und Pathogenität.

2.1.2 Übertragung

Eine Übertragung ist möglich von Mensch zu Mensch durch direkten Kontakt und über Aerosole. Über die Aspiration von oropharyngealem Sekret gelangt der Erreger in die tiefen Atemwege. Selten finden sich Pneumonien, die über eine Bakteriämie entstanden sind (dabei häufig aus einer anderen Infektionsquelle).

2.1.3 Risikofaktoren

Die wichtigsten Risikofaktoren für eine MSSA-Pneumonie sind eine Bewusstseinstrübung bzw. ein Trauma (besonders zerebral); klinisch wird der Erreger entsprechend häufig bei der „early onset" Pneumonie gefunden.

Entsprechend ist der wichtigste Risikofaktor für eine MRSA-Pneumonie eine prolongierte Hospitalisation bzw. Intensivstations-Behandlung sowie antimikrobielle Therapie. MRSA wird somit eher bei „late onset" Pneumonien gefunden.

Ob eine vorbestehende ausschließliche nasale Kolonisation mit MRSA einen Prädiktor für eine MRSA-Pneumonie darstellt, ist nicht eindeutig geklärt (Robiczek et al. 2008; Sarikonda et al. 2010; Dangerfield et al. 2014). Es ist jedoch wahrscheinlich, dass eine tracheobronchiale Kolonisation einen solchen Risikofaktor ausmacht. Dasselbe gilt für eine MSSA-Pneumonie (Bergmanns et al. 1996; Rocha et al. 2013; Jang et al. 2014).

2.1.4 Pathogenese

Nach Adhärenz in den oberen Atemwegen mit nachfolgender Kolonisation können S. aureus in die unteren Atemwege deszendieren und zu einer Pneumonie führen.

Eine Fülle von Virulenzfaktoren tragen zur Pathogenität von S. aureus bei. Dazu gehören unter vielen anderen die Polysaccharidkapsel, Zellwandbestandteile wie Protein A, der Fibrinogenrezeptor oder das Fibronektin-bindende Protein, daneben viele Exotoxine sowie eine Reihe von Enzymen. Ein große Menge α-Toxin scheint die Entwicklung einer nosokomialen Pneumonie zu erleichtern (Stulik et al. 2014). Je nach Virulenz und Immunitätslage bleibt diese bronchopneumonisch oder weitet sich zu einer alveolären Pneumonie aus, ggf. bis hin zur Abszessbildung.

2.1.5   Klinisches Bild einer Staphylococcus-aureus-Pneumonie

Ein charakteristisches Krankheitsbild ist nicht bekannt. Allerdings besteht eine Neigung zur Einschmelzung mit Nekrotisierung, Abszessen, Empyemen, Pneumatocelen und Pneumothoraces.

Die Prognose der MSSA-Pneumonie im Rahmen der „early onset" Pneumonie ist in der Regel günstig, möglicherweise weil diese lediglich über eine hohe Inokulationsdosis entstanden ist und weniger in der Pathogenität des Erregers begründet liegt. MRSA-Pneumonien weisen eine krude Exzess-Letalität auf, die jedoch nach Adjustierung für Alter und Komorbidität nicht sicher fortbesteht (Combes et al. 2004).

2.2   Pseudomonas aeruginosa

2.2.1   Mikrobiologie

P. aeruginosa ist ein gramnegatives Stäbchenbakterium, das keine Kohlenhydrate unter anaeroben Bedingungen metabolisieren kann (daher Nonfermenter). Seine Habitate sind Wasser, aber auch Pflanzen und feuchte Böden. P. aeruginosa kolonisiert bei gesunden Personen gelegentlich den Darm, an anderen Orten stellt er beim Gesunden transitorische Flora dar.

Pseudomonas aeruginosa zeichnet sich durch seine ausgeprägte Fähigkeit zur Resistenzentwicklung gegen antimikrobielle Substanzen aus. Beteiligt sind u. a. chromosomal kodierte induzierbare AmpC-ß-Laktamasen, Verluste von Porinen, was die Penetration von Antibiotika in die Zelle behindert, sowie ein erhöhter Efflux von antimikrobiellen Substanzen. Zudem kommen praktisch alle plasmidkodierten Resistenzmechanismen vor. Zunehmend werden auch Carbapenemasen gesehen.

Besonders schwer zu behandeln sind mukoide Stämme, die typischerweise bei der cystischen Fibrose, aber auch bei schwerer COPD bzw. non-CF-Bronchiektasen und „late onset" Pneumonien als Kolonisation auftreten. Diese Stämme produzieren die extrazelluläre Substanz Alginat, welche als Matrix eines Biofilms dient. Die besiedelnden Stämme beherbergen mehrere Klone mit unterschiedlichen Resistenz- und Virulenzeigenschaften, die durch antimikrobielle Therapie vermindert bzw. umgekehrt selektiert werden können; ein Resistogramm gibt hier keine verlässliche Auskunft mehr darüber, welche Substanzen therapeutisch wirksam sind.

Mukoide Stämme bei nosokomialer Pneumonie zeigen somit je nach erhaltener antimikrobieller Therapie wechselnde Resistogramme, in denen typischerweise (mindestens) die zuletzt gegebene Substanz resistent erscheint.

2.2.2   Übertragung

Zunächst kommt es zu einer Kolonisation der unteren Atemwege. Risikofaktoren dafür sind eine chirurgische Notfallintervention, Alkoholismus, die Gabe nicht anti-pseudomonal wirksamer antimikrobieller Substanzen sowie eine prolongierte Hospitalisation (Talon et al. 1998).

Der wichtigste Übertragungsmechanismus ist die Aspiration oropharyngealen Sekrets. Seltener kann auch eine Inhalation Pseudomonas-kontaminierter Aerosole zugrunde liegen. Ebenso selten kann eine Bakteriämie aus einem anderen Infektionsherd eine Pneumonie zur Folge haben.

2.2.3   Pathogenese

P. aeruginosa ist ein opportunistischer Erreger par excellence und verursacht Infektionen typischerweise nur bei schwergradig morbiden Patienten. Es wird daher überwiegend als nosokomialer Infektionserreger angetroffen.

P. aeruginosa weist eine Fülle von Virulenzfaktoren und -mechanismen auf, unter diesen Alginat (verhindert Phagozytose), Lipopolysaccharide, Pili, Geißeln, Exotoxine, Proteasen, Oxidantien sowie das Quorum sensing (Mengenregelung über chemische Transmitter, Biofilmbildung).

Diese Ausstattung erklärt zum Teil die Neigung zur nekrotisierenden Pneumonie.

2.2.4 Risikofaktoren

Risikofaktoren für eine nosokomiale Pneumonie durch P. aeruginosa umfassen eine tracheobronchiale Kolonisation durch P. aeruginosa, eine schwere pulmonale Komorbidität (COPD und/oder Bronchiektasen) sowie eine „late onset" Pneumonie, im Einzelnen eine prolongierte Hospitalisation bzw. Intensivstationsbehandlung bzw. invasive Beatmung sowie eine prolongierte antimikrobielle Therapie (Celis et al. 1988; Rello et al. 1994).

2.2.5 Klinisches Bild einer Pseudomonas-Pneumonie

Das wesentliche Charakteristikum der P. aeruginosa-Pneumonie besteht darin, dass diese häufig bei schwerkranken Patienten auftritt, einen schweren Verlauf nimmt (mit Schock und Multiorganversagen), sich nicht selten mit Nekrotisierungen und Einschmelzungen präsentiert, mit einer entsprechend hohen Letalität einhergeht und (nach vorläufiger Beherrschung) aufgrund nicht immer gelingender Eradikation eine Rezidivneigung aufweist (Crouch Brewer et al. 1996; Rello et al. 1998). Letzteres ist Ausdruck der Tatsache, dass häufig keine Eradikation des Erregers gelingt. Die Letalität ist entsprechend hoch und beträgt bis knapp 70 %; in jedem Fall liegt sie höher als die nach APACHE II prädizierte Letalitätsrate (Crouch Brewer et al. 1996).

3 Ein typischer Erreger der „early onset" Pneumonie: Haemophilus influenzae

3.1 Mikrobiologie

Haemophilus influenzae ist ein kleines pleomorphes, gramnegatives Bakterium. Das Wachstum in der Kultur benötigt zwei Faktoren, den X- und V-Faktor. Seine Abhängigkeit von X (Häm) begründet seinen Namen als „Blutliebhaber". Es gibt bekapselte und nicht-bekapselte Stämme. Die bekapselten Stämme (mit sechs bekannten Serotypen a-f) verursachen invasive Infektionen,

die nicht-bekapselten Infektionen der oberen und unteren Atemwege (diese sind der häufigste Kolonisationskeim bei COPD und auch bei akuten Exazerbationen der am häufigsten nachgewiesene bakterielle Erreger). Auch die unbekapselten Stämme können gelegentlich in der Blutkultur gefunden werden.

Die Resistenz gegenüber ß-Laktamen wird meist über ß-Laktamasen vermittelt. Andere Resistenzen sind selten, nehmen aber zu (z. B. ß-Laktamase negative Ampicillin- bzw. ß-Laktam-Resistenz (BLNAR bzw. BLNBR) oder ß-Laktamase positive Ampicillin-Clavulansäure Resistenz (BLPACR)).

3.2 Übertragung

Haemophilus influenzae haben ihr Habitat ausschließlich in den Atemwegen der Menschen. Nicht-bekapselte Stämme kolonisieren den Atemwegstrakt in 30 bis 80 % der untersuchten Fälle, bekapselte Stämme (vor allem Typ b) in 2 bis 4 % der ungeimpften Population. Allerdings wechseln die kolonisierenden Stämme nach Tagen bis Monaten. Die Übertragung geschieht über Tröpfcheninfektion oder kontaminiertes Atemwegsmaterial.

3.3 Pathogenese

Die Entwicklung einer Pneumonie setzt eine Aspiration von Sekreten mit hohen Keimzahlen sowie einen immunologisch lokal (bronchial) oder systemisch geschwächten Wirt voraus. Die Immunität ist bei bekapselten Stämmen kapsel-, bei nicht-bekapselten stammspezifisch.

3.4 Risikofaktoren

Risikofaktoren umfassen inhalatives Zigarettenrauchen und COPD. Auch bei Konstellationen, die eine Aspiration begünstigen (z. B. Alkoholismus, ZNS- und Ösophaguserkrankungen mit Schluckstörungen) tritt Haemophilus influenzae gehäuft auf.

Typischerweise wird H. influenzae bei der „early onset" Pneumonie gefunden. Analog S. aureus (in der Regel MSSA) gelangt dieser Erreger in hoher Keimzahl durch die Intubation oder begünstigt durch eine andere, das Bewusstsein beeinträchtigende Kondition in die tiefen Atemwege. H. influenzae tritt gehäuft zusammen mit S. aureus (MSSA) auf.

3.5   Klinisches Bild der Haemophilus-influenzae-Pneumonie

Dieses entspricht meist dem einer Bronchopneumonie. Schwere Verläufe sind selten. Die Prognose ist eher gut.

4   Enterobakterien – E. coli, Klebsiella spp., Enterobacter spp., Serratia marcescens, Proteus spp.

Enterobakterien gelangen über eine oropharyngeale Kolonisation in die unteren Atemwege und können so zu Pneumonien führen. Die gastrische Kolonisation mit Aufstieg bis in den Oropharyngealtrakt spielt dabei eine wichtige Rolle. Übertragung, Risikofaktoren und Pathogenese sind für diese Gruppe identisch. Das klinische Bild ist uncharakteristisch.

4.1   Escherichia coli

4.1.1   Mikrobiologie
E. coli sind gramnegative Stäbchen. Virulenzfaktoren sind vielfältig, unter anderem Adhäsine (wie Fimbrien und Pili), Toxine (z. B. Hämolysine), Lipopolysaccharide (LPS) und Kapselbildung.

Resistenzen werden hauptsächlich vermittelt über durch Plasmide erworbene Enzyme, die z. B. für ß-Laktamasen, aber auch ESBL sowie Carbapenemasen kodieren.

4.1.2   Klinisches Bild der E. coli-Pneumonien
Meistens handelt es sich um Bronchopneumonien. Ebenso wie bei Klebsiellen (s. u.) besteht eine Neigung zur Empyembildung. Ein Nachweis

von E. coli in der Blutkultur ist noch nicht gleichbedeutend mit einem Erregernachweis der Pneumonie; vielmehr muss zusätzlich vor allem nach Harnwegsinfektionen und abdominellen Infektionen gefahndet werden.

4.2   Klebsiella spp. (pneumoniae/ oxytoca)

4.2.1   Mikrobiologie
Klebsiella spp. sind gramnegative, bekapselte Stäbchen. Sie kommen in der oropharyngealen Flora in bis zu ca. 5 % vor. Die Polysaccharid-Kapsel mit über 70 antigenen Varianten erzeugt die mukoiden Kolonien auf der Agar-Platte und gilt als wichtigster Virulenzfaktor. Dieser wird über die Hemmung der Phagozytose wirksam.

Neben K. pneumoniae sind als Erreger der nosokomialen Pneumonie auch K. oxytoca, seltener andere relevant.

Alle Klebsiellen sind über eine chromosomal kodierte ß-Laktamase natürlich resistent gegen Ampicillin. Eine Multiresistenz wird bei Klebsiellen häufig über Plasmide übertragen, die auch eine Resistenz vom ESBL-Typ vermitteln. Neuerdings muss zusätzlich mit Carbapenemasen gerechnet werden.

4.2.2   Klinisches Bild der Klebsiellen-Pneumonie
Im Gegensatz zu ambulant erworbenen Pneumonien mit K. pneumoniae als Erreger verlaufen die nosokomialen Klebsiellen-Pneumonien meist weniger schwer.

4.3   Enterobacter spp. (cloacae/ aerogenes)

4.3.1   Mikrobiologie
Enterobacter cloacae und Enterobacter aerogenes sind die beiden wichtigsten Erreger. Sie weisen als wichtigsten Pathogenitätsfaktor eine Kapsel auf, die sie gegen Phagozytose schützt.

Alle Enterobacter-Spezies besitzen eine chromosomal kodierte AmpC-ß-Laktamase, die induzierbar oder konstitutiv exprimiert werden kann. Stämme mit induzierbar exprimierter AmpC-ß-Lactamase erscheinen in der Testung gegen Piperacillin und Drittgenerations-Cephalosporine sensibel, es werden unter Therapie mit diesen Substanzen aber Mutanten selektiert, die die ß-Laktamase induziert oder konstitutiv exprimieren; diese sind gegen alle ß-Laktame außer Carbapeneme resistent.

4.4 Serratia marcescens

4.4.1 Mikrobiologie

Serratia marcescens wird häufig in der Umwelt gefunden, seltener im Stuhl; die meisten Übertragungen sind daher exogen. Viele Stämme bilden ein rotes Pigment namens Prodigiosin auf Oberflächen bzw. in der Kultur. Der Erreger ist sehr umweltresistent und kommt daher häufiger bei Ausbrüchen vor.

Serratia marcescens kolonisiert bevorzugt die Atemwege (neben dem Harnwegstrakt). Der Erreger zeichnet sich durch eine erhebliche Umweltresistenz aus. Serratia ist immer resistent gegen Ampicillin aufgrund einer induzierbaren AmpC-ß-Laktamase. Viele Stämme haben Plasmid-kodierte Resistenzen gegen ß-Laktame und Aminoglykoside.

Selten wird Serratia liquefaciens gefunden.

4.5 Proteus spp. (mirabilis/vulgaris)

Mikrobiologie Namengebend ist eine Gestalt in Homers Odysseus, die ihre Form verändert kann. Proteus mirabilis und Proteus vulgaris zeigen eine charakteristische „swarming motility" auf der Agar-Platte.

4.6 Andere

Andere gramnegative Erreger wie Citrobacter spp., Hafnia alvei, Providencia spp. und Morganella morganii sind nur ausnahmsweise Erreger einer Pneumonie, vielmehr meist Kolonisationserreger.

5 Nonfermenter (andere als P. aeruginosa): Acinetobacter, Stenotrophomonas

Bei diesen Erregern handelt es sich um klassische bakterielle opportunistische Infektionen. Sie sind meist Kolonisations- und nur selten Pneumonie-Erreger. Nur wenige antimikrobielle Substanzen sind wirksam, nicht selten besteht eine Carbapenem-Resistenz.

5.1 Acinetobacter baumannii

5.1.1 Mikrobiologie

Potenziell pathogen sind Isolate der Acinetobacter baumanii-Gruppe (im angelsächsischen Sprachraum gelegentlich auch A. baumannii-A. calcoaceticus-Complex), zu der u. a. A. baumannii, A. pittii und A. nosocomialis gehören, deren Unterscheidung allerdings eine Herausforderung darstellen kann. Dagegen sind andere Acinetobacter spp. nur sehr selten Infektionserreger. Es handelt sich um gramnegative Bakterien, die in der stationären Phase als Diplokokken erscheinen, in der Wachstumsphase haben sie Stäbchenform.

Acinetobacter haben ihr Habitat ubiquitär auf Böden und im Wasser, in Nahrung und in Abwässern. Auf unbelebten Oberflächen können sie sehr lange überleben, von dort aus können Übertragungen erfolgen. Sie können auch Haut und Schleimhäute besiedeln, auch bei Gesunden; besiedelnde Isolate gehören allerdings nur selten zu der pathogenen A. baumannii-Gruppe.

Acinetobacter spp. sind gefürchtet aufgrund ihrer langen Persistenz in der Umgebung sowie ihrer multiplen Resistenz gegen wichtige antimikrobielle Substanzen. Letztere resultiert aus der Expression von ß-Laktamasen, alterierten Porinkanälen und Effluxpumpen.

5.1.2 Übertragung

Die Übertragung erfolgt von Mensch zu Mensch oder über Oberflächen bzw. Instrumente.

5.1.3 Pathogenese

Virluenzfaktoren sind eine Polysaccharid-Kapsel sowie die Fimbrien, die eine Adhärenz auf den Epithelzellen begünstigen. Ansonsten weist Acientobacter keine hohe Pathogenität auf.

5.1.4 Risikofaktoren

Diese umfassen eine schwere Grunderkrankung, eine schwere akute Erkrankung, eine prolongierte Hospitalisation bzw. intensivstationäre Therapie bzw. invasive Beatmung, eine Tracheostomie sowie eine prolongierte antimikrobielle Therapie (Fagon et al. 1996).

5.1.5 Klinisches Bild der Acinetobacter Pneumonie

Die Klinik der Acinetobacter-Pneumonie ist unspezifisch. Häufiger besteht eine multilobäre Pneumonie. Die Letalität ist sehr hoch und erreicht 70 %; die Prognose bessert sich, wenn eine adäquate antimikrobielle Therapie über drei Tage bestanden hat. Offenbar besteht eine Exzess-Letalität von 25 % (Lortholary et al. 1995).

5.2 Stenotrophomonas maltophilia

5.2.1 Mikrobiologie

Stenotrophomonas ist ein gramnegatives Bakterium, ebenfalls ein Nonfermenter. Es kommt vor allem in Wasser und feuchter Umgebung vor. Stenotrophomonas ist nur auf wenige Substanzen empfindlich (Cotrimoxazol, gelegentlich Tigecyclin), sodass sie im Krankenhaus selektiert werden. Entsprechend finden sich gehäuft Isolate von S. maltophilia auf Intensivstationen, die häufig Carbapeneme, aber auch Cephalosporine und Fluorchinolone einsetzen.

Grenzwerte der Empfindlichkeit sind nicht definiert; es gibt keinen klaren Zusammenhang von Resistenz- und Therapieergebnis. Grundsätzlich ist die Virulenz sehr gering, und es bleibt häufig unsicher, ob Stenotrophomonas tatsächlich der zugrundeliegende Erreger ist.

5.2.2 Übertragung

Die Übertragungswege (Mensch zu Mensch oder Umgebung bzw. Instrumente zu Patient) sind divers bzw. noch nicht eindeutig geklärt (Gherardi et al. 2005). Die hohe genetische Variabilität der meisten Stämme spricht dafür, dass das Bakterium meist von verschiedenen Quellen stammt, häufig wohl auch außerhalb des Krankenhauses erworben wird und erst durch (wiederholte) antimikrobielle Therapie selektiert wird.

5.2.3 Pathogenese

Stenotrophomonas hat kaum bekannte Virulenzfaktoren. Das Bakterium kann Biofilme bilden (über den „diffuse signaling factor" (DSF)), zudem kann die Kolonisation durch das Lipopolysaccarid (LPS) der äußeren Membran ermöglicht werden. Proteasen, Lipasen und andere extrazelluläre Enzyme können eine Rolle spielen.

Der Erreger spielt möglicherweise eine wichtige Rolle als Kofaktor schwerer Pneumonien durch gramnegative Erreger. Interessanterweise konnte der Erreger experimentell durch Ausscheidung von induzierbaren ß-Laktamasen das Wachstum von Serratia marcescens und P. aeruginosa selbst unter Therapie mit Imipenem und Ceftazidim unterhalten (Kataoke et al. 2003).

5.2.4 Risikofaktoren

Diese entsprechen denen der Acinetobacter-Pneumonie. Insbesondere eine wiederholte bzw. prolongierte antimikrobielle Therapie mit breitem antimikrobiellem Spektrum (Carbapeneme, Cephalosporine, Fluorchinolone) selektiert Stenotrophomonas. Zudem wurden eine schlechte Funktionalität und eine COPD als Risikofaktoren identifiziert.

5.2.5 Klinisches Bild der S. maltophilia-Pneumonie

Die Mehrzahl der Isolate von Stenotrophomonas maltophilia entsprechen einer Kolonisation. Die Klinik der S. maltophilia-Pneumonie ist unspezifisch.

6 Legionella spp.

Nosokomiale Pneumonien durch Legionella spp. können im Rahmen von Ausbrüchen vorkommen. Der Legionellen-Antigentest identifiziert im Wesentlichen nur L. pneumophila Serogruppe 1, die ca. 90 % der Legionellosen ausmachen (Boccia et al. 2006).

Im Falle einer Häufung von Pneumonien müssen daher zusätzlich respiratorische Sekrete auf Legionellen kulturell sowie durch PCR untersucht werden.

Jeder Fall einer nosokomialen Legionellose muss Anlass zu einer Überprüfung des Wasserversorgungssystems eines Krankenhauses sein (Bartley et al. 2006).

7 Anaerobier

Mikrobiologie Unter Anaerobiern werden Bakterien zusammengefasst, die nur in Abwesenheit von Sauerstoff wachsen können oder wenigstens auf deutlich reduzierte Konzentrationen des Gases angewiesen sind. Sie können grampositiv oder gramnegativ, Kokken oder Stäbchen sein.

Studien aus den 70er-Jahren, denen eine transtracheale Aspirationstechnik zur Gewinnung respiratorischer Sekrete zugrunde lag, haben Anaerobier als häufige Erreger der nosokomialen Pneumonie und der Asprationspneumoniae beschrieben. Spätere Untersuchungen mit bronchoskopisch gewonnenen Materialien haben widersprüchliche Ergebnisse erbracht (Doré et al. 1996; Robert et al. 1999; Marik und Careau 1999). Eine tracheobronchiale Kolonisation scheint häufig vorzuliegen (Robert et al. 2003).

Sicher ist, dass der Nachweis von Anaerobiern aus respiratorischen Sekreten technisch schwierig und in vielerlei Hinsicht fehleranfällig ist. Zudem erweist sich die Identifikation eines Anaerobiers als Erreger meist als fraglich. Untersuchungen zum Thema sind entsprechend spärlich geworden. Vor diesem Hintergrund wird heute in der Regel gar nicht speziell nach Anaerobiern gesucht.

Bei Pleuropneumonien mit Empyem allerdings werden Anaerobier gehäuft isoliert und können als typische Erreger angesehen werden.

8 Pilze: Candida spp., Aspergillus spp.

8.1 Candida spp.

Nosokomiale Pneumonien durch Candida spp. beim nicht schwergradig immunsupprimierten Wirt (zur Definition siehe ► Kap. 1, „Definitionen") gibt es nicht! Dies kann nicht deutlich genug herausgestrichen werden, da diese häufig bei kritischen Patienten als einziges Isolat identifiziert und daher (meist trotz besseren Wissens) behandelt werden.

Candida spp. sind in respiratorischen Sekreten häufig nachweisbar nach antimikrobieller Breitspektrum-Therapie.

Untersuchungen zum Thema haben jedoch weder im klinischen Setting (Rello et al. 1998; Terraneo et al. 2015) noch autoptisch (el-Ebiary et al. 1997; Meereseman et al. 2009) eindeutige Belege für nosokomiale Candida-Pneumonien gefunden. Übereinstimmend berichten die Autoren von einer hohen Inzidenz von Kulturen von Sekreten der tiefen Atemwege mit Candida spp., jedoch konnte kein überzeugender histologischer Nachweis einer einzigen Candida-Pneumonie geführt werden. Candida spp. wurde besonders bei schweren Verläufen gefunden und häufig behandelt, die antifungale Therapie hatte jedoch keinen Einfluss auf den Ausgang (Terraneo et al. 2015).

Es gibt nur eine einzige ältere autoptische Studie von onkologischen Patienten, die Candida-Pneumonien histologisch belegt hat (Haron et al. 1993). Demnach entsteht diese im finalen Stadium im Rahmen einer Deszension aus dem Oropharyngealtrakt in die tiefen Atemwege, nur ausnahmsweise hämatogen. Solche Verläufe dürften jedoch unter heutigen Bedingungen aufgrund aktueller Supportivkonzepte in der Onkologie, die eine Behandlung einer oralen und ösophagealen Candidiasis einschließen, kaum oder gar nicht mehr vorkommen.

Candida spp. können nekrotisches Gewebe sekundär kolonisieren. Auch daraus kann jedoch keine Behandlungsindikation abgeleitet werden.

Interessant ist allerdings der Befund einer positiven Assoziation von Candida spp. mit der Ausbildung einer P. aeruginosa-Pneumonie (Azoulay et al. 2006) bzw. MDR-Erregern und einer erhöhten Letalität (Hamet et al. 2012). Ebenso konnten Hinweise auf eine geringere Rate von Kolonisation und Pneumonie durch P. aeruginosa durch eine Candida-wirksame antifungale Therapie gefunden werden (Nseir et al. 2007). Solange jedoch keine Daten vorliegen, die einen eindeutigen Vorteil einer Behandlung von Candida spp. belegen, darf daraus jedoch keine Indikation für eine Therapie der Candida-Kolonisation abgeleitet werden.

8.2   Aspergillus spp.

Aspergillus spp. können ausnahmsweise Erreger nosokomialer Pneumonien auch bei definitionsgemäß nicht schwergradig immunsupprimierten Patienten sein. Allerdings stehen die Grunderkrankungen für Dispositionen sozusagen im Graubereich zur schweren Immunsuppression (z. B. schwere COPD, Leberzirrhose, Autoimmunerkrankungen).

8.2.1   Mikrobiologie

Aspergillus Sporen kommen ubiquitär vor, finden sich jedoch besonders häufig in Pflanzenböden. Infektiös sind die Konidien. Unter günstigen Bedingungen kommt es zur Keimung und Hyphenbildung. Hyphen sind charakterisiert durch Abzweigungen im 45 Grad Winkel. Ein Hyphengeflecht wird als Myzel bezeichnet. Konidiophoren an der Spitze des Geflechts bilden neue Sporen aus.

Es handelt sich meist um Aspergillus fumigatus, selten sind andere Spezies wie A. niger, A. flavus oder A. terreus.

8.2.2   Übertragung

Aspergillus-Sporen werden aerogen (in der Konidien-Form) übertragen.

8.2.3   Pathogenese

Immungesunde können in die Alveolen gelangte Konidien problemlos eliminieren. Unter günstigen Bedingungen kommt es jedoch zur Invasion. Dabei wird eine Fülle von Genen aktiviert, die evolutionär ausgebildet das Überleben in verschiedenen Umgebungen gesichert haben. Diese regulieren die Zellwandzusammensetzung, das Hyphenwachstum, die Aquisition von Nahrungsbestandteilen und Mechanismen der Abwehr ungünstiger Faktoren wie des oxidativen Stresses. Aspergillus spp. produzieren eine Reihe von Mykotoxinen, die allerdings für die Pneumonie keine bekannte Bedeutung haben (Hohl und Feldmesser 2007).

8.2.4   Risikofaktoren

Konditionen, die ein Risiko für Aspergillosen bergen, umfassen die schwere COPD (regelhaft mit systemischer Steroidtherapie, fortgesetzt oder wiederholt in der Vergangenheit), Autoimmunerkrankungen (meist unter immunsuppressiver Medikation), Leberzirrhose sowie Patienten mit der Anamnese einer soliden Organtransplantation (Meersseman et al. 2004; Vandewoude et al. 2006).

8.2.5   Klinisches Bild der Aspergillus-Pneumonie

Die klinische Präsentation der Aspergillus-Pneumonie ist unspezifisch. Gelegentlich sind Hämoptysen bzw. eine Hämoptoe auffällig. Wegweisend ist eher der radiologische Befund mit Knötchen, Halos, Einschmelzungen, Kavernenbildungen und dem Sichel-Zeichen („air-crescent sign"). Charakteristisch sind auch die Ausbreitung entlang des bronchovaskulären Bündels sowie periphere, trianguläre, infarktoide Konsolidierungen. Bronchoskopisch werden mitunter tracheobronchiale Pseudomembranen gefunden (Ewig et al. 2011; Taccone et al. 2015).

Die Prognose ist sehr schlecht (>80 % Letalität); sie steht in Abhängigkeit vom Zeitpunkt der Diagnose, worauf sich die Forderung nach einer möglichst frühen Erkennung und Einleitung einer Aspergillus-wirksamen Therapie ergibt (Meersseman et al. 2004).

9   Viren

Viren sind erst kürzlich als Erreger nosokomialer Pneumonien, in erster Linie bei VAP, anerkannt worden. Ihre exakte Rolle bei VAP ist jedoch noch nicht definiert. Dabei spielen zurzeit nur zwei Herpesviren eine Rolle: Herpes simplex Virus 1 (HSV-1) und Zytomegalievirus (CMV).

9.1 Mikrobiologie

Ein Nachweis eines der Herpesviren allein belegt noch keine Pneumonie; dieser kann entweder durch eine Kontamination durch Sekrete erfolgen oder durch eine ausschließliche Ausscheidung ohne Infektion. Hierfür bedarf es vielmehr neben einer positiven Kultur bzw. PCR des zusätzlichen Nachweises eines spezifischen zytopathischen Effekts in Zellen aus der BALF oder in der Histologie. Typischerweise ist der zytopathische Effekt bei HSV-1 charakterisiert durch nukleäre, bei CMV durch zytoplasmatische Einschlüsse.

Auch eine hohe Viruslast kann auf eine Pneumonie hinweisen, allerdings ist noch kein Schwellenwert definiert bzw. validiert worden.

9.2 Übertragung

Diese findet im Rahmen der nosokomialen Pneumonie offenbar nicht statt, vielmehr handelt es sich um eine Reaktivierung.

9.3 Pathogenese

Herpesviren können im Rahmen schwerer Infektionen reaktiviert werden. Offenbar ist bei Beatmungspatienten mit Schock die Zeit der sekundären Immunparalyse eine Prädisposition. Wahrscheinlich beginnt die HSV-1-Infektion mit einer viralen Reaktivierung in der Mundschleimhaut und setzt sich dann über die Atemwege fort. Aber auch andere Ausbreitungswege (z. B. hämatogen) sind möglich.

9.4 Risikofaktoren

Diese sind noch nicht definiert. Betroffene Patienten weisen jedoch häufig eine schwere Infektion bzw. ein ARDS auf.

9.5 Klinisches Bild der Virus-Pneumonie

Die HSV-1-Pneumonie tritt spät im Verlauf der Beatmung auf, im Mittel nach 14 Tagen. Es besteht häufig ein Herpes labialis oder eine Gingivo-Stomatitis. Ansonsten ist sowohl bei HSV-1 als auch bei CMV das klinische Bild unspezifisch (Luyt et al. 2011).

10 Keine Erreger der nosokomialen Pneumonie

Diese bedürfen der besonderen Erwähnung, da in der Praxis immer wieder entsprechende Isolate mangels Erwägung anderer Differentialdiagnosen als Erreger der nosokomialen Pneumonie angesehen und entsprechend behandelt werden. Eine solche Praxis bringt jedoch keinen Vorteil für den Patienten, führt vielmehr zu einem erhöhten Selektionsdruck, geht mit einer bedenklichen Toxizität einher und führt zu vermeidbaren Kosten. Neuere Daten belegen sogar eine Assoziation von antimikrobieller (Über-)Therapie und Exzess-Letalität (Kett et al. 2013) bzw. einen prognostisch relevanten Effekt einer ABS-gesteuerten Führung der antimikrobiellen Therapie (Schuts et al. 2016).

Alpha-hämolysierende bzw. viridans Streptokokken, Neisseria spp. und Corynebacterium spp. sind Kolonisationskeime der Mundhöhle und sicher keine Erreger einer Pneumonie. Koagulasenegative Staphylokokken sind ebenfalls Kolonisationskeime. Obwohl in einigen Untersuchungen Enterokokken als Erreger einer Pneumonie aufgeführt werden, gibt es bisher keinen Beleg dafür, dass es sich tatsächlich um solche handelt; dies gilt natürlich auch für Vancomycin-resistente Enterokokken (VRE). Schließlich wurde bereits aufgeführt, dass Candida spp. Mikroorganismen sind, die typischerweise durch eine breite antimikrobielle Therapie selektiert werden, aber nicht eigenständige Erreger einer Pneumonie sind.

▶ **Merke** Dass keine anderen als diese Erreger gefunden wird, belegt gerade nicht, dass diese Isolate Erreger sind und antimikrobiell behandelt werden müssen. Eine solche Situation ist vielmehr ein starker Hinweis darauf, dass keine infektiöse Pneumonie, sondern vielmehr (in vielen Fällen) ein diffuser Alveolarschaden (DAD) vorliegt.

11   Weiterführende Literatur

Risikofaktoren für nosokomiale Pneumonien durch S. aureus (MSSA):

- Rello J, Quintana E, Ausina V, Puzo C, Net A, Prats G (1990) Risk factors for Staphylococcus aureus nosocomial pneumonia in critically ill patients. Am Rev Respir Dis 142:1320–1324

Prädiktion der S. aureus Pneumonie (MSSA bzw. MRSA) durch Kolonisation der Nase bzw. der Atemwege:

- Bergmanns Eur J Clin Microbiol Infect Dis. 1996. 15:437–445
- Bergmans D, Bonten M, Gaillard C, de Leeuw P, van Tiel F, Stobberingh E, van der Geest S (1996) Clinical spectrum of ventilator-associated pneumonia caused by methicillin-sensitive Staphylococcus aureus. Eur J Clin Microbiol Infect Dis 15:437–445
- Robicsek A, Suseno M, Beaumont JL, Thomson RB Jr, Peterson LR (2008) Prediction of methicillin-resistant Staphylococcus aureus involvement in disease sites by concomitant nasal sampling. J Clin Microbiol 46:588–592
- Sarikonda KV, Micek ST, Doherty JA, Reichley RM, Warren D, Kollef MH (2010) Methicillin-resistant Staphylococcus aureus nasal colonization is a poor predictor of intensive care unit-acquired methicillin-resistant Staphylococcus aureus infections requiring antibiotic treatment. Crit Care Med 38:1991–1995
- Rocha LA, Marques Ribas R, da Costa Darini AL, Gontijo Filho PP (2013) Relationship between nasal colonization and ventilator-associated pneumonia and the role of the environment in transmission of Staphylococcus aureus in intensive care units. Am J Infect Control 41:1236–1240

- Dangerfield B, Chung A, Webb B, Seville MT (2014) Predictive value of methicillin-resistant Staphylococcus aureus (MRSA) nasal swab PCR assay for MRSA pneumonia. Antimicrob Agents Chemother 58:859–864
- Jang HC, Choi OJ, Kim GS, Jang MO, Kang SJ, Jung SI, Shin JH, Chun BJ, Park KH (2014) Active surveillance of the trachea or throat for MRSA is more sensitive than nasal surveillance and a better predictor of MRSA infections among patients in intensive care. PLoS One. 9(6):e99192

Bedeutung der α-Hemolysin-Aktivität für die Entwicklung einer VAP durch MSSA:

- Stulik L, Malafa S, Hudcova J, Rouha H, Henics BZ, Craven DE, Sonnevend AM, Nagy E (2014) α-Hemolysin activity of methicillin-susceptible Staphylococcus aureus predicts ventilator-associated pneumonia. Am J Respir Crit Care Med 190:1139–1148

MRSA ist nicht sicher mit einer Exzess-Letalität assoziiert:

- Combes A, Luyt CE, Fagon JY, Wollf M, Trouillet JL, Gibert C, Chastre J; PNEUMA Trial Group (2004) Impact of methicillin resistance on outcome of Staphylococcus aureus ventilator-associated pneumonia. Am J Respir Crit Care Med 170:786–792

Risikofaktoren für eine nosokomiale Pneumonie durch P. aeruginosa:

- Celis R, Torres A, Gatell JM, Almela M, Rodríguez-Roisin R, Agustí-Vidal A (1988) Nosocomial pneumonia. A multivariate analysis of risk and prognosis. Chest 93:318–324
- Rello J, Ausina V, Ricart M, Puzo C, Quintana E, Net A, Prats G (1994) Risk factors for infection by Pseudomonas aeruginosa in patients with ventilator-associated pneumonia. Intensive Care Med 20:193–198
- Talon D, Mulin B, Rouget C, Bailly P, Thouverez M, Viel JF (1998) Risks and routes

for ventilator-associated pneumonia with Pseudomonas aeruginosa. Am J Respir Crit Care Med 157:978–984

Klinisches Bild der VAP durch P. aeruginosa:

– Crouch Brewer S, Wunderink RG, Jones CB, Leeper KV Jr (1996) Ventilator-associated pneumonia due to Pseudomonas aeruginosa. Chest 109:1019–1029
– Rello J, Mariscal D, March F, Jubert P, Sanchez F, Valles J, Coll P (1998) Recurrent Pseudomonas aeruginosa pneumonia in ventilated patients: relapse or reinfection? Am J Respir Crit Care Med 157:912–916

Risikofaktoren für und Klinik der VAP durch Acinetobacter baumannii:

– Lortholary O, Fagon JY, Hoi AB, Slama MA, Pierre J, Giral P, Rosenzweig R, Gutmann L, Safar M, Acar J (1995) Nosocomial acquisition of multiresistant Acinetobacter baumannii: risk factors and prognosis. Clin Infect Dis 20:790–796
– Fagon JY, Chastre J, Domart Y, Trouillet JL, Gibert C (1996) Mortality due to ventilator-associated pneumonia or colonization with Pseudomonas or Acinetobacter species: assessment by quantitative culture of samples obtained by a protected specimen brush. Clin Infect Dis 23:538–542

Stenotrophomonas maltophilia: nur selten ein Erreger. Auch die Übertragungswege sind noch nicht abschließend geklärt:

– Looney WJ, Narita M, Mühlemann K (2009) Stenotrophomonas maltophilia: an emerging opportunist human pathogen. Lancet Infect Dis 9:312–323
– Kataoka D, Fujiwara H, Kawakami T, Tanaka Y, Tanimoto A, Ikawa S, Tanaka Y (2003) The indirect pathogenicity of Stenotrophomonas maltophilia. Int J Antimicrob Agents 22:601–606

– Gherardi G, Creti R, Pompilio A, Di Bonaventura G (2015) An overview of various typing methods for clinical epidemiology of the emerging pathogen Stenotrophomonas maltophilia. Diagn Microbiol Infect Dis 81:219–226

Bedeutung von Legionella spp. als Erreger nosokomialer Infektionen und Umgang mit Ausbrüchen:

– Boccia S, Laurenti P, Borella P, Moscato U, Capalbo G, Cambieri A, Amore R, Quaranta G, Boninti F, Orsini M, Branca G, Fadda G, Romano-Spica V, Ricciardi G (2006) Prospective 3-year surveillance for nosocomial and environmental Legionella pneumophila: implications for infection control. Infect Control Hosp Epidemiol 27:459–465
– Bartley PB, Ben Zakour NL, Stanton-Cook M, Muguli R, Prado L, Garnys V, Taylor K, Barnett TC, Pinna G, Robson J, Paterson DL, Walker MJ, Schembri MA, Beatson SA (2016) Hospital-wide eradication of a nosocomial legionella pneumophila serogroup 1 outbreak. Clin Infect Dis 62:273–279

Wichtige Untersuchungen zur Rolle der Anaerobier bei VAP mit widersprüchlichen Ergebnissen. Ihre Bedeutung bei der VAP ist (außer bei Empyemen) wahrscheinlich gering:

– Doré P, Robert R, Grollier G, Rouffineau J, Lanquetot H, Charrière JM, Fauchère JL (1996) Incidence of anaerobes in ventilator-associated pneumonia with use of a protected specimen brush. Am J Respir Crit Care Med 153:1292–1298
– Robert R, Grollier G, Doré P, Hira M, Ferrand E, Fauchère JL (1999) Nosocomial pneumonia with isolation of anaerobic bacteria in ICU patients: therapeutic considerations and outcome. J Crit Care 14:114–119
– Marik PE, Careau P (1999) The role of anaerobes in patients with ventilator-associated pneumonia and aspiration pneumonia. A prospective study. Chest 115:178–183

– Robert R, Grollier G, Frat JP, Godet C, Adoun M, Fauchère JL, Doré P (2003) Colonization of lower respiratory tract with anaerobic bacteria in mechanically ventilated patients. Intensive Care Med 29:1062–1068

Candida spp.: kein Erreger der nosokomialen Pneumonie:

– Rello J, Esandi ME, Díaz E, Mariscal D, Gallego M, Vallès J (1998) The role of Candida sp isolated from bronchoscopic samples in nonneutropenic patients. Chest 114:146–149
– el-Ebiary M, Torres A, Fàbregas N, de la Bellacasa JP, González J, Ramirez J, del Baño D, Hernández C, Jiménez de Anta MT (1997) Significance of the isolation of Candida species from respiratory samples in critically ill, non-neutropenic patients. An immediate postmortem histologic study. Am J Respir Crit Care Med 156:583–590
– Meersseman W, Lagrou K, Spriet I, Maertens J, Verbeken E, Peetermans WE, Van Wijngaerden E (2009) Significance of the isolation of Candida species from airway samples in critically ill patients: a prospective, autopsy study. Intensive Care Med 35:1526–1531
– Terraneo S, Ferrer M, Martín-Loeches I, Esperatti M, Di Pasquale M, Giunta V, Rinaudo M, de Rosa F, Li Bassi G, Centanni S, Torres A (2015) Impact of Candida spp. isolation in the respiratory tract in patients with intensive care unit-acquired pneumonia. Clin Microbiol Infect (im Druck)
– Haron E, Vartivarian S, Anaissie E, Dekmezian R, Bodey GP (1993) Primary Candida pneumonia. Experience at a large cancer center and review of the literature. Medicine (Baltimore) 72:137–142

Candida spp. und Interaktion mit anderen Erregern:

– Azoulay E, Timsit JF, Tafflet M, de Lassence A, Darmon M, Zahar JR, Adrie C, Garrouste-Orgeas M, Cohen Y, Mourvillier B, Schlemmer B; Outcomerea Study Group (2006) Candida colonization of the respiratory tract and subsequent pseudomonas ventilator-associated pneumonia. Chest 129:110–117
– Nseir S, Jozefowicz E, Cavestri B, Sendid B, Di Pompeo C, Dewavrin F, Favory R, Roussel-Delvallez M, Durocher A (2007) Impact of antifungal treatment on Candida-Pseudomonas interaction: a preliminary retrospective case–control study. Intensive Care Med 33:137–142
– Hamet M, Pavon A, Dalle F, Pechinot A, Prin S, Quenot JP, Charles PE (2012) Candida spp. airway colonization could promote antibiotic-resistant bacteria selection in patients with suspected ventilator-associated pneumonia. Intensive Care Med 38:1272–1279

Aspergillus spp. als Erreger der VAP; ein seltener, aber wichtiger Erreger:

– Hohl TM, Feldmesser M (2007) Aspergillus fumigatus: principles of pathogenesis and host defense. Eukaryot Cell 6:1953–1963
– Meersseman W, Vandecasteele SJ, Wilmer A, Verbeken E, Peetermans WE, van Wijngaerden E (2004) Invasive aspergillosis in critically ill patients without malignancy. Am J Respir Crit Care Med 170:621–625
– Vandewoude KH, Blot SI, Depuydt P, Benoit D, Temmerman W, Colardyn F, Vogelaers D (2006) Clinical relevance of Aspergillus isolation from respiratory tract samples in critically ill patients. Crit Care 10:R3
– Taccone FS, van den Abeele AM, Bulpa P, Misset B, Meersseman W, Cardoso T, Paiva JA, Blasco-Navalpotro M, De Laere E, Dimopoulos G, Rello J, Vogelaers D, Blot SI; AspICU Study Investigators (2015) Epidemiology of invasive aspergillosis in critically ill patients: clinical presentation, underlying conditions, and outcomes. Crit Care 19:7
– Ewig S, Tasci S, Müller E. Fungal VAP (2011) Eur Respir Mon 53:122–137

Viren als Erreger der VAP: Herpesviren können Erreger sein; ihre Bedeutung bei VAP ist noch nicht hinreichend geklärt:

– Luyt CE, Combes A, Nieszkowska A, Trouillet JL, Chastre J (2011) Viral VAP. Eur Respir Mon 53:113–121

Zusammenhang von antimikrobieller (Über) Therapie udn Exzess-Letalität sowie prognostisch relevanter Effekt einer ABS-gesteuerten Führung der antimikrobiellen Therapie:

– Kett DH, Cano E, Quartin AA, Mangino JE, Zervos MJ, Peyrani P, Cely CM, Ford KD, Scerpella EG, Ramirez JA (2011) Improving medicine through pathway assessment of critical therapy of hospital-acquired pneumonia (IMPACT-HAP) investigators. Implementation of guidelines for management of possible multidrug-resistant pneumonia in intensive care: an observational, multicentre cohort study. Lancet Infect Dis 11:181–189

– Schuts EC, Hulscher ME, Mouton JW, Verduin CM, Stuart JW, Overdiek HW, van der Linden PD, Natsch S, Hertogh CM, Wolfs TF, Schouten JA, Kullberg BJ, Prins JM (2016) Current evidence on hospital antimicrobial stewardship objectives: a systematic review and meta-analysis. Lancet Infect Dis 16:847–856

Radiologische Bildgebung

Santiago Ewig und Thomas Magin

1 Allgemeines

Die Röntgen-Thoraxaufnahme stellt eine entscheidende Untersuchung in der Diagnostik der nosokomialen Pneumonie dar. Eine persistierende Verschattung begründet zusammen mit klinischen Kriterien die Verdachtsdiagnose und initiiert damit eine weitere diagnostische Abklärung (siehe ► Kap. 10, „Diagnose der nosokomialen Pneumonie").

2 Röntgen-Thoraxaufnahme

2.1 Verschattungsmuster

Die Verschattungsmuster der Pneumonie in der Röntgen-Thoraxaufnahme umfassen die Konsolidierung, die Matt- bzw. Milchglasverschattung sowie die retikulonoduläre Verschattung (Tab. 1).

S. Ewig (✉)
Thoraxzentrum Ruhrgebiet, Kliniken für Pneumologie und Infektiologie, EVK Herne und Augusta-Kranken-Anstalt, Bochum, Deutschland
E-Mail: sewig@outlook.de

T. Magin (✉)
Ev. Krankenhaus Herne, Thoraxzentrum Ruhrgebiet, Herne, Deutschland
E-Mail: magin@radiologieherne.de

© Springer-Verlag GmbH Deutschland 2017
S. Ewig (Hrsg.), *Nosokomiale Pneumonie*,
DOI 10.1007/978-3-662-49821-7_37

Unter einer Konsolidierung versteht man eine vollständige Verschattung des Lungenparenchyms, sodass Gefäße und Bronchien nicht mehr erkennbar sind. Synonym wird der Begriff der „alveolären Verschattung" verwendet.

Die Matt- bzw. Milchglasverschattung hingegen lässt durch die Verschattung hindurch noch eine Gefäßstruktur erkennen.

Schließlich zeichnet sich die retikulonoduläre Verschattung durch ein Netzmuster zusammen mit kleinen Knötchen (Noduli) aus.

Nicht selten werden Mischbilder dieser drei Verschattungsmuster gesehen.

Alle drei Verschattungsmuster können mit vergrößerten hilären und/oder mediastinalen Lymphknotenvergrößerungen sowie Pleuraergussbildungen einhergehen.

2.2 Pneumonie-Typen

Es werden drei radiologische Manifestationen der Pneumonie unterschieden, die Lobärpneumonie, die Bronchopneumonie sowie die interstitielle Pneumonie, die die genannten Verschattungsmuster in unterschiedlicher Intensität und Kombination beinhalten.

Die Lobärpneumonie hat ihr pathologisch-anatomisches Korrelat in einem ausgedehnten entzündlichen Exsudat innerhalb der Alveolen. Die Ausbreitung der exsudativen Inflammationsreaktion breitet sich zentripetal über Atemwege

Tab. 1 Pneumonietypen in der Röntgen-Thoraxaufnahme

Pneumonietyp	Pathologisch-anatomisches Korrelat	Verschattungsmuster und weitere Besonderheiten
Lobärpneumonie	Zentripetal fortschreitende Entzündung in den Alveolen Ausbreitung über Atemwege und Kohn'sche Poren Ausbreitung über den Lungenlappen, respektiert keine Segmentgrenzen	Konsolidierendes Muster Aerobronchogramm
Bronchopneumonie	Ausbreitung über die Bronchien und benachbarte Alveolen Ausbreitung (multifokal) über mehrere Segmente, respektiert keine Lappengrenzen	Fleckschatten Noduli Umschriebene Konsolidierungen Milchglasverschattungen Lappenvolumen-Verminderung
Interstitielle Pneumonie	Ausbreitung über Alveolarsepten, kleine Atemwege, Alveolen	Retikulonoduläres Muster Milchglsverschattungen

und Kohn'sche Poren (feinste Poren in den Alveolarsepten, die benachbarte Alveolen miteinander verbinden) ohne Respektierung von Segmentgrenzen aus und führt zu homogenen Konsolidierungen des gesamten Lungenlappens oder Teilen des Lappens. Charakteristisch ist die scharfe Lappenbegrenzung der Verschattung.

Ein Charakteristikum der Lobärpneumonie ist das Aerobronchogramm. Dieses kommt durch die Demarkierung von luftgefüllten Bronchien zustande, die von mit Exsudat gefüllten Bronchien umgeben sind. Das Aerobronchogramm ist allerdings kein spezifisches Zeichen einer Lobärpneumonie; differentialdiagnostisch sind Atelektasen, Blutungen und das Lungenödem zu berücksichtigen.

Die Bronchopneumonie breitet sich zunächst entlang der größeren Atemwege aus; dies geschieht häufig multifokal. Es resultiert eine bronchiale sowie peribronchial-alveoläre Entzündung. Wandverdickung der Bronchien und exsudative Entzündung der Alveolen summieren sich zu Fleckschatten, Noduli, umschriebenen Konsolidierungen und Matt- bzw. Milchglasverschattungen. Diese halten sich an die Grenzen der Segmente, nicht jedoch der Lappen. Meist erstreckt sich die Bronchopneumonie über mehrere Lungenlappen.

Ein Aerobronchogramm findet sich nicht, da die Atemwege durch entzündliches Material verlegt sind; dies bedingt auch die Tendenz zur Lungenvolumenminderung.

Die Bronchopneumonie reflektiert bei beatmeten Patienten häufig eine Aspirationspneumonie. Komplikationen umfassen Einschmelzung und Abszessbildung. Charakteristischerweise sind die abhängigen Lungensegmente (posteriore Oberlappensegmente, apikale und dorsobasale Unterlappensegmente, rechts häufiger als links) betroffen (siehe ▶ Kap. 3, „Pathologie der nosokomialen Pneumonie").

Schließlich ist die interstitielle Pneumonie durch eine Entzündung mit Schwerpunkt in den Alveolarsepten gekennzeichnet. Kleine Atemwege und Alveoli sind in der Regel mitbeteiligt. Es dominiert das retikulonoduläre Verschattungsmuster, zuweilen kommen Matt- bzw. Milchglasverschattungen hinzu.

Die wesentlichen Charakteristika der drei Pneumonietypen sind in Tab. 1 zusammengefasst. Konsolidierende Verschattungen und Bronchopneumonie sind bei beatmeten Patienten häufig, interstitielle Pneumonien selten.

3   Röntgen-Thorax-Liegendaufnahme

3.1   Allgemeines

Die große Mehrzahl aller Patienten mit klinischen Zeichen einer nosokomialen Pneumonie (sicher alle beatmeten Patienten) müssen durch eine Liegendaufnahme untersucht werden. Somit fehlt die Information, die eine seitliche Aufnahme beitragen kann. Zudem müssen eine Reihe von weiteren Besonderheiten Beachtung finden. Diese Faktoren resultieren in einer erheblichen Beeinträchtigung der Aussagekraft.

Tab. 2 Typische Projektionen und Maße der Röntgen-Thoraxaufnahme im Stehen und Liegen (nach Luska und Saßen 2002)

	Stehend	Liegend
Clavicula	4. Rippe dorsal	Zwischen 3. und 4. Rippe dorsal
Mediastinaldurchmesser	8,4 cm	10,2 cm
Herzdurchmesser	15,3 cm	17,5 cm
Rechte Zwerchfellkuppe	11. Rippe ventral	Zwischen 10. und 11. Rippe ventral

3.2   Besonderheiten der Röntgen-Thoraxaufnahme im Liegen im Vergleich zum Stehen

Die Liegendaufnahme stellt eine Aufnahme in a. p.-Technik dar; dadurch kommt es im Vergleich zur p. a.-Technik im Stehen zu einer Vergrößerung der abgebildeten Organe.

Im Liegen verändern sich zudem die anatomischen und physiologischen Verhältnisse der Thoraxorgane. Das Zwerchfell tritt nach oben, sodass eine verkleinerte Lunge und ein verbreitertes Mediastinum resultiert. Die basalen Lungenabschnitte werden gestaucht und durch das Zwerchfell verdeckt. Schließlich kommt es im Liegen zu einer Umverteilung der Perfusion von kaudal nach kranial, sodass die Lungengefäße kranial verbreitert erscheinen.

Demgegenüber führt die Beatmung zu gegenläufigen Druckverhältnissen im Thorax. Insbesondere hohe PEEP-Drucke führen zu einer vermehrten Transparenz der Lunge. Das Zwerchfell tritt wieder tiefer und das Mediastinum wird gestreckt.

Typische Projektionen und Maße der beiden Aufnahmetechniken finden sich in Tab. 2.

3.3   Typische technische Fehler der Röntgen-Thoraxaufnahme im Liegen

Zu den typischen (vermeidbaren) Fehlern in der Aufnahmetechnik gehören die mangelnde Zentrierung, fehlende Abbildung aller Regionen, insbesondere der Zwerchfellwinkel sowie die unterlassene Beseitigung von Kabeln und sonstigem Material auf dem Thorax. Allein aufgeklebte EKG-Elektroden bzw. -kabel können das zu beurteilende Areal so weit verdecken, dass eine Auswertung nur eingeschränkt möglich ist.

▶ **Merke** Bei der großen Mehrzahl der Patienten ist eine kurze Unterbrechung des EKG-Monitorings für die kurze Dauer der Belichtung unter fortgesetzter klinischer Beobachtung durchaus möglich und sollte daher im Interesse einer optimalen Bildqualität entsprechend erfolgen.

3.4   Inhärente Limitationen der Röntgen-Thoraxaufnahme im Liegen

Inhärente, d. h. nicht vermeidbare Limitationen, die zu einer erheblichen Einschränkung der Beurteilbarkeit einer Röntgen-Thoraxaufnahme im Liegen führen, umfassen:

- die Verdeckung größerer Lungenareale durch Schrittmacher, ICD-Aggregate etc.;
- die Vergrößerung des Herzschattens im Liegen; dies ist besonders ausgeprägt bei Patienten mit vergrößerten Herzhöhlen. Durch die zudem fehlende seitliche Ebene entgehen in der Konsequenz erhebliche parakardiale Areale beidseits, besonders links retrokardial dorsal, der Beurteilung;
- die Vergrößerung des Mediastinaldurchmessers; paramediastinal gelegene Prozesse sind ungleich schwieriger abzugrenzen.

3.5   Zeichen der Pneumonie in der Röntgen-Thoraxaufnahme im Liegen und wichtige Differentialdiagnosen

Die typischen Zeichen einer Pneumonie umfassen konsolidierende Verschattungsmuster sowie das Aerobronchogramm.

Diese sind jedoch keineswegs spezifisch. Besonders wichtig sind die folgenden Unterscheidungen, die statt oder zusätzlich zu pneumonischen Herden vorliegen können:

- Pleuraergüsse: Diese werden ab ca. 250 ml Ergussmenge manifest. Zeichen sind eine Unschärfe der Zwerchfellkuppe sowie (bei einseitigen Ergüssen) eine Transparenzminderung im Seitenvergleich. Pleuraergüsse füllen zunächst den dorsobasalen Winkel aus und breiten sich mit zunehmender Ergussmenge parakostal bis in die Lungenspitze aus. Zuweilen ist der Lappenspalt markiert. Nicht selten bestehen basale Kompressionsatelektasen.
- Atelektasen: Direkte Zeichen sind die Abnahme des Lungenvolumens und die Zunahme der Dichte des Lungengewebes. Indirekte Zeichen umfassen die Verlagerung der Lappenspalte, einen veränderten Verlauf der basalen Lungenarterien, einen (neu aufgetretenen) Zwerchfellhochstand, Mediastinalverlagerungen zur Atelektase hin mit kompensatorischer Überblähung der nicht betroffenen Seite sowie ein fehlendes Aerobronchogramm.
- Lungenstauung, Lungenödem: Es findet sich ein Kontinuum, beginnend mit der Abnahme der Lungentransparenz und der Ausbildung von Manschetten („cuffs") um die größeren Gefäße über fleckförmige Verdichtungen bis hin zu flächenhaften Verschattungen. Pleuraergüsse sind häufig begleitend vorhanden.

Patienten mit einem ausgeprägten Emphysem zeigen häufig untypische Verschattungsmuster, da die Konsolidierung die Emphysemareale nicht durchgängig umfasst, vielmehr durch multiple Aufhellungen gekennzeichnet ist. Zuweilen wird dadurch die Unterscheidung zu einer nekrotisierenden Pneumonie bzw. Abszedierungen schwierig.

3.6   Differenzialdiagnose ARDS

Das ARDS ist zu unterscheiden vom kardial bedingten Lungenödem sowie der Pneumonie. Für ein kardial bedingtes Lungenödem sprechen ein vergrößertes Herz, eine umverteilte Perfusion sowie Septumlinien und Cuffs. Demgegenüber ist beim ARDS die Herzgröße normal und es finden sich (außer ggf. einem Pleuraerguss) keine weiteren Zeichen der Überwässerung.

Die Schwierigkeit der Abgrenzung zur Pneumonie konnte in einer Auswertung von CT-Untersuchungen von 74 Patienten herausgearbeitet werden. Es zeigten sich beidseitige Verschattungen in nahezu allen Fällen, in 80 % in abhängigen Lungenpartien. Die Verschattungen waren fleckig (42 %), homogen (23 %), milchglasartig (8 %) oder gemischt (27 %). In konsolidierten Arealen zeigten sich in 89 % Aerobronchogramme. Nicht selten fand sich ein anteromedialer Pneumothorax (32 %) (Tagliabue et al. 1994).

In der Spätphase (>7 Tage) kommt es in ca. der Hälfte der Fälle zu vermehrt retikulär-fibrotischen Zeichnungsvermehrungen (Winer-Muram et al. 1993, 1998).

Komplizierend können sich in jeder Phase des ARDS zusätzliche pneumonische Verschattungen entwickeln.

Eine Unterscheidung von pneumonischen und nicht-pneumonischen Verschattungen ist somit vielfach bildgebend nicht möglich.

3.7   Klinische Studien zur Aussagekraft der Röntgen-Thorax-Liegendaufnahme für die Diagnose einer Pneumonie

3.7.1   Spontan atmende Patienten

Für nicht beatmete, bettlägerige Patienten liegen nur sehr wenige Daten vor. Immerhin hat sich eine Untersuchung diesen Patienten gewidmet. Bei 58 Patienten mit mittlerer bis hoher klinischer Wahrscheinlichkeit einer Pneumonie wurde durch die Röntgen-Thorax-Liegendaufnahme eine sichere Pneumonie in 21 % diagnostiziert, in 26 % war der Befund unsicher und in 53 % negativ. Demgegenüber stimmte die CT mit diesen Befunden nur in 35 %, 67 % bzw. 83 % überein. Gemessen an der CT-Referenz ergab sich für die Röntgen-Thorax-Liegendaufnahme eine Sensitivität von 65 % und eine Spezifität von 93 %. Die wichtigste Botschaft dieser Untersuchung liegt darin, dass bei Patienten mit einer Pneumonie-Verdachtsdiagnose ein negativer Befund in der Röntgen-Thoraxaufnahme eine Pneumonie nicht ausschließt (Esayag et al. 2010).

3.7.2   Invasiv beatmete Patienten

Eine prinzipielle Schwierigkeit der Evaluation der Röntgen-Thorax-Liegendaufnahme bei beatmeten Patienten mit Verdacht auf eine Pneumonie besteht darin, dass diese bereits als grundlegender Faktor in die Verdachtsdiagnose eingeht und somit die diagnostische Methode, die evaluiert werden soll, bereits selbst eine Selektion bewirkt. Autoptische Befunde als Referenz entgehen zwar diesem Problem, stellen jedoch durch den postmortalen Ansatz ebenfalls eine Selektion dar. Die systematische Evaluation (unabhängig von einer klinischen Verdachtsdiagnose) hängt stark von der gewählten Referenz ab. Grundsätzlich sind alle Evaluationen der Röntgen-Thorax-Liegendaufnahme methodisch durch das Fehlen einer zweifelsfreien Referenz in ihrer Aussagekraft limitiert (siehe ► Kap. 9, „Mikrobiologische Diagnostik: Aussagekraft quantitativer Kulturen respiratorischer Sekrete").

In einer Studie unter Einschluss von 40 Patienten mit klinischem Verdacht auf eine Pneumonie, die als Referenz für eine Pneumonie quantitative Kulturen aus bronchoskopisch gewonnenen Sekreten herangezogen hat, fand sich eine ROC für die Pneumonie von 0,52, für das ARDS von 0,84, letzteres im Wesentlichen durch die geringe falsch-positive Rate (hohe Spezifität) (Winer-Muram et al. 1993).

Nur eine Studie beruht auf autoptischen Befunde als Referenz. Insgesamt wurden bei 69 verstorbenen Patienten sieben radiologische Zeichen als Prädiktoren einer Pneumonie evaluiert. Aerobronchogramm und konsolidierende Infiltrate hatten eine hohe Sensitivität von 83 bzw. 88 %, die Spezifität lag bei 58 % und 26 %, allerdings lediglich im Falle beidseitigen Auftretens; bei einseitigem Auftreten waren die Verhältnisse mit einer Sensitivität von 17 % und 21 % sowie einer Spezifität von 96 % und 79 % umgekehrt. Bei Patienten mit ARDS waren die beiden Parameter nicht mehr prädiktiv für eine Pneumonie. Auch die Dynamik der Infiltrate war

nicht diagnostisch für eine Pneumonie. Überraschend häufig waren Hämorrhagien (52 % der untersuchten Patienten) (Wunderink et al. 1992).

Schließlich liegt eine weitere Untersuchung mit 20 Patienten vor, die systematisch (unabhängig von der klinischen Situation) die Aussagekraft der Röntgen-Thorax-Liegendaufnahme für das Vorliegen einer Pneumonie bei chirurgischen Patienten evaluiert hat. Als Referenz dienten quantitative Kulturen aus bronchoskopisch gewonnenem Sekreten aus beidseitig vorgenommenen PSBs. Hier zeigte sich eine Sensitivität von 25 % bei einer Spezifität von 75 %. Pneumonien lagen auch bei normaler Röntgen-Thorax-Liegendaufnahme vor (Butler et al. 1999).

Diese Studien zeigen trotz ihrer methodischen Limitationen eindrucksvoll die Grenzen der Aussagekraft der Röntgen-Thorax-Liegendaufnahme.

3.8   Schweregradbestimmung

In einer Reihe von Studien wurde der Schweregrad einer Verschattung durch eine Sechsquadranteneinteilung bestimmt. Dabei werden gedanklich neben einer vertikalen Linie in der Mitte des Thorax zwei horizontale Linien an der oberen bzw. unteren Kante des Hilus gezogen, sodass sechs Felder entstehen.

Diese Einteilung bietet sich auch zum klinischen Gebrauch an.

4   Spezifische Erreger der nosokomialen Pneumonie unter Beatmung in der Röntgen-Thorax-Liegendaufnahme

Entsprechende Untersuchungen liegen lediglich für Pseudomonas aeruginosa vor.

Pseudomonas aeruginosa Die Beatmungspneumonie durch P. aeruginosa präsentiert sich meist durch bilaterale Verschattungen. Diese sind etwa gleich häufig multifokal bzw. diffus. Am häufigsten handelt es sich um konfluierende konsolidie-

Tab. 3 Radiologische Präsentation der Beatmungspneumonie durch Pseudomonas aeruginosa in der Röntgen-Thorax-Liegendaufnahme (nach Winer-Muram et al. 1995)

	Gesamt n = 56	ARDS n = 26	Kein ARDS n = 30
Lokalisation, n			
• Bilateral	51	26	25
Verschattungsmuster, n			
• Unifokal	3	0	3
• Multifokal	25	9	16
• Diffus	18	13	5
• Fokal und diffus	10	4	6
Pneumoniemuster, n			
• Konfluierende Konsolidierung	54	25	29
• Fleckförmige Konsolidierung	22	7	15
• Interstitiell	6	3	3
• Gemischt	4	2	2
Pleura, n			
• Pneumothorax	1	1	0
• Pleuraerguss	13	6	7
Kavitationen, n	5	3	2
Atelektase, n	5	1	4

Tab. 4 Radiologische Präsentation der Beatmungspneumonie durch Pseudomonas aeruginosa in der Dünnschicht-CT

	Shah et al. 2002 (n = 28) n (%)	Okada et al. 2012 (n = 44) n (%)
Milchglastrübung	9 (31)	34 (97)
Bronchialwandverdickungen	16 (57)	31 (89)
Konsolidierung	23 (82)	23 (66)
Retikuläre Verschattungen		7 (20)
Kavitationen		5 (14)
Zentrilobuläre Knötchen, tree in bud	9 (64)	4 (11)
Noduli	14 (50)	3 (9)
Interlobuläre Septenverdickung		1 (3)
Pleuraergüsse	18 (64)	15 (43)
Lymphknotenverdickungen		1 (3)

rende Verschattungen, aber auch fleckförmige Verschattungen kommen vor. In ca. der Hälfte der Fälle finden sich Aerobronchogramme, in einem Viertel zusätzliche Pleuraergüsse. Kavitationen sind möglich, bei rechtzeitiger Therapie jedoch selten (Tab. 3) (Winer-Muram et al. 1995).

Untersuchungen mittels CT haben ein heterogenes Bild ergeben. In einer Studie waren die häufigsten Veränderungen die Milchglastrübung und die Bronchialwandverdickung (Tab. 4) (Okada et al. 2012). Letzteres reflektiert die broncho-pneumonischen Ausbreitungswege der Pneumonie durch P. aeruginosa. Kavitationen, wiewohl insgesamt selten, treten deutlich häufiger auf als bei anderen Erregern. Andere Autoren haben neben einem peribronchialen Muster (in 57 %) das multifokale und multilobäre konsolidierende Verschattungsmuster (in 82 % der Fälle), zudem

Noduli (in 50 %) und das tree in bud-Muster (in 64 %) herausgestellt (Shah et al. 2002).

5 Aussagekraft der CT für die Diagnose einer Pneumonie

Die CT wird unverändert nur in Einzelfällen ergänzend zur Röntgen-Thorax-Liegendaufnahme eingesetzt. Dies hängt zunächst damit zusammen, dass ein Transport zur CT mit Risiken verbunden ist (Diskonnektionen von Schläuchen und Fehllagen des Tubus; erhöhtes Risiko für schwere Hypoxämien durch insuffiziente Beatmung bei schwerer respiratorischer Insuffizienz sowie für Hypotonien, aber auch erhöhtes Risiko für die Ausbildung einer nosokomialen Pneumonie). Andererseits ist nicht geklärt, welche diagnostischen Vorteile die CT tatsächlich erbringt. Insofern bleibt es in der Regel bei individuell definierten Ausnahmeindikationen.

Theoretische Vorteile der CT sind jedoch offensichtlich. Zum einen stellt sie Areale dar, die in der Röntgen-Thorax-Liegendaufnahme verborgen bleiben (siehe oben). Zum anderen erlaubt sie eine bessere Beschreibung der Lokalisation, Verteilung und Charakteristika von Verschattungen sowie eine bessere Differenzierung von Atelektase und Erguss, Konsolidierung und Einschmelzungen. Zuweilen deckt sie bisher unbekannte Befunde auf (z. B. ausgedehnte Lymphknotenvergrößerungen, Tumore).

Es liegen nur sehr wenige klinische Daten zur Aussagekraft der CT bei Patienten mit Pneumonie vor. In einer kleinen Untersuchung an 23 Patienten wurde der Wert der CT für die Diagnose einer beatmungsassoziierten Pneumonie mit bronchoskopisch gewonnenen quantitativen Kulturen der PSB untersucht. Die Sensitivität betrug 53 %, die Spezifität 63 %. Das beste Zeichen für eine Pneumonie war die Milchglastrübung, die allerdings nur selten vorzufinden war (Hahn et al. 1999). In einer weiteren Untersuchung mit 31 Patienten wurde der Wert der CT in der Detektion einer Pneumonie bei Patienten mit ARDS untersucht. Wesentlicher Unterschied war, dass bei Patienten mit ARDS mit Pneumonie häufiger Verschattungen in den nicht-abhängigen Lungenpartien vorlagen (91 % versus 60 %). Dieser Unterschied minimierte sich jedoch im Zuge des späten ARDS (entsprechende Verschattungen häufiger bei spätem ARDS, 87 % versus 56 %) (Winer-Muram et al. 1998).

Ebenso wie die Röntgen-Thorax-Liegendaufnahme kann die CT vielfach nicht mehr leisten, als Arbeitsdiagnosen zu begründen.

6 Aussagekraft der Sonografie für die Diagnose einer Pneumonie

Anders als für die ambulant erworbene Pneumonie liegen keine Untersuchungen über den Stellenwert der Sonographie bei beatmeten Patienten vor. Ob daher die sonographischen Zeichen einer Pneumonie auch bei beatmeten Patienten diagnostisch sind, muss zur Zeit offen bleiben.

Die Stärke der Sonographie liegt in der Untersuchung pleuranaher Prozesse, vor allem in der Detektion von Pleuraergüssen bzw. der Pleura selbst (Verdickung und Kammerung der Ergüsse bei kompliziertem parapneumonischen Empyem).

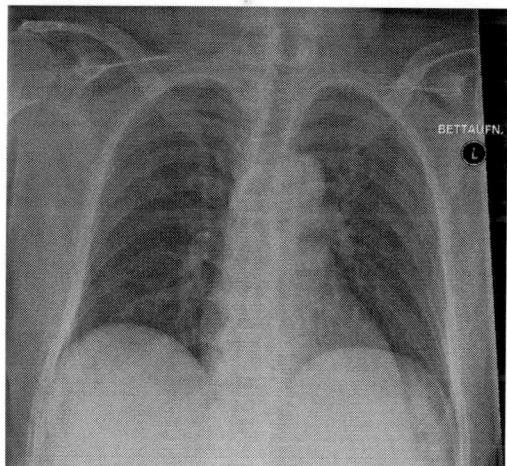

Abb. 1 Vollständige Abbildung der Lunge in einer AP-Aufnahme. Keine Überlagerung durch Fremdkörper (z. B. EKG Elektroden). Suffiziente Inspiration und kein Vorliegen einer Schrägprojektion. Hierdurch ist im Rahmen der Aufnahmetechnik einer optimale Beurteilbarkeit möglich

Abb. 2 Vergleich eines im
Stehen aufgenommen
Thorax (PA-Aufnahme)
(Abb. 2a) mit einer
Liegendaufnahme (AP-
Aufnahme) (Abb. 2b).
Durch die unterschiedliche
Aufnahmetechnik kommt
es zu einer vergrößerten
Darstellung des Herzens im
Liegen. Die Hili und die
pulmonalen Gefäße stellen
sich deutlich unschärfer dar
als bei der PA-Aufnahme.
Die Skapula überlagert im
Liegen beidseits die
pulmonalen Strukturen und
es kommt zu einer
prominenten Darstellung
der apikalen Gefäße

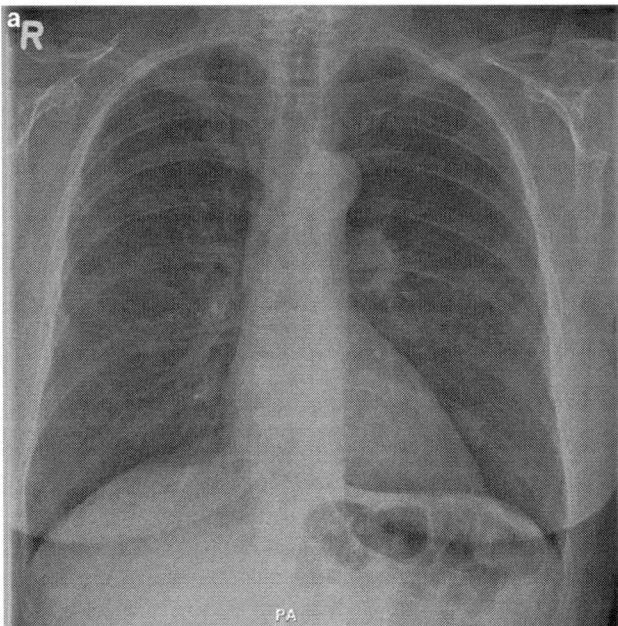

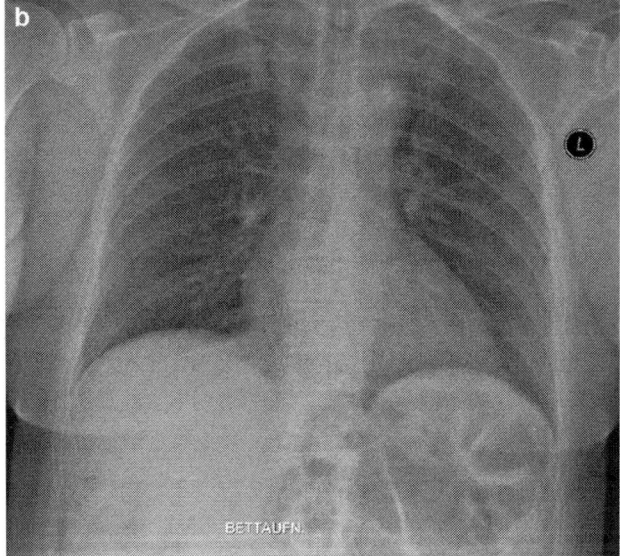

Abb. 3 Aufgrund der insuffizienten Inspiration und des vergrößerten Herzen ist eine Beurteilung der basalen Lungenabschnitte in einer Ebene nur sehr bedingt möglich

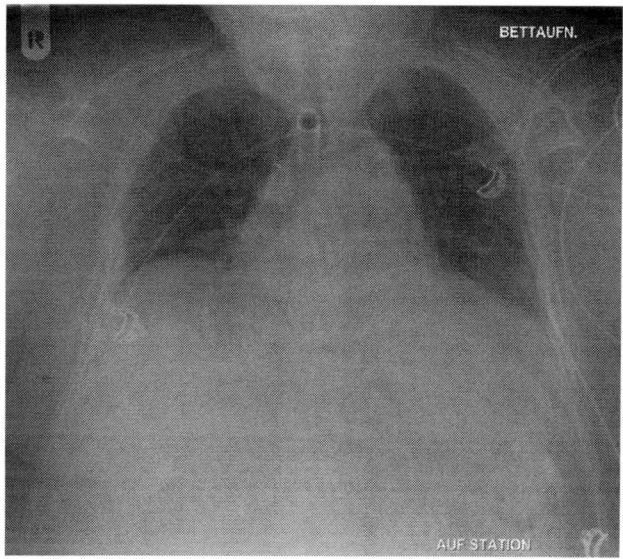

Abb. 4 Aufgrund der Schrägprojektion in dieser Aufnahme kommt es zu einer scheinbaren Verbreiterung des Mediastinums. Ein Kriterium für eine nichtverdrehte Aufnahme ist die symmetrische Abbildung der Klavikularköpfchen (hier deutlich asymmetrisch abgebildet)

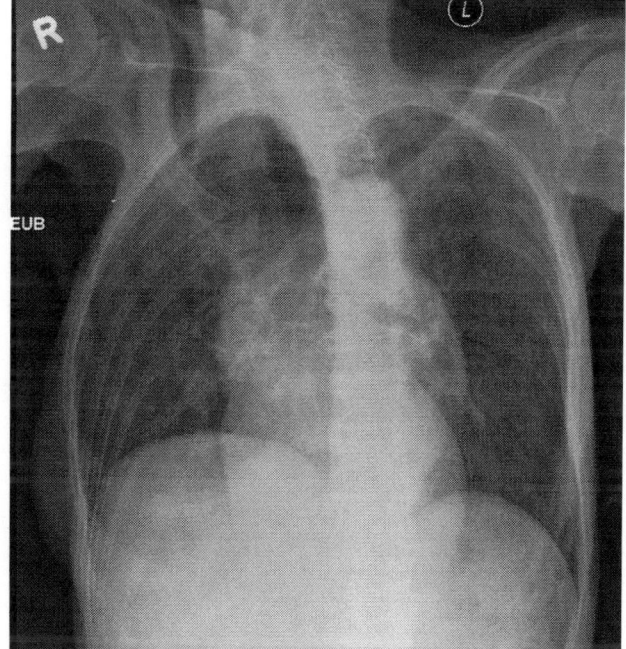

7 Klinisches Vorgehen

7.1 Notwendigkeit der Standardisierung von Aufnahmetechnik und Befundung

Aufgrund der inhärenten Limitationen der Röntgen-Thorax-Liegendaufnahme ist es von großer Bedeutung, vermeidbare Fehler auch systematisch auszu-schalten. Dies ist nur möglich durch Standardisie-rung des Vorgehens der Erstellung einer solchen Aufnahme sowie der Befundung. Letzteres gelingt am besten durch systematische Befundung anhand eines Befundschemas (Winer-Muram et al. 1992).

7.1.1 Standardisierung der Aufnahmetechnik

Die empfohlenen Standards der Aufnahmetechnik umfassen:

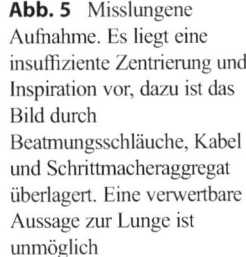

Abb. 5 Misslungene Aufnahme. Es liegt eine insuffiziente Zentrierung und Inspiration vor, dazu ist das Bild durch Beatmungsschläuche, Kabel und Schrittmacheraggregat überlagert. Eine verwertbare Aussage zur Lunge ist unmöglich

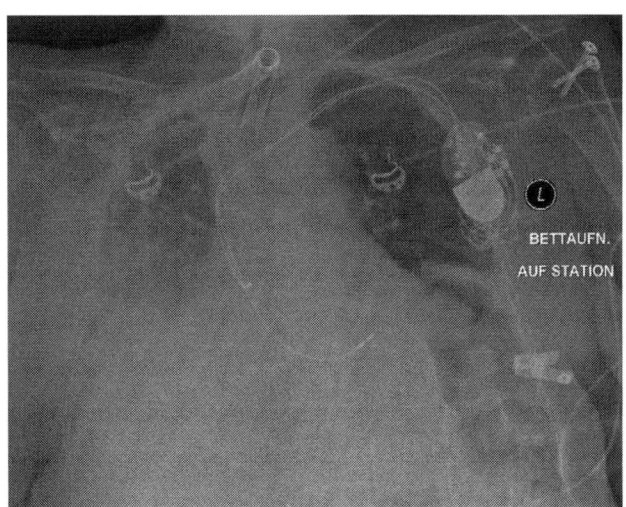

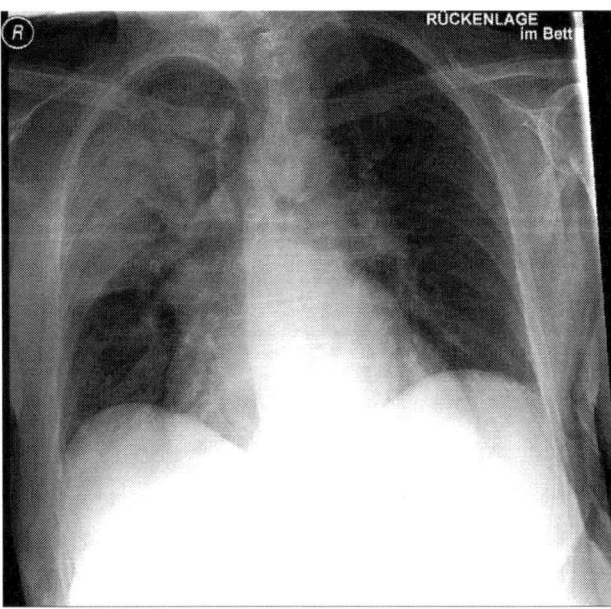

Abb. 6 Darstellung konsolidierender Verschattungen im rechten Oberlappen, einer Lobärpneumonie entsprechend

Abb. 7 **a** Feinfleckige, teils konfluierende Verdichtungen rechts im Unterlappen und Mittellappen als radiologische Zeichen einer Bronchopneumonie. **b** Beidseits basal betonte, feinfleckige, teils konfluierende Verdichtungen als Zeichen einer Bronchopneumonie

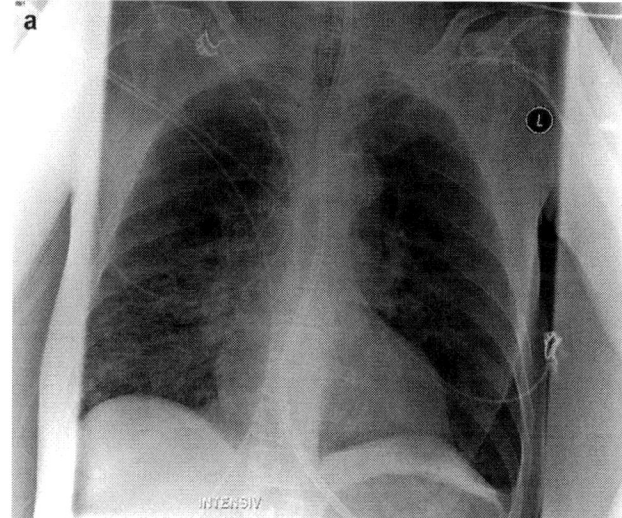

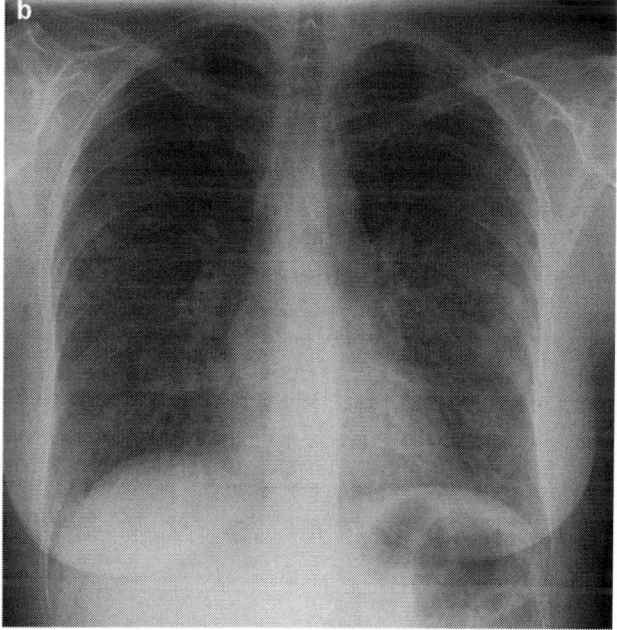

a. Vorbereitung: symmetrische Rückenlage des Patienten; Entfernung aller Kabel, Katheter und sonstigen auf dem Thorax gelegenen schattengebenden Fremdkörper, soweit klinisch vertretbar, unter fortgesetzter klinischer Beobachtung;

b. Sicherstellung eines möglichst konstanten Röhren-Film- und Film-Patienten-Abstands, um möglichst verlässliche Voraussetzungen zur Beurteilung von Variationen der Verschattung von Mediastinum und Herz zu gewährleisten;

c. die Belichtung sollte zum Zeitpunkt der maximalen Inspiration erfolgen (Respiratoren bieten entsprechende Hold-Tasten);

d. Belichtung: 120–130 kV, kurze Expositionszeit;

e. Dokumentation der jeweiligen Beatmungseinstellungen (vor allem der inspiratorischen Beatmungsdrucke und des PEEP).

7.1.2 Standardisierung der Befundung

Folgende Befunde sollten standardisiert erfasst und in einem Befundschema zur Auswertung einer Röntgen-Thorax-Liegendaufnahme bei beatmeten Patienten dokumentiert werden:

- Pulmonale Komorbidität
- Herzgröße (cm)
- Zeichen der Überwässerung:
  - Umverteilung
  - Gefäßmanschette verdickt (cuffing)
  - Kerley-Linien
  - Lungenödem
- Verschattungsausbreitung:

- Seite (rechts/links/beidseits)
- Lappen/Segment
- unifokal/multifokal
- Verschattungsmuster
  - Konsolidierung
    - fokal/diffus
  - Aerobronchogramm
  - interstitiell
- Pleuraerguss
- Atelektase
  - Lokalisation
  - Kavitationen
  - Sonstiges
- Arbeitsdiagnose(n)

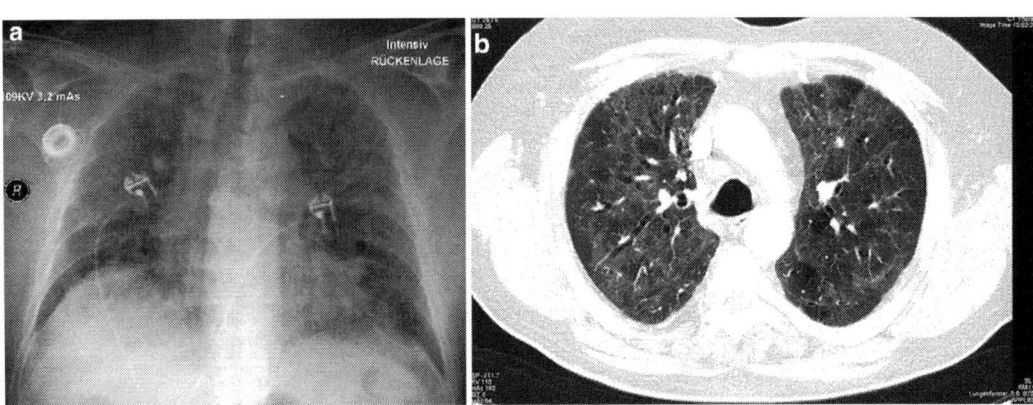

Abb. 8 a Beidseitige, teils feinnoduläre, teils diffuse Verdichtungen diskret apikal betont als Zeichen einer interstitiellen Pneumonie. **b** Bestätigung der apikalen Verdichtungen in der CT. Diffuse, teils fleckige Milchglasverdich- tungen (sichtbare Bronchuswände und pulmonale Gefäße) mit diskreten retikulären Verdichtungen beidseits. Teilsweise Aussparung des Subpleuralraums

Abb. 9 Das typische CT-morphologische Bild eines ARDS zeigt symmetrische beidseitige Verdichtungen mit ventral normal belüfteter Lunge, interponierte Milchglasverdichtungen und dorsalen homogenen oder fleckförmigen Konsolidierungen

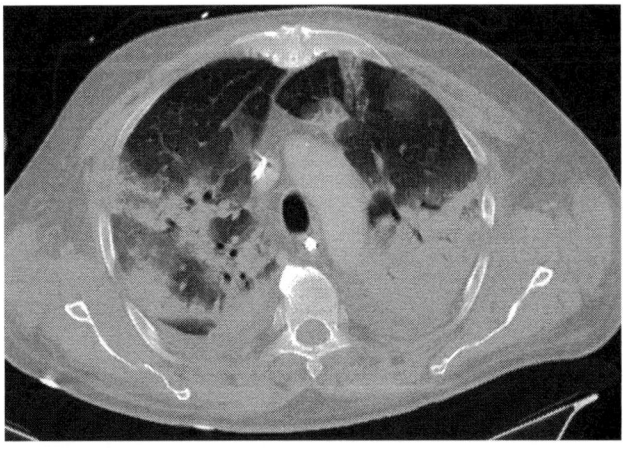

Grundsätzlich können jedoch trotz detaillierter Beschreibung der Verschattungen lediglich Arbeitsdiagnosen gestellt werden. Diese sollten in ihrer Wahrscheinlichkeit graduiert werden.

Eine Verbesserung der Validität der Arbeitsdiagnosen kann durch unabhängige Interpretation durch zwei Radiologen sichergestellt werden.

Ein wichtiger Punkt ist die Art der Einbindung klinischer Informationen. Die Befundung der Röntgen-Thoraxaufnahme sollte zunächst ohne Kenntnis der Klinik erfolgen, da klinische Informationen einen erheblichen Störfaktor in der objektiven Befundung darstellen können. Nach Erstbefundung sollte die Arbeitsdiagnose mit klinischen Daten konfrontiert werden. Etwaige Änderungen der Arbeitsdiagnose unter dem Eindruck klinischer Daten sollten als solche dokumentiert werden.

7.1.3 Verlaufsuntersuchungen

Die Wertigkeit der Arbeitsdiagnosen wird durch Berücksichtigung des Verlaufs deutlich gesteigert. Insbesondere potenziell rasch rückläufige Veränderungen wie Überwässerungen und Atelektasen lassen sich im Verlauf deutlich zuverlässiger als solche diagnostisch zuordnen.

Andere Konditionen wie Pneumonie und ARDS, aber auch Blutungen und Emboliefolgen, sind deutlich länger nachweisbar. Die Rückbildungszeit pneumonischer Verschattungen beträgt eine bis mehrere Wochen, des ARDS mindestens vier Wochen.

8 Beispiele für Röntgenbefunde bei Patienten mit Verdacht auf nosokomiale Pneumonie

Beispiele für Röntgenbefunde bei Patienten mit Verdacht auf nosokomiale Pneumonie finden sich in den folgenden Abbildungen (Abb. 1, 2, 3, 4, 5, 6, 7, 8 und 9).

Weiterführende Literatur

Systematische Darstellung der Technik, Befunde und Limitationen der Röntgen-Thorax-Liegendaufnahme auf der Intensivstation:

– Luska G (Hrsg) (2002) Röntgenthorax auf Intensivstationen, 2. Aufl. Springer

Einzige Untersuchung zur diagnostischen Aussagekraft der Röntgen-Thoraxaufnahme bei spontan atmenden Patienten:

– Esayag Y, Nikitin I, Bar-Ziv J, Cytter R, Hadas-Halpern I, Zalut T, Yinnon AM (2010) Diagnostic value of chest radiographs in bedridden patients suspected of having pneumonia. Am J Med 123:88.e1–88.e5

Einzige verfügbare Leitlinie zur Auswertung und Interpretation der Röntgen-Thoraxaufnahme bei beatmeten Patienten:

– Winer-Muram HT, Rubin SA, Miniati M, Ellis JV (1992) Guidelines for reading and interpreting chest radiographs in patients receiving mechanical ventilation. Chest 102: 565S–570S

Untersuchungen zur diagnostischen Aussagekraft der Röntgen-Thoraxaufnahme.

– Wunderink RG, Woldenberg LS, Zeiss J, Day CM, Ciemins J, Lacher DA (1992) The radiologic diagnosis of autopsy-proven ventilator-associated pneumonia. Chest 101: 458–463
– Butler KL, Sinclair KE, Henderson VJ, McKinney G, Mesidor DA, Katon-Benitez I, Weaver WL (1999) The chest radiograph in critically ill surgical patients is inaccurate in predicting ventilator-associated pneumonia. Am Surg 65:805–809

Untersuchung zur diagnostischen Aussagekraft der CT:

– Hahn U, Pereira P, Heininger A, Laniado M, Claussen CD (1999) Stellenwert der CT bei der Diagnose der Ventilator-assoziierten Pneumonie [Value of CT in diagnosis of respirator-associated pneumonia]. Rofo 170: 150–155

Radiologische Charakteristika der nosokomialen Pneumonie durch P. aeruginosa:

– Winer-Muram HT, Jennings SG, Wunderink RG, Jones CB, Leeper KV Jr (1995) Ventilator-associated Pseudomonas aeruginosa pneumonia: radiographic findings. Radiology 195:247–252
– Crouch Brewer S, Wunderink RG, Jones CB, Leeper KV Jr (1996) Ventilator-associated pneumonia due to Pseudomonas aeruginosa. Chest 109:1019–1029
– Shah RM, Wechsler R, Salazar AM, Spirn PW (2002) Spectrum of CT findings in nosocomial Pseudomonas aeruginosa pneumonia. J Thorac Imaging 17:53–57
– Okada F, Ono A, Ando Y, Nakayama T, Ishii R, Sato H, Kira A, Tokimatsu I, Kadota J, Mori H (2012) Thin-section CT findings in Pseudomonas aeruginosa pulmonary infection. Br J Radiol 85:1533–1538

Radiologische Charakteristika der Beatmungspneumonie und des ARDS:

– Tagliabue M, Casella TC, Zincone GE, Fumagalli R, Salvini E (1994) CT and chest radiography in the evaluation of adult respiratory distress syndrome. Acta Radiol 35:230–234
– Winer-Muram HT, Rubin SA, Ellis JV, Jennings SG, Arheart KL, Wunderink RG, Leeper KV, Meduri GU (1993) Pneumonia and ARDS in patients receiving mechanical ventilation: diagnostic accuracy of chest radiography. Radiology 188:479–485
– Winer-Muram HT, Steiner RM, Gurney JW, Shah R, Jennings SG, Arheart KL, Eltorky MA, Meduri GU (1998) Ventilator-associated pneumonia in patients with adult respiratory distress syndrome: CT evaluation. Radiology 208:193–199

Mikrobiologie: Methodik der Probengewinnung

Santiago Ewig und Sören Gatermann

1 Umfang der Diagnostik

Bei Patienten mit einem klinischen Verdacht auf eine nosokomiale Pneumonie ist immer eine mikrobiologische Diagnostik indiziert. Diese umfasst:

- die Gewinnung respiratorischer Materialien aus den tiefen Atemwegen. Diese sind eindeutig die wichtigsten Untersuchungsmaterialien,
- zwei Paar Blutkulturen,
- ggf. Pleuraergussflüssigkeit,
- ggf. einen Legionellen-Antigentest im Urin.

Über diese mikrobiologische Diagnostik hinaus ist immer eine klinische Differentialdiagnose anzuschließen (siehe ► Kap. 10, „Diagnose der nosokomialen Pneumonie").

S. Ewig (✉)
Thoraxzentrum Ruhrgebiet, Kliniken für Pneumologie und Infektiologie, EVK Herne und Augusta-Kranken-Anstalt, Bochum, Deutschland
E-Mail: sewig@outlook.de

S. Gatermann (✉)
Institut für Hygiene und Mikrobiologie, Abteilung für Medizinische Mikrobiologie, Ruhr-Universität Bochum, Bochum, Deutschland
E-Mail: soeren.gatermann@rub.de

© Springer-Verlag GmbH Deutschland 2017
S. Ewig (Hrsg.), *Nosokomiale Pneumonie*,
DOI 10.1007/978-3-662-49821-7_38

2 Methodik der Gewinnung und Verarbeitung respiratorischer Materialien

Im Folgenden werden die Techniken der Gewinnung und der Verarbeitung respiratorischer Materialien im Einzelnen dargestellt. Die kritische Bewertung der Untersuchungsergebnisse erfolgt im ► Kap. 9, „Mikrobiologische Diagnostik: Aussagekraft quantitativer Kulturen respiratorischer Sekrete".

Respiratorische Materialien können sein:

- Sputum (bei spontan atmenden Patienten)
- Tracheobronchialaspirat
- bronchoalveoläre Flüssigkeit (BALF)

Kaum mehr Anwendung finden:

- die geschützte Bürste („protected specimen brush", PSB)
- die transthorakale Feinnadelpunktion

2.1 Quantitative Kulturen

Kulturen des Tracheobronchialsekrets haben zwar eine hohe Sensitivität, aber eine geringe Spezifität für das Vorliegen einer nosokomialen Pneumonie. Eine bessere Aussagekraft ergibt sich durch Anlage quantitativer (oder semiquantitativer)

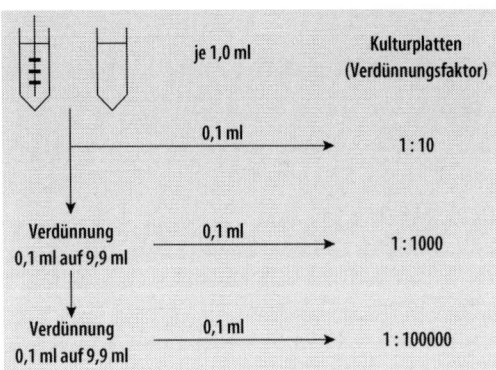

Abb. 1 Technik der quantitativen Kulturen (nach Basel-ski et al. 1992) (PSB = geschützte Bürste; BALF = bron-choalveoläre Lavageflüssigkeit)

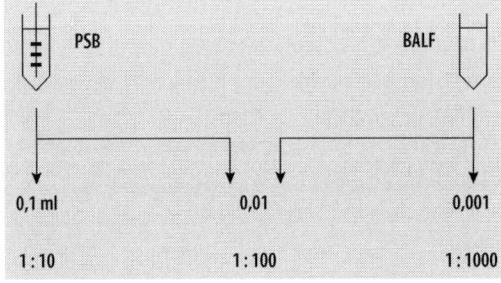

Abb. 2 Modifikation der Technik der quantitativen Kultur: kalibrierte Öse („calibrated loop") (nach Baselski et al. 1992)

Kulturen. Unter quantitativen Kulturen werden Kulturen von Verdünnungsreihen verstanden. Quantitäten werden dabei als koloniebildende Einheiten pro Milliliter (KBE/ml) angegeben (Abb. 1). Eine alternative Methode verwendet Ausstrichösen, die ein definiertes Volumen fassen, sodass Keimzahlbestimmungen analog quantitativer Urinkulturen möglich sind (Abb. 2) (Afessa et al. 2006).

Gelegentlich werden semiquantitative Methoden mit nur einer Verdünnungsstufe verwendet, die die Keimmenge reflektieren (und z. B. als gering, mäßig, viel und massenhaft angegeben werden), aber besser zur Abschätzung des Verhältnisses der gefundenen Spezies zueinander als zur Bestimmung der absoluten Keimzahl geeignet sind.

Aus Sputumkulturen von Patienten mit Pneumonien ist bekannt, dass dort in der Regel in einem Milliliter respiratorischen Sekrets Keimzahlen von $\geq 10^5$ KBE/ml gefunden werden. Für das Tracheobronchialsekret werden in der Regel höhere Trennwerte zugrunde gelegt (Abb. 3).

3   Sputum

Das Sputum spielt in der Diagnostik der nosokomialen Pneumonie eine noch geringere Rolle als bei der ambulant erworbenen. Dies ist darin be-

Abb. 3 Techniken der Gewinnung respiratorischen Materials und Ableitung von Grenzwerten von quantitativen Kulturen (TBAS = Tracheobronchialaspirat, PSB = geschützte Bürste; BALF = Bronchoalveoläre Lavageflüssigkeit; rS = respiratorisches Sekret (ELF))

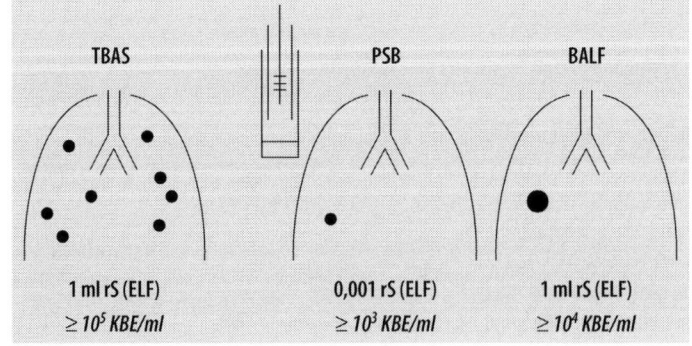

gründet, dass spontan atmende Patienten, die eine nosokomiale Pneumonie entwickeln, häufig immobil bzw. bettlägerig sind und kein adäquates Sputum hervorbringen können.

3.1   Technisches Vorgehen

Der Patient sollte aufrecht sitzen. Er sollte informiert werden, ein Sekret möglichst aus der Tiefe (nicht Speichel) abzuhusten. Nicht alle Patienten können ein Sekret abhusten. In diesen Fällen kann ggf. die Gewinnung eines induzierten Sputums durch Inhalation von 3 % NaCl-Lösung versucht werden. Wenn ein Sputum hervorgebracht wird, sollte es als solches makroskopisch verifiziert werden. Es sollte in der Regel Eiterflocken enthalten. Bei induziertem Sputum allerdings ist dieses Kriterium nicht mehr aussagekräftig.

3.2   Verarbeitung

Eine umgehende Verarbeitung binnen maximal vier Stunden ist erforderlich; ist diese Zeit nicht einzuhalten, kann das Material bei 4 ° C aufbewahrt und innerhalb von 24 h verarbeitet werden (de Lassence et al. 2001) Das Sputum sollte nach Gram gefärbt werden, um seine Qualität zu überprüfen und nach einer vorherrschenden Bakterienmorphologie zu suchen. Nur Ergebnisse aus einem qualitativ guten Sputum (>25 Neutrophile, < 10 Plattenepithelien pro Gesichtsfeld bei 400-facher Vergrößerung) können als valide betrachtet werden.

Anschließend erfolgt die Anlage von folgenden Kulturen:

- Blutagar
- Kochblutagar („Schokoladenagar") (Nährmedium für Haemophilus influenzae und anspruchvollere Erreger)
- MacConkey-Agar (Selektivmedium für Enterobakterien, Pseudomonas und Acinetobacter)
- Sabouraud-Dextrose Agar (Selektivmedium für Hefe- und Schimmelpilze)

Ein Erreger gilt als gesichert, wenn Gramfärbung und Kultur hinsichtlich Morphologie und Identifizierung übereinstimmen.

Eine Quantifizierung der Erreger in der Sputumkultur ist möglich, ist aber bei Patienten mit nosokomialer Pneumonie nicht untersucht worden. Wenn eine Quantifizierung erfolgt, gelten dieselben Trennwerte wie für das Tracheobronchialaspirat (TBAS).

4   Tracheobronchialaspirat (TBAS)

Das Tracheobronchialaspirat repräsentiert potenziell alle Erreger, die sich im Tracheobronchialsystem befinden. Diese können, müssen aber nicht identisch sein mit Erregern, die im tiefen bronchopulmonalen Segment vorliegen.

4.1   Technisches Vorgehen

Für die Validität des Tracheobronchialaspirats ist es wichtig, bei der Entnahme eine Kontamination durch Sekrete und Flüssigkeiten, die im Tubus liegen, zu vermeiden. Zu diesem Zweck wird vor einer Gewinnung des Tracheobronchialsekrets der Tubus mit einem Absaugschlauch von Sekreten frei gemacht. Anschließend wird zuerst ein neuer Absaugschlauch eingeführt und nachfolgend das Sekret der tiefen Atemwege abgesaugt und in das frische, sterile Auffanggefäß geleitet.

Auch hier ist eine umgehende Verarbeitung binnen maximal vier Stunden erforderlich.

▶ **Cave** Jede „Anspülung" führt zu einer Verdünnung des Sekrets und macht eine quantitative Untersuchung wenig aussagekräftig. Daher sollen „Anspülungen" (Instillationen von Kochsalz-Lösung) unterlassen werden. Gelingt es nicht, ein natives Sekret zu gewinnen, so ist eine Untersuchung des Tracheobronchialsekrets nicht möglich.

4.2   Verarbeitung

Die Verarbeitung erfolgt analog der des Sputums. Quantitative Kulturen sind auch hier
möglich.

5   Bronchoalveoläre
Lavageflüssigkeit (BALF)

Die BALF ist ein kostbares Untersuchungsgut, da
diese potenziell am besten die Verhältnisse im
alveolären Segment reflektiert. Sie ist es aber nur
dann, wenn sie technisch korrekt durchgeführt
wird und umgehend innerhalb von maximal vier
Stunden verarbeitet wird.

Die BALF reflektiert etwa 1 Mio. Alveolen,
d. h. 1 % der Lungenoberfläche. Sie ergibt eine
ca. 100-fache Verdünnung des epithelialen Lun-
genoberflächen-Films (engl. „epithelial line
fluid", ELF).

5.1   Technisches Vorgehen

Vor Beginn der eigentlichen Prozedur sollte
festgelegt werden, welcher Lungenlappen
bzw. welches Lungensegment angesteuert
wird. Bei diffusen Infiltraten ist ein Mittellap-
pen- bzw. Lingulasegment zu bevorzugen, da
diese Lokalisationen die beste Lavage-Rück-
gewinnung ermöglichen. Im Falle lokalisierter
Infiltrate muss der betroffene Lungenlappen
bzw. das betroffene Lungensegment untersucht
werden.

Voraussetzung für eine hinreichende Gewinnung von Material ist eine Präoxygenierung und
tiefe Sedierung. Lokalanästhetika sollen möglichst keine Anwendung finden, da sie bakteriell
wachstumshemmend wirken können. Eine Aspiration von tracheobronchialem Sekret vor Beginn
der bronchoalveolären Lavage ist unbedingt zu
vermeiden, da ansonsten der gesamte Arbeitskanal kontaminiert ist. In Fällen, in denen der Tracheobronchialbaum mit reichlich Eiter verlegt ist,
sollte vor der bronchoalveolären Lavage eine
gründliche Absaugung durch einen Schlauch
erfolgen.

Das Bronchoskop wird rasch vor das ge-
wünschte bronchiale Ostium geführt und segmen-
tal bzw. subsegmental geschlossen gehalten („ge-
wedgt").

Die bronchoalveoläre Lavage kann mit unterschiedlichen Mengen Lavageflüssigkeit erfolgen,
sollte jedoch einem internen Standard folgen. Wir
favorisieren 6 × 20 ml körperwarme physiologi-
sche Kochsalzlösung. Die Portionen werden
instilliert und unmittelbar reaspiriert. Die Reaspi-
ration sollte am besten per Hand erfolgen, da auf
diese Weise ein Bronchialkollaps vermieden bzw.
im Ausmaß kontrolliert werden kann. Die erste
rückgewonnene Portion sollte verworfen werden;
sie repräsentiert das sogenannte „bronchiale"
Kompartiment. Die fünf folgenden Portionen stellen das „alveoläre" Kompartiment dar und werden
am besten über eine sterile Gaze auf einem sterilen
Gefäß gefiltert und gepoolt.

Bei geringer Rückgewinnungsmenge können
noch ein bis zwei weitere Portionen gegeben und
reaspiriert werden. Ideal ist eine Rückgewinnungsmenge von 30 ml; geringere Portionen bis
ca. 10 ml können aber auch noch untersucht
werden.

Die bronchoskopische Untersuchung wird
beendet durch Herausziehen des Bronchoskops
aus dem Lavagesegment. Anschließend kann
ggf. der Tracheobronchialbaum noch einmal
inspiziert werden. Jedwedes Sekret sollte abgesaugt werden.

Bei einigen Patienten, vor allem bei solchen
mit ausgeprägtem Emphysem, kommt es zu
einem Versacken der gesamten Lavageflüssigkeit
ohne die Möglichkeit einer nennenswerten Rückgewinnung. In diesen Fällen sollte die Untersuchung abgebrochen werden; hier muss ein Tracheobronchialsekret untersucht werden.

▶ **Cave** Wird die BAL technisch nicht adäquat durchgeführt, ist ihr Wert deutlich ge-
schmälert. Es handelt sich dann meist weniger um eine BALF als um eine gezielte
Absaugung. Eine quantitativ-kulturelle
Untersuchung solchen Sekrets ist wenig
aussagekräftig und sollte daher unterlassen
werden.

5.2   Verarbeitung

Die BALF sollte umgehend (maximal innerhalb von 4 Stunden oder maximal 24 Stunden nach Kühlung bei 4 Grad) verarbeitet werden.

Es erfolgt zunächst eine Gramfärbung. Anschließend wird das Material auf folgenden Kulturmedien ausgestrichen:

- Blutagar
- Kochblutagar („Schokoladenagar") (Nährmedium für Haemophilus influenzae und anspruchvollere Erreger)
- MacConkey-Agar (Selektivmedium für Enterobakterien, Pseudomonas und Acinetobacter)
- Sabouraud-Dextrose-Agar (Selektivmedium für Hefe- und Schimmelpilze)
- ggf. (bei entsprechendem klinischen Verdacht) Holzkohle-Hefeextrakt-Agar (Selektivmedium für Legionellen)

Zusätzlich können aus der BALF folgende Untersuchungen vorgenommen werden:

- Untersuchung auf intrazelluläre Erreger (engl. „intracellular organisms", ICOs) in polymorphkernigen Leukozyten und Makrophagen, über ein Gram- oder Giemsa-Zytozentrifugenpräparat. Grenzwerte werden bei $\geq$ 2–5 % ICOs angegeben. Intrazelluläre Einschlüsse Bakterien zuzuordnen, bedarf großer Erfahrung mit dem Verfahren.
- Färbung mit KOH, Identifikation von Elastinfasern, als Marker einer Gewebezerstörung durch gramnegative Erreger, vor allem auch durch Pseudomonas aeruginosa

Grenzwerte für sogenanntes „signifikantes Wachstum" sind Ergebnis einer Schätzung. Wie oben ausgeführt, ergeben sich bei Sputumkulturen von Patienten mit Pneumonien in der Regel in einem Milliliter respiratorischen Sekrets Keimzahlen von $\geq 10^5$ KBE/ml. Für die BALF wird ein Verdünnungsfaktor von ca. 10 bis 100 angenommen, sodass der Trennwert meist bei ca. $\geq 10^4$ bis 10^5 KBE/ml angesetzt wird (Abb. 3).

5.2.1   Korrektur durch Verdünnungsfaktor

Erst spät im Verlauf der Diskussion um den Wert der BALF wurde untersucht, ob die Ergebnisse der BALF unabhängig von einer Korrektur für die Verdünnung interpretiert werden können. Für die Berechnung des Verdünnungsfaktors wurde Harnstoff nach folgender Formel gewählt:

Konzentration des Harnstoffs im Plasma/ Konzentration der Harnstoffs in der reaspirierten Lavageflüssigkeit

Während in einer Untersuchung die Verdünnungen erheblich variierten (zwischen 1,8 und 300) und entsprechend auch mehr Patienten mit signifikanten Keimzahlen resultierten (17 %), war dies in einer anderen weniger der Fall (Verdünnungen zwischen 10 und 100, signifikante Keimzahlen in 13,3 %) (Baldesi et al. 2009; Zedtwitz-Liebenstein et al. 2005).

Zudem ist zu bedenken, dass gegen Harnstoff als Verdünnungsfaktor grundsätzliche methodische Vorbehalte bestehen. Somit bleibt zur Zeit ungeklärt, ob eine Korrektur für die Verdünnung angegeben werden sollte oder nicht. In der aktuellen Praxis ist das nicht üblich.

> ▶ **Merke** Den quantitativen Trennwerten einer BALF liegen Schätzwerte und keineswegs exakte Messungen zugrunde. Trennwerte werden in Studien auch nicht einheitlich gehandhabt. Für die BAL finden sich Trennwerte zwischen $\geq 10^4$ und $\geq 10^5$ KBE/ml.

5.2.2   Der „bakterielle Index"

Einige Arbeitsgruppen haben Keimzahlen als Logarithmus angegeben. Dadurch ergeben sich besser handhabbare Zahlen. Durch Addition der Logarithmen entsteht der sogenannte „bakterielle Index" (BI) (Johanson et al. 1988). Einige Autoren haben unter Zugrundelegung des bakteriellen Index überzeugende Untersuchungen zum diagnostischen Wert der BALF vorgelegt (z. B. Aubas et al. 1994)

> ▶ **Cave** Dabei ist allerdings zu beachten, dass es keine Untersuchungen darüber

gibt, ob die Summe der Logarithmen der Keimzahlen zweier bzw. mehrerer Erreger (eigentlich also das Produkt der Keimzahlen) unterhalb von Trennwerten die gleiche Bedeutung hat wie die hohe Keimzahl eines Erregers oberhalb eines Trennwertes.

5.3 Potenzielle Komplikationen

Die bronchoalveoläre Lavage ist eine sehr sichere Untersuchungsmethode.

Dennoch muss beachtet werden, dass es zu ausgeprägten und mindestens 24 h anhaltenden Desoxygenierungen im Rahmen einer BAL kommen kann. Entgegen landläufiger Meinung hängt dieses Risiko nicht von der Lavagemenge ab. So fand sich diesbezüglich kein Unterschied in einer vergleichenden Untersuchung von 40 versus 160 ml Lavageflüssigkeit. Risikofaktoren sind vielmehr der Grad der Desoxygenierung vor BAL sowie eine tatsächlich durch BAL bestätigte Pneumonie (Bauer et al. 2001). Bei schweren Oxygenierungsstörungen (PaO$_2$/FIO$_2$ < 100) sollte daher von einer BAL abgesehen werden.

Auch ausgeprägte Gerinnungsstörungen sind keine Kontraindikation gegen eine BAL; allerdings sollte diese in solcher Konstellation von erfahrenden Untersuchern mit besonderer Umsicht durchgeführt werden, um Schleimhautverletzungen zu vermeiden.

Nicht selten kommt es nach einer BAL zu vorübergehendem, auch hohem Fieber. Dieses darf nicht mit einer nosokomialen Superinfektion gleichgesetzt werden, vielmehr rührt das Fieber aus einer Zytokinfreisetzung im Rahmen der BAL. Allerdings sind auch nosokomiale Pneumonien durch mikrobiell kontaminierte Bronchoskope möglich.

5.4 Modifikationen der BAL

Zahlreiche Modifikationen der BAL sind in der Literatur beschrieben. Keine von diesen hat sich der bronchoskopischen als überlegen erwiesen. Da sie jedoch besondere Erfahrung in der Durchführung verlangen, hat sich auch keine weitflächig durchgesetzt. Sie werden hier nur kurz der Vollständigkeit halber dargestellt.

5.4.1 Bronchoskopische Modifikationen

Hier ist die sogenannte „geschützte BAL" (engl. „protected BAL", p-BAL) zu nennen. Bei dieser Methode wird ein Lavagekatheter eingeführt, der distal einen aufblasbaren Ballon enthält und an der Spitze verschlossen ist. Das Segment wird weniger durch das Bronchoskop selbst, sondern in erster Linie durch Aufblasen des distalen Ballons verschlossen; anschließend erfolgt durch die erste eingegebene Lavageportion eine Perforation der Kunststoffmembran an der Spitze (Meduri et al. 1991 und 1992).

Theoretisch ermöglicht der p-BAL-Katheter somit in zuverlässiger Weise, Kontaminationen durch Sekrete außerhalb des Lavagesegments zu vermeiden. In weiteren Untersuchungen hat sich jedoch eine diagnostische Überlegenheit des p-BAL-Katheters nicht bestätigen lassen. Der Katheter erschwert zudem die Untersuchung durch eine technisch schwierigere und dadurch geringere Rückgewinnung.

5.4.2 Nichtbronchoskopische Modifikationen

Statt eines Bronchoskops sind eine Reihe von Kathetern entwickelt worden, die eine sogenannte „blinde" BAL erlauben. Bei der sogenannten „Mini-BAL" handelt es sich um einen Lavageketheter, mit dem Lavagen von 30–40 ml durchgeführt werden. In den USA erfolgte die Prozedur durch erfahrene Atemtherapeuten (Kollef et al. 1995).

Auch mit der Mini-BAL ist weder ein diagnostischer Vorteil verbunden, noch handelt es sich um eine sicherere Methode. Da die Lage der Katheter nicht über Durchleuchtung kontrolliert wurde, ist ohnehin anzunehmen, dass diese „Lavagen" in einigen Fällen eher Bronchialspülungen entsprechen.

6   Geschützte Bürste („PSB")

6.1   Technik

Die Technik der geschützten Bürste (engl. „protected specimen brush", PSB) wurde erstmals von Wimberly (Wimberly et al. 979) beschrieben. Bei der geschützten Bürste handelt es sich um einen Katheter, in den ein innerer Katheter eingelassen ist, der eine ausfahrbare Bürste enthält. Der äußere Katheter ist durch einen Verschluss (meist ein Zucker- oder Wachsstückchen) versiegelt. Der äußere Katheter wird bronchoskopisch über den Arbeitskanal unter Sicht vor ein Lungensegment geführt und anschließend der innere Katheter unter Auswurf des Verschlusses des äußeren Katheters in die Peripherie einige Zentimeter vorgefahren. Anschließend wird die Bürste ausgefahren und im Gewebe abgestrichen. In umgekehrter Reihenfolge wird die Bürste dann geborgen.

6.2   Verarbeitung

Die Spitze der Bürste wird über einem Gefäß mit 1 ml Trägermedium mit einer sterilen Schere abgeschnitten. Wieder ist eine rasche Verarbeitung bis zu 4 h nach Gewinnung erforderlich. Durch Transport in physiologischen Kochsalz- oder Ringerlösungen über eine Zeit über 4 h hinaus kann es zu einer erheblichen Reduktion im Wachstum empfindlicher Erreger kommen; bei Kühlung bis 4 Grad kann die PSB auch noch innerhalb von 24 h verarbeitet werden (de Lassence et al. 2001). Im Labor wird das Gefäß stark geschüttelt, um alle an der Bürste haftenden Bakterien in Suspension zu bringen. Anschließend erfolgen die kulturellen Ausstriche analog der BALF.

Grenzwerte für sogenanntes „signifikantes Wachstum" aus quantitativen Kulturen ergeben sich aus einer Schätzung ähnlich der BALF. Für die PSB wird angenommen, dass sie 0,001 respiratorisches Sekret enthält, sodass 10^3 KBE/ml in der Kultur der PSB einer Keimlast von 10^6 im nativen respiratorischen Sekret ent-

spricht. Entsprechend wird der Trennwert bei $\geq 10^3$ KBE/ml angesetzt (Abb. 3).

> ► **Merke** Den quantitativen Trennwerten der PSB liegen Schätzwerte und keineswegs exakte Messungen zugrunde.

6.3   Potenzielle Komplikationen

Diese sind äußerst gering. Selten kann es zu einer (meist unbedeutenden) lokalen Blutung kommen.

Für die Einschätzung PSB gelten daher analoge Limitationen wie für die BALF. Weitere Limitationen der PSB ergeben sich aus der sehr geringen Sekretmenge, die gewonnen wird; somit besteht potenziell eine geringere Sensitivität. Außerdem ist die Aussagekraft daran gebunden, dass das beprobte Areal den Zustand des infizierten Areals widerspiegelt, d. h. die Untersuchung unterliegt einem „sampling-Error". Zudem steht für weitere Untersuchungen in der Regel keine ausreichende Sekretmenge zur Verfügung und wurde daher oft in Kombination mit der BAL eingesetzt.

6.4   Modifikationen der PSB

Die PSB kann auch „blind" nichtbronchoskopisch eingesetzt werden; die Ergebnisse sind vergleichbar zur Gewinnung über Bronchoskop.

7   Transthorakale Feinnadelpunktion

Besonders spanische Autoren haben wiederholt eindrückliche Ergebnisse der „blinden" transthorakalen Feinnadelpunktion (ultrafeine Nadel, 25G) bei spontan atmenden Patienten mit nosokomialer Pneumonie berichtet. Auch bei einer der besten Studien zur nosokomialen Pneumonie des spontan atmenden Patienten wurde diese Technik eingesetzt (Dorca et al. 1995). Dabei handelt es sich um eine der ältesten Techniken zur Erregerdiagnostik.

Tab. 1 Bakterielle Isolate der transthorakalen Feinnadel-punktion bei spontan atmenden Patienten mit nosokomialer Pneumonie: Anzahl der bakteriellen Isolate bei 42 positiven Nachweisen durch transthorakale Feinnadelpunktion (Dorca et al. 1995)

Anzahl Isolate	Gefunden bei n/n	%
1	28/42	66,7
2	9/42	21,4
3	3/42	7,1
4	1/42	2,4
5	1/42	2,4

Die transthorakale Feinnadelpunktion ergibt ein nahezu kontaminationsfreies Material aus dem alveolären Kompartiment; nahezu jeder Keimnachweis kann daher als Erregernachweis gelten. In der erwähnten Studie waren positive Resultate in 42/91 untersuchten Patienten zu erzielen, knapp ein Drittel davon ergab eine therapeutische Konsequenz. In nahezu der Hälfte der Fälle ergab die Feinnadelpunktion verglichen mit konventioneller Diagnostik eine zusätzliche Information, in nur 7 % ergab allein die konventionelle Diagnostik eine solche (Tab. 1 und 2).

Dennoch sind die Erfahrungen außerhalb Spaniens gering, die Vorbehalte der Untersuchung gegenüber weiterhin groß, sodass sich diese Untersuchung nicht durchgesetzt hat, auch nicht in Spanien selbst. Ob dies angemessen ist, bleibt eine offene Frage.

7.1 Technik

Die Methodik der transthorakalen Feinnadelpunktion findet sich in den Arbeiten von Zavala und Schoell 1989 und Manresa und Dorca 1999 wiedergegeben.

7.2 Verarbeitung

Die Verarbeitung entspricht derjenigen der anderen respiratorischen Sekrete, wenn möglich ergänzt durch weitere Nährmedien. Eine Quantifizierung ist nicht erforderlich, da es sich bei angemessener Technik um ein kontaminationsfreies Material handelt. Anaerobe Kulturen, eine

Tab. 2 Bakterielle Isolate der transthorakalen Feinnadel-punktion bei spontan Patienten mit nosokomialer Pneumonie: Erregerspektrum (Dorca et al. 1995)

Erreger	Anzahl, n	Anzahl, %
Enterobakterien	15	25
Legionella pneumophila	12	18,7
Anaerobier	8	12,5
Streptococcus pneumoniae	7	10,9
Alpha-hämolysierende Streptokokken	6	9,4
Staphylococcus aureus	6	9,4
Pseudomonas aeruginosa	4	6,2
Candida albicans	2	3,1
Bacillus spp.	1	1,6
Eikenella corrodens	1	1,6

Ansetzung von Anreicherungsbrühen und auf BHI-Agar können erwogen werden.

7.3 Potenzielle Komplikationen

Entgegen naheliegender Vorbehalte hinsichtlich Pneumothoraces und Blutungen ist die Feinnadelpunktion zumindest in erfahrenen Händen eine sichere Methode; so traten in der erwähnten Studie in 5 % transiente Hämoptysen und ein nicht drainagepflichtiger Pneumothorax in 3 % auf.

8 Neue molekularbiologische bzw. massenspektrometrische Methoden

8.1 Limitationen der klassischen mikrobiologischen Diagnostik

Die klassische mikrobiologische Diagnostik bringt folgende wesentliche Nachteile mit sich:

- Die Verarbeitung der Proben (Kultur, Isolation des Erregers sowie Resistenztestung) benötigen zwischen 2 und 4 Tagen. Dieser Zeitverzug kann der klinischen Forderung nach einer möglichst gezielten Indikationsstellung und Fokussierung einer antimikrobiellen Therapie nicht hinreichend genügen.

- In vielen Fällen gelingt gar kein Erregernachweis, sei es, weil manche Erreger nur schwer anzüchtbar sind, sei es aufgrund einer häufig vorbestehenden antimikrobiellen Therapie

Neue molekularbiologisch bzw. massenspektrometrisch basierte Untersuchungstechniken versprechen hier eine schnellere Diagnostik innerhalb weniger Stunden sowie eine höhere Ausbeute an Erregern (Basnayake und Waterer 2015; Douglas et al. 2016).

8.2 PCR und automatisierte Multiplex-PCR

PCR bzw. real-time PCR Diese sind unabhängig von Kulturen aus dem Direktmaterial durchführbar und können ein Ergebnis binnen weniger Stunden (ca. 24 h) liefern. Automatisierte PCR-Verfahren auf dem Boden der real-time PCR können mehrere PCR parallel durchführen. Die Geräte können dabei bis zu 25 verschiedene Erreger identifizieren, zusätzlich ein Resistenzgen (mecA). Die Bestimmungen können in weniger als 6 h aus ca. 1,5 ml Vollblut durchgeführt werden.

MALDI-TOF (= matrix assisted laser desorption/ionisation – time of flight) Diese basiert auf der Analyse ribosomaler Proteinspektren. Die Vorteile sind vielfältig. Die Messung ist unabhängig von der DNA. Sie erlaubt (nach kultureller Isolierung) die Identifikation von ca. 200 Mikroorganismen in weniger als 5 Minuten. Allerdings setzt die Methode ein Isolat in der Kultur voraus. Zudem unterscheidet sie nicht sicher sehr eng verwandte Bakterienspezies. Schließlich lässt sie bisher nur eingeschränkt eine Untersuchung auf Resistenzgene zu; allerdings lässt sie sich mit automatisierten Resistenzbestimmungs-Geräten kombinieren.

Die MALDI-TOF-Technologie ist bereits in vielen Laboratorien etabliert. Sie stellt einen erheblichen Rationalisierungsgewinn dar und trägt maßgeblich zur Verkürzung der Verarbeitungszeit der Proben bei. So kann die schnelle Identifizierung bereits zur Therapieeinleitung benutzt werden.

PCR und Elektrospray-Ionisations (ESI)-Massenspektrometrie (z. B. Iridica) Hierbei handelt es sich um eine massenspektrometrische Analyse von DNA-Amplifikaten. Durch eine universelle PCR werden die bei allen Pathogenen vorhandenen Gene für die rRNA amplifiziert und die Masse der Amplifikate bestimmt. Eine Datenbank identifiziert anhand der Massen die nachgewiesenen Mikroorganismen. Die Bestimmung ist kulturunabhängig und erlaubt die Identifikation von >1000 Mikroorganismen in 4–6 h. Allerdings schließt auch dieses System nur wenige Resistenzbestimmungen ein. Diese Technik ist noch neueren Datums, sehr kostenintensiv und noch nicht vollständig evaluiert.

FISH (Fluorescent In-situ-Hybridization) automatisierte Mikroskopie (z. B. Accerlerate) Diese Technik erlaubt die automatisierte mikroskopische Identifikation (über fluoreszensmarkierte Sonden) von mehr als 30 Pathogenen sowie deren MHK-Bestimmung (über rechnergestützte Analyse mikroskopischer Bilder) binnen ca. 4–6 h. Die Anwendung auf respiratorische Proben befindet sich noch im experimentellen Stadium (Douglas et al. 2015).

Methodische Limitationen Keine dieser Methoden ist aktuell in der Lage, die Kulturtechniken zu ersetzen. Zum einen ist eine „klassische" Erregeridentifikation und Resistenztestung in der Regel unverändert erforderlich. Zum anderen identifizieren die neuen Systeme auch nicht alle konventionell gefundenen Erreger.

Zudem stellt sich die Frage nach der klinischen Relevanz der durch PCR identifizierten Erreger, mithin nach der tatsächlichen Bedeutung der Identifikation eines Erregers durch PCR, der kulturell nicht nachgewiesen werden kann.

Klinische Daten Klinische Daten zur PCR und Elektrospray-Ionisations (ESI)-Massenspektrometrie liegen nur sehr begrenzt vor.

In einer Untersuchung von 101 BALF-Proben von 94 Patienten zeigten 91 % einen Keimnachweis. Die Übereinstimmung zwischen konventionellen Kulturen und PLEX-ID betrug 45 % (45/101) sowie 66 % (67/101), wenn Kommensalen ausgeschlossen wurden. PLEX-ID konnte 21 % aller Keime, die konventionell gefunden wurden, nicht nachweisen, umgekehrt verfehlten die traditionellen Kulturen 28 % der Keime, die durch PLEX-ID identifiziert wurden. Die Übereinstimmung für mecA war gering. Die Bedeutung der durch PLEX-ID identifizierten Erreger wurde durch zwei Infektiologen als nicht relevant eingeschätzt (Huttner et al. 2014).

In der sogenannten RADICAL-Studie wurden Vollbut, respiratorische Sekrete und normalerweise sterile Materialien in 911 Proben (darunter 185 mit Pneumonie) von 529 intensivstationären Patienten mittels dem Iridica-System untersucht. Hinsichtlich Bakteriämien lag die Identifikationsrate deutlich höher als bei Blutkulturen (37 % versus 11 %). Bei Atemwegssekreten von Patienten mit Pneumonien identifizierte das System 49 zusätzliche Erreger und verfehlte 13 kulturell identifizierte. Eine positive Übereinstimmung bestand in 68 Fällen, eine negative in 55 Fällen (Vincent et al. 2015).

Die Interpretation dieser Daten erscheint schwierig. Von einer „Sensitivität" bzw. „Spezifität" der Ergebnisse, die die Autoren berichten, kann eigentlich keine Rede sein, da der Goldstandard fehlt, anhand dessen die operativen Charakteristika bestimmt werden könnten. Noch dazu arbeiten diese Charakteristika auf einer unsicheren Diagnose einer Pneumonie, die durch einen einfachen Erregernachweis, sei es auch quantitativ, nicht valider wird. Ein fehlender Erregernachweis schließt demnach auf der anderen Seite eine Infektion keineswegs sicher aus.

Die lange Liste an identifizierten Species, darunter eine Vielzahl sicher apathogener Erreger, unterstützt Zweifel an der klinischen Relevanz der Ergebnisse.

Daten wie diese belegen eigentlich nur, dass das System in der Lage ist, in sehr kurzer Zeit eine Vielzahl von Erregern zu identifizieren, die kulturell nicht gefunden werden.

Der nächste Schritt muss daher sein, diese Erregernachweise weiter zu validieren, z. B. durch post-mortem Gewebsproben. Bevor klinische Entscheidungen auf solche Nachweise gestützt werden, müssen des Weiteren Untersuchungen aufgelegt werden, die die Ergebnisse solcher Therapieentscheidungen vergleichend mit bisherigen Strategien auf konventionell-mikrobiologischer Basis analysieren. Sicher wird es erforderlich sein, den Klinikern auch im Interventionsarm Raum für klinische Entscheidungen gegen die Intervention zu eröffnen, da ohne eine solche „Hintertür" kein Kliniker sich bereitfinden wird, an einer solchen Studie teilzunehmen. In der dargelegten Studie waren jedenfalls nur 34 % einer Expertengruppe bereit, Therapieentscheidungen auf der Grundlage der Ergebnisse des Iridica-Systems zu fällen.

Nur wenig ist zur automatisierten Mikroskopie bekannt. Immerhin konnte in einer Pilotstudie eine Sensitivität von 100 % und eine Spezifität von 97 % für den Nachweis von typischen VAP-Erregern in signifikanter Konzentration einschließlich typischer Resistenzen gefunden werden, dabei betrug die Untersuchungszeit ca. 5 h (Douglas et al. 2015).

Zusammenfassende Wertung Systeme wie das MALDI-TOF tragen schon heute dazu bei, die Zeit bis zum Erregernachweis deutlich zu verkürzen. Eine begleitende konventionelle mikrobiologische Diagnostik bleibt jedoch erforderlich. Der Stellenwert der Techniken, die PCR und die Elektrospray-Ionisations (ESI)-Massenspektrometrie verbinden, sowie der automatisierten Mikroskopie sind jedoch noch nicht ausgereift und spielen daher für die Behandlung von Patienten mit nosokomialer Pneumonie außerhalb von Studien zur Zeit keine Rolle.

Weiterführende Literatur

Grundlegende methodische Arbeit zur Verarbeitung der bronchoalveolären Lavageflüssigkeit (BALF):

- Baselski VS, el-Torky M, Coalson JJ, Griffin JP (1992) The standardization of criteria for processing and interpreting laboratory specimens in patients with suspected ventilator-associated pneumonia. Chest 102(5 Suppl 1):571S–579S

Experimentelle Studie zur Keimlast bei beatmeten Affen, Erstbeschreibung des „bakteriellen Index":

– Johanson WG Jr, Seidenfeld JJ, Gomez P, de los Santos R, Coalson JJ (1988) Bacteriologic diagnosis of nosocomial pneumonia following prolonged mechanical ventilation. Am Rev Respir Dis 137:259–264

Klinische Arbeit zum diagnostischen Wert der bronchoalveolären Lavage unter Zugrundelegung des „bakteriellen Index":

– Aubas S, Aubas P, Capdevila X, Darbas H, Roustan JP, Du Cailar J (1994) Bronchoalveolar lavage for diagnosing bacterial pneumonia in mechanically ventilated patients. Am J Respir Crit Care Med 149:860–866

Grundlegende Arbeit zum Vergleich von quantitativer Kultur durch eine kalibibrierte Öse und serielle Verdünnung; zeigt eine Gleichwertigkeit beider Methoden:

– Afessa B, Hubmayr RD, Vetter EA, Keegan MT, Swanson KL, Baddour LM, Cockerill FR 3rd, Peters SG (2006) Bronchoscopy in ventilator-associated pneumonia: agreement of calibrated loop and serial dilution. Am J Respir Crit Care Med 173:1229–1132

Untersuchungen zur Bedeutung der Verdünnung für die Ergebnisse der quantitativen Kulturen der BALF:

– Zedtwitz-Liebenstein K, Schenk P, Apfalter P, Fuhrmann V, Stoiser B, Graninger W, Schuster E, Frass M, Burgmann H (2005) Ventilator-associated pneumonia: increased bacterial counts in bronchoalveolar lavage by using urea as an endogenous marker of dilution. Crit Care Med 33:756–759

– Baldesi O, Michel F, Guervilly C, Embriaco N, Granfond A, La Scola B, Portugal H, Papazian L (2009) Bacterial ventilator-associated pneumonia: bronchoalveolar lavage results are not influenced by dilution. Intensive Care Med 35:1210–1215

Kann respiratorisches Sekret nicht binnen maximal 4 h verarbeitet werden, ist eine Köhlung bei 4 °C angezeigt; diese kann dann innerhalb von 24 h nach Gewinnung verarbeitet werden:

– de Lassence A, Joly-Guillou ML, Martin-Lefevre L, Le Mière E, Lasry S, Morelot C, Coste F, Dreyfuss D (2001) Accuracy of delayed cultures of plugged telescoping catheter samples for diagnosing bacterial pneumonia. Crit Care Med 29:1311–1317

Umfassendste Untersuchung zum Einfluss des Lavagevolumens auf die Oxygenierung; es zeigt sich ein Effekt unabhängig von niedrigen Lavagemengen:

– Bauer TT, Torres A, Ewig S, Hernández C, Sanchez-Nieto JM, Xaubet A, Agustí C, Rodriguez-Roisin R (2001) Effects of bronchoalveolar lavage volume on arterial oxygenation in mechanically ventilated patients with pneumonia. Intensive Care Med 27:384–393

Vorstellung und Validierung der Technik des geschützten Lavagekatheters:

– Meduri GU, Beals DH, Maijub AG, Baselski V (1991) Protected bronchoalveolar lavage. A new bronchoscopic technique to retrieve uncontaminated distal airway secretions. Am Rev Respir Dis 143(4 Pt 1):855–864

– Meduri GU, Wunderink RG, Leeper KV, Beals DH (1992) Management of bacterial pneumonia in ventilated patients. Protected bronchoalveolar lavage as a diagnostic tool. Chest 101:500–508

Referenzuntersuchung zur Technik der Mini-BAL:

- Kollef MH, Bock KR, Richards RD, Hearns ML (1995) The safety and diagnostic accuracy of minibronchoalveolar lavage in patients with suspected ventilator-associated pneumonia. Ann Intern Med 122:743–748

Erstbeschreibung der Technik der PSB:

- Wimberly N, Faling U, Bartlett JG (1979) A fiberoptic bronchoscopy technique to obtain uncontaminated lower airway secretions for bacterial culture. Am Rev Respir Dis 119:337–343

Umfassende Evaluation der Technik der transthorakalen Feinnadelpunktion:

- Dorca J, Manresa F, Esteban L, Barreiro B, Prats E, Ariza J, Verdaguer R, Gudiol F (1995) Efficacy, safety, and therapeutic relevance of transthoracic aspiration with ultrathin needle in nonventilated nosocomial pneumonia. Am J Respir Crit Care Med 151:1491–1496

Zwei Arbeiten, die die Technik der transthorakalen Feinnadelpunktion darlegen:

- Zavala DC, Schoell JW (1989) Ultrathin needle aspiration of the lung in infectious and malignant disease. Am Rev Respir Dis 123:125–131
- Manresa F, Dorca J (1999) Needle aspiration techniques in the diagnosis of pneumonia. Thorax 48:88–91

Zwei Übersichtsarbeiten zum Stand neuer diagnostischer Techniken:

- Basnayake TL, Waterer GW (2015) Rapid diagnostic tests for defining the cause of community-acquired pneumonia. Curr Opin Infect Dis 28:185–192
- Douglas IS (2016) New diagnostic methods for pneumonia in the ICU. Curr Opin Infect Dis 29:197–204

Zwei Originalien zur Evaluation der PCR/Elektrospray-Ionisations-Massenspektrometrie, zum Teil in respiratorischen Materialien beatmeter bzw. intensivstationärer Patienten:

- Huttner A, Emonet S, Harbarth S et al (2014) Polymerase-chain reaction/electrospray ionization-mass spectrometry for the detection of bacteria and fungi in bronchoalveolar lavage fluids: a prospective observational study. Clin Microbiol Infect 20:O1059–O1066
- Vincent JL, Brealey D, Libert N et al (2015) Rapid diagnosis of infection in the critically ill, a multicenter study of molecular detection in bloodstream infections, pneumonia, and sterile site infections. Crit Care Med 43: 2283–2291

Pilotstudie zur Übereinstimmung konventionell kultureller Methoden der Aufarbeitung der BALF und der automatisierten Mikroskopie. Die Autoren evaluieren hier zusätzlich einen präemptiven Ansatz der Therapie der VAP, der allerdings viele kritische Fragen aufwirft:

- Douglas IS, Price CS, Overdier KH et al (2015) Rapid automated microscopy for microbiological surveillance of ventilator-associated pneumonia. Am J Respir Crit Care Med 191:566–573

Mikrobiologische Diagnostik: Aussagekraft quantitativer Kulturen respiratorischer Sekrete

Santiago Ewig und Sören Gatermann

1 Ziele der mikrobiologischen Diagnostik

Da die klinische Diagnostik immer nur eine Verdachtsdiagnose ergibt, stellt sich die Frage, welchen Beitrag die mikrobiologische Diagnostik in der Evaluation dieser Verdachtsdiagnose erbringen kann.

Die mikrobiologische Diagnostik ergibt in zweifacher Weise behandlungsrelevante Informationen (Abb. 1):

- Sie ergibt (anders als bei der ambulant erworbenen Pneumonie) ein zusätzliches Kriterium zur Beurteilung, ob überhaupt eine Pneumonie vorliegt. Zu diesem Zweck werden aus Kulturen von Sekreten der unteren Atemwege Keimzahlen quantitativ oder zumindest semiquantitativ angegeben und anhand anerkannter Grenzwerte bewertet.

- Sie dient darüber hinaus (wie auch bei der ambulant erworbenen Pneumonie) der Erregerdiagnostik als Grundlage einer möglichst gezielten antimikrobiellen Therapie.

Die methodischen Grundlagen der quantitativen Kulturen wurden bereits im ► Kap. 8, „Mikrobiologie: Methodik der Probengewinnung" dargestellt. Im Folgenden erfolgt eine kritische Darstellung der Aussagekraft quantitativer bzw. semiquantitativer Kulturen als unabhängiges Kriterium für die Diagnose einer nosokomialen Pneumonie.

2 Mikrobiologische Diagnostik zur Evaluation des Verdachts auf das Vorliegen einer Pneumonie

2.1 Quantitativ-kulturell basierte Diagnostik

Die Evaluation der quantitativ-kulturell basierten Diagnostik hat eine Reihe von Forschergruppen über Jahrzehnte beschäftigt und grundsätzliche Kontroversen erzeugt. Nachgerade haben sich regelrechte Schulen gebildet. Ein weithin anerkannter Konsens konnte nicht erzielt werden; die Kontroverse kam erst durch „Outcome"-gezielte Studien zu einem vorläufigen Ende, in denen nicht nach den operativen Charakteristiken bestimmter Techniken gefragt wurde, sondern danach, ob es

S. Ewig (✉)
Thoraxzentrum Ruhrgebiet, Kliniken für Pneumologie und Infektiologie, EVK Herne und Augusta-Kranken-Anstalt, Bochum, Deutschland
E-Mail: sewig@outlook.de

S. Gatermann (✉)
Institut für Hygiene und Mikrobiologie, Abteilung für Medizinische Mikrobiologie, Ruhr-Universität Bochum, Bochum, Deutschland
E-Mail: soeren.gatermann@rub.de

© Springer-Verlag GmbH Deutschland 2017
S. Ewig (Hrsg.), *Nosokomiale Pneumonie*,
DOI 10.1007/978-3-662-49821-7_39

Abb. 1 Aufgaben der mikrobiologischen Diagnostik bei Patienten mit Verdacht auf eine nosokomiale Pneumonie

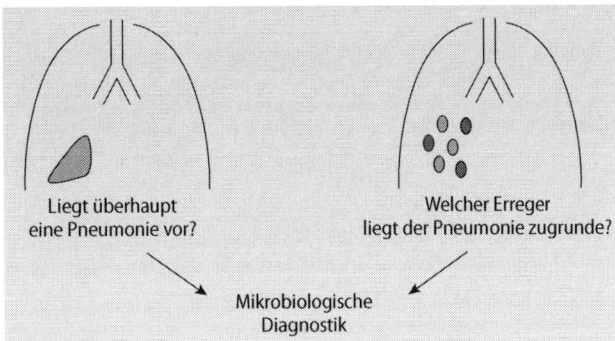

in Abhängigkeit vom Einsatz verschiedener Techniken Unterschiede in Krankenhaus-Letalität, Liegedauer auf der Intensivstation und Verbrauch antimikrobieller Substanzen gibt. Gleichzeitig verschob sich die Perspektive der diagnostischen Forschung hin zur Evaluation von Biomarkern.

Die Nachzeichnung der damaligen Studien und ihrer Diskussionen ist jedoch auch heute von hoher Relevanz. Denn zum einen haben sie einen Komplexitätsgrad erreicht, der in dieser Form kaum dauerhaft gegenwärtig bleiben dürfte; manche rezenten Untersuchungen und auch Leitlinien-Empfehlungen sind bereits deutlich unterkomplex in ihrem Verständnis für die Limitationen der Methodik. Zum anderen ist ein Bewusstsein für die Einsichten in die methodischen Probleme grundlegend für die Interpretation quantitativ-kulturell basierter Diagnostik, wenn diese heute „routinemäßig" zum Einsatz kommt.

2.2 Arbeitsgruppen und Fragestellungen

Die entscheidenden Beiträge zur Evaluation der operativen Charakteristiken bestimmter Techniken haben die vier Arbeitsgruppen um Fagon/Chastre (Paris), Torres (Barcelona), Marquette (Lille) und Papazian (Marseille) geliefert. Diese wurden durch wichtige Beiträge überwiegend aus Frankreich, Spanien und den USA flankiert.

Die zentralen Fragestellungen umfassten:

- Welche Aussagekraft hat die klinische Diagnostik für das Vorliegen einer VAP (siehe ▶ Kap. 10, „Diagnose der nosokomialen Pneumonie")?

- Welche Aussagekraft haben quantitative Kulturen bronchoskopisch gewonnener Sekrete (entweder durch die geschützte (PSB) oder durch bronchoalveoläre Lavage (BAL)) hinsichtlich des Vorliegens einer VAP?
- Welche Aussagekraft haben entsprechend quantitative Kulturen von Tracheobronchialsekreten?

Spätere Beiträge anderer Arbeitsgruppen haben sich mehr mit nichtbronchoskopischen Techniken zur Gewinnung respiratorischer Sekrete aus den tiefen Atemwegen beschäftigt (katheterbasiert, blind vs. gezielt).

Im Verlauf der Diskussion wurden drei Komplexitätsstufen durchlaufen:

- die erste Stufe mit klinischen Kriterien als Referenz für das Vorliegen einer Pneumonie,
- die zweite Stufe der Histologie bzw. quantitativen Kulturen von Gewebshomogenaten als Referenz,
- schließlich (im Zuge der post-mortem Studien) die Stufe der Relativierung der Histologie als Referenz.

3 Wert quantitativer Kulturen bronchoskopisch gewonnener Sekrete (durch PSB oder BAL bzw. Tracheobronchialsekrete)

3.1 Referenz: klinische Kriterien

Die ersten Untersuchungen zur Validierung diagnostischer Techniken erfolgten auf der Grundlage einer (von den Arbeitsgruppen unterschiedlich zusammengesetzten) multidimensionalen klinischen Referenz. Diese umfasste CT-Befunde, Ergebnisse der mikrobiologischen Diagnostik (Blutkulturen, Punktate) sowie eine Verlaufsbeurteilung mit Therapieansprechen bzw. Tod, ggf. auch Obduktionsergebnisse (Fagon et al. 1988, 1989; Torres et al. 1989; Marquette et al. 1993; El-Ebiary et al. 1993; Aubas et al. 1994). Vereinzelt wurden – methodisch fragwürdig – die Ergebnisse bronchoskopischer Techniken als Referenz zur Validierung nichtinvasiver Techniken herangezogen (Jourdain et al. 1995).

Die Ergebnisse dieser Untersuchungen waren für die quantitativen Kulturen durchweg günstig; die Sensitivität betrug ca. 80 %, die Spezifität ca. 90 %. Dabei lag die Sensitivität für die PSB tendenziell eher niedriger, die Spezifität eher höher, bei der BAL war der Trend umgekehrt. Bereits zu diesem Zeitpunkt berichtete die Pariser Arbeitsgruppe die besten Ergebnisse.

In der Konsensus-Konferenz von 1992 wurden klinische Kriterien für eine Pneumonie differenziert zusammengefasst (Pingleton et al. 1992, Tab. 1). Es wird deutlich, dass diese Kriterien entweder zu streng waren, sodass kaum ein Fall als „sichere" VAP identifiziert werden konnte, oder selbst das Kriterium beinhalteten, das erst diagnostisch evaluiert werden soll (PSB, BAL). Letzteres bedeutet einen Zirkelschluss.

Offensichtlich kann ohne unabhängige Referenz nur sehr begrenzt eine Aussage zum Wert diagnostischer Methoden getroffen werden.

3.2   Referenz: post-mortem Histologie

3.2.1   Allgemeines

Im Jahre 1994 wurde von der Arbeitsgruppe von Torres nach methodischen Vorarbeiten anderer Autoren (Chastre et al. 1984; Rouby et al. 1992) eine Studie mit Histologien als Referenz publiziert, die abweichend von den bisherigen Ergebnissen höchst ungünstige operative Charakteristika erbrachte (Torres et al. 1994). Die Sensitivitäten von quantitativen Kulturen aus PSB, BAL und Tracheobronchialsekret lagen bei 36, 50 und 44 %, die Spezifitäten bei 50, 45 und 48 %. Diese

Tab. 1 Klinische Kriterien einer VAP entsprechend Konsensus-Konferenz 1992

Sichere Pneumonie	Wahrscheinliche Pneumonie
Radiologische Evidenz, vorzugsweise durch CT, für das Vorliegen einer Abszedierung und Erregernachweis in Feinnadelpunktion	Positive quantitative Kultur aus PSB oder BAL
Histologischer Nachweis einer Pneumonie in offener Lungenbiopsie oder post-mortem Präparaten (Abszess oder Konsolidierung mit reichlich polymorphkernigen Granulozyten) plus Erregernachweis in quantitativen Kulturen des Gewebshomogenats ($> 10^4$ KBE/g Gewebe)	Positive Blutkultur ohne andere Infektionsquelle, vorzugsweise mit demselben Erreger wie dem in respiratorischen Sekreten
	Positive Kultur im Pleuraerguss, vorzugsweise mit demselben Erreger wie dem in respiratorischen Sekreten
	Histologischer Nachweis einer Pneumonie in offener Lungenbiopsie oder post-mortem Präparaten (Abszess oder Konsolidierung mit reichlich polymorphkernigen Granulozyten) plus Erregernachweis in quantitativen Kulturen des Gewebshomogenats ($< 10^4$ KBE/g Gewebe)

Daten begründeten erstmals eine grundsätzliche Skepsis der quantitativ-kulturellen Methode gegenüber.

In kurzer Zeit folgten dann die entsprechenden Studien anderer Arbeitsgruppen, weitgehend zeitgleich inspiriert durch die Konsensus-Konferenz von 1992 (Marquette et al. 1995; Papazian et al. 1995; Chastre et al. 1995). Diese Studien erbrachten höchst diverse Ergebnisse. Während die Pariser Arbeitsgruppe für quantitative Kulturen aus PSB und BAL Sensitivitäten von 82 und 91 %

und Spezifitäten von 89 und 78 % berichtete, lagen die entsprechenden Sensitivitäten für quantitative Kulturen aus PSB, BAL und Tracheobronchialsekret bei Marquette et al. mit 58, 47 und 55 % nahe bei Torres, die Spezifitäten mit 89, 100 und 85 % nahe bei der Pariser Arbeitsgruppe; ähnliche Ergebnisse berichtete Papazian et al. (42, 50 und 80 % bzw. 95, 95 und 80 %).

Methodisch sind bei diesem Ansatz eine Fülle von Grundproblemen zu beachten. Nur eine detaillierte Analyse erlaubt daher eine Bewertung der diversen Ergebnisse.

3.2.2 Limitationen des post-mortem Settings

Problem der Patientenselektion Das post-mortem Setting hat inhärente Limitationen. Verstorbene Patienten stellen naturgemäß eine Negativselektion dar, die weder vonseiten der Patientencharakteristika noch der diagnostischen Situation umstandslos einen Rückschluss auf den diagnostischen „Normalfall" erlaubt. Naturgemäß ist die Gruppe der „early onset" Pneumonie stark unterrepräsentiert.

Technische Aspekte der post-mortem Gewebsgewinnung Technischen Aspekten der post-mortem Gewebsgewinnung kommt eine wichtige Rolle zu; dazu gehören der Ort der Gewebsentnahme und die Anzahl der Biopsien. Ein diesbezüglicher Vergleich der sieben Studien zeigt erhebliche Unterschiede (Tab. 2).

Die nosokomiale Pneumonie ist durch eine multifokale Ausbreitung vor allem in den abhängigen Lungensegmenten gekennzeichnet. Dies bedeutet, dass

1. in der Nähe von völlig normalen Arealen ausgedehnte pneumonische Veränderungen vorliegen können und dass
2. Biopsien in nichtabhängigen Lungensegmenten die Pneumonierate unterschätzen.

Daher müssen Studien, die sich auf eine einzige Biopsie oder eine kleine Anzahl von Biopsien beschränken bzw. vorwiegend oder ausschließlich nichtabhängige Lungensegmente untersucht haben, als methodisch ungenügend betrachtet werden. Eine ausreichende Repräsentativität der Ergebnisse ist vielmehr nur zu erwarten, wenn eine umfassendere Untersuchung einer Lunge vorgenommen wird. Selbst die Beschränkung auf eine Lunge erscheint nicht optimal, da eine verlässliche Korrelation von klinischen Zeichen einer Pneumonie des individuellen Patienten mit definierten Kriterien für das Vorliegen einer Pneumonie nur möglich ist, wenn entsprechende Aussagen für beide Lungen des Patienten getroffen werden können. Dabei erscheint es angemessener, die Proben aus Arealen mit makroskopischen Auffälligkeiten zu entnehmen als eine Probengewinnung in definierten Arealen vorzunehmen. Bilaterale multiple Biopsien aus verschiedenen definierten Lungensegmenten können einen möglichen Kompromiss darstellen. Eine ausreichende Größe der Gewebsproben muss dabei sichergestellt werden.

Die Lungengewebsproben sollten in denselben Arealen entnommen werden, in denen auch respiratorisches Sekret gewonnen wurde. Diese Voraussetzung wird in einigen Arbeiten eher suggestiv erfüllt (z. B. durch Angaben wie: „in der Peripherie bronchoskopisch untersucht und biopsiert"). Einige Autoren haben versucht, durch Orientierung der Biopsieentnahme am Licht der Spitze des Bronchoskops diese Relation besser sicherzustellen. Auch diese Technik bietet jedoch keine sichere Gewähr, dass genau einander entsprechende Areale untersucht werden. Das wahrscheinlich optimale Vorgehen, das jedoch in keiner der in Tab. 2 dargelegten Studien beachtet wurde, besteht hier darin, eine gewonnene Lungengewebsprobe in der Mitte zu halbieren und die Hälften der mikrobiologischen bzw. histologischen Untersuchung zuzuführen.

Zeitpunkt der Entnahme der Biopsien post-mortem Der Zeitpunkt der Entnahme von Biopsien ist kritisch. Da der Tod der Patienten naturgemäß nicht vorhersagbar ist, ergibt sich die Schwierigkeit, dass entweder alle verstorbenen Patienten unabhängig von einem klinischen Verdacht auf eine Pneumonie nach Eintritt des Todes untersucht werden müssen oder ein gewisses Zeitfenster zwischen der aufgrund eines konkreten

Tab. 2 Wahl der diagnostischen Technik, der Gewinnung respiratorischen Sekrets sowie der Entnahmestellen für pulmonale Referenzmethoden

	Chastre et al. 1984	Rouby et al. 1992	Torres et al. 1994	Marquette et al. 1995	Chastre et al. 1995	Papazian et al. 1995	Kirtland et al. 1997
Untersuchte diagnostische Technik	PSB	Mini-BAL	TBAS, PSB, BAL, TTP	TBAS, PSB, BAL	PSB, BAL	TBAS, PSB, mini-BAL, BAL	TBAS, bl-PSB, oA-PSB, uA-PSB, BAL
Ort der Gewinnung respir. Sekrets	S8 li	Blind	Infiltratmaximum, ansonsten in Unterlappen	Infiltratmaximum, ansonsten in abhängigen Segmenten	S3/S8 li	Infiltratmaximum bzw. blind (mini-BAL)	Infiltratmaximum
Umfang der Lungengewebsuntersuchung	Lokal	Eine ganze Lunge	Lokal	Eine ganze Lunge	Lokal	Eine ganze Lunge	Lokal
Ort der Gewinnung des Lungengewebes	S8 li	Unter Sicht (normale und abnormale Areale)	Beidseits peripher, geleitet durch Licht des Bronchoskops	Unter Sicht (abnormale Areale)	S3/S8 li (normale und abnormale Areale)	Unter Sicht (abnormale Areale)	Peripher, geleitet durch Licht des Bronchoskops
Anzahl der Lungengewebsproben	Kulturen: 6 (5 mm³) Histol.: 1 (1 cm³)	Kulturen: mehrere in abnormalen Arealen (1 cm³) Histol.: 5–10 pro Segment	Kulturen und Histol.: je 1 pro Seite (8 cm³)	Histol.: 2 pro Segment (je 1 mm³)	Kulturen: 6 pro Segment Histol.: 2 pro Segment (je 5 mm³)	Kulturen und Histol.: 6–10 pro Segment (keine Größenangabe)	Histol.: eine Probe (2 × 3 cm)

TBAS = tracheobronchiale Aspirate; PSB = geschützte Bürste; BAL = bronchoalveoläre Lavage; TTP = transthorakale Punktiom; bl = blind; oA = obere Atemwege; uA = untere Atemwege

klinischen Verdachts auf eine Pneumonie vorgenommenen Diagnostik und dem Todeszeitpunkt
in Kauf genommen werden muss. Ersteres Vorgehen hat den Nachteil, dass strenggenommen nur
eine Punkt-Prävalenz der Pneumonie untersucht
wird, ohne exakt angeben zu können, ob die wie
auch immer definierte Pneumonie ein klinisch
relevantes Korrelat hat. In diesem Zusammenhang erhebt sich z. B. die prinzipiell unbeantwort-
bare Frage, ob eine einzige positive Histologie in
mehreren Proben aus einer Lunge bereits einer
klinisch symptomatischen Pneumonie entspricht,
die in vivo Anlass zu einer Diagnostik geben
würde. Wird andererseits aber ein Zeitfenster in
Kauf genommen, stellt sich stets die Frage, ob und
in welchem Umfang zwischenzeitliche Entwicklungen stattgefunden haben, die eine Auswertung
verfälschen. Man wird konzedieren müssen, dass
bei einem letztlich verstorbenen Patienten in dem
von einigen Autoren gewählten Zeitfenster von
z. B. 48 h potenziell erhebliche Entwicklungen
(im Sinne einer Progression oder, seltener, auch
Resolution der Pneumonie) abgelaufen sein könnten (Tab. 3).

Validität der Histologie als Referenz Die
Angabe „Histologie" als Referenzmethode ist
ungleich diverser und komplexer als es scheint.
Es ergeben sich erhebliche Unterschiede, ob die
Auswertung auf der Basis von Patienten oder von
Gewebsproben, von Histologien allein oder zu-
sätzlich bzw. in Kombination mit quantitativen
Kulturen von Gewebshomogenaten erfolgt, wie
eine „Pneumonie" klassifiziert wird und welche
Art von Erregern überhaupt als pathogen akzep-
tiert wird. Tab. 4 zeigt, dass auch hinsichtlich all
dieser Punkte erhebliche Divergenzen bestanden.

Hinsichtlich der Definitionen dessen, was in
der Histologie als Pneumonie gelten kann, besteht
kein allgemeiner Konsens. Eine erhebliche Inter-
Observer-Variabilität konnte festgestellt werden.
Diagnostische Unschärfen können sich vor allem
im Anfangsstadium, in der Resolutionsphase
sowie in der Differentialdiagnose zum häufig vorliegenden diffusen Lungenschaden („diffuse lung
injury") ergeben (▶ Kap. 3, „Pathologie der nosokomialen Pneumonie"). Wichtiger noch ist jedoch
die Tatsache, dass durch die Histologie allein eine

valide Unterscheidung zwischen (klinisch relevanter) florider Pneumonie und älteren, in Abhei-
lung begriffenen oder bereits abgeheilten Veränderungen zuweilen nur schwer möglich ist.

3.3 Referenz: post-mortem Histologie plus quantitative Kulturen des Gewebshomogenats

Grundsätzlich gelten alle Limitationen der post-
mortem Histologie auch für die entsprechenden
Kulturen des quantitativen Gewebshomogenats.
Weitere Punkte müssen Beachtung finden.

Eine Korrelation von quantitativen Kulturen
von Gewebshomogenaten mit der Histologie ist
nur eingeschränkt gegeben. Falsch-positive Ergebnisse werden dabei vor allem mit der Möglichkeit des Vorliegens einer Bronchiolitis als Vorstufe
der Pneumonie erklärt, die ihrerseits bereits mit
einer hohen Keimzahl einhergehen kann.

Zeitgleich mit den post-mortem Studien hat
sich besonders die Arbeitsgruppe um Marquette
um tierexperimentelle Untersuchungen verdient
gemacht. Hierzu diente ein Modell der induzierten
Pneumonie bei beatmeten „Minipigs". Die Korrelation zwischen Keimlast und Entzündungsgrad
konnte im Tierexperiment belegt werden, ebenso
wurde jedoch eine weite Überlappung der Keimzahlen bei normalen, bronchitischen und unterschiedlich schwergradig pneumonischen Proben
gefunden (Marquette et al. 1996, Abb. 2). Diese
Beobachtungen belegen, dass die quantitative
Kultur des Lungengewebes allein – auch nach
nur im Tierexperiment möglicher Ausschaltung
aller in Frage kommenden untersuchungs- und
patientenabhängigen Störfaktoren – keine adäquate Referenz für die Validierung diagnostischer
Techniken darstellt.

Die operativen Indizes diagnostischer Techniken sind schlechter, wenn die Histologie, und
besser, wenn die quantitative Kultur als Referenz
herangezogen wird. Diese Befunde erscheinen
plausibel, wenn man sich verdeutlicht, dass das
Gewebshomogenat ein materiell mit dem respiratorischen Sekret sehr verwandtes Probenmaterial
darstellt, während die Histologie die inflammato-

Tab. 3 Pneumoniestatus im Laufe der Intensivbehandlung, Untersuchungen zu Lebzeiten und Korrelation von diagnostischen Ergebnissen mit klinischem Status unmittelbar vor dem tödlichen Ausgang

	Chastre et al. 1984	Rouby et al. 1992	Torres et al. 1994	Marquette et al. 1995	Chastre et al. 1995	Papazian et al. 1995	Kirtland et al. 1997
Pneumoniestatus bis Tod	Keine Angaben	Keine Angaben	37 % VAP, 17 % Aspirationspneumonie, 7 % Infiltrate bei KMT	4 % AEP, sonst keine Angaben	Vorherige VAP ausgeschlossen durch PSB/BAL	5 % AEP, sonst keine Angaben	Keine Angaben
Mikrobiologische Untersuchung binnen 48 h vor Tod	Nein	Ja	Nein	Ja	Nein	Nein	Nein
Korrelation von diagnostischen und post-mortem-Ergebnissen mit klinischen Zeichen einer VAP	Keine Angaben	Keine Angaben	Verdacht bei 70 % 24 h vor Tod	Keine Angaben	Keine Angaben	Verdacht bei 42 % nach 2 ×/Woche bestimmtem CPIS-Score	Korrelation zu einzelnen klinischen Pneumoniezeichen

AEP = ambulant erworbene Pneumonie; VAP = Ventilator-assoziierte bzw. Beatmungspneumonie; KMT = Knochenmarktransplantation; CPIS = clinical pulmonary infection score

Tab. 4 Wahl der Referenzmethode

	Chastre et al. 1984	Rouby et al. 1992	Torres et al. 1994	Marquette et al. 1995	Chastre et al. 1995	Papazian et al. 1995	Kirtland et al. 1997
Basis der Berechnungen	Patienten	Patienten	Patienten	Patienten	Segmente	Patienten	Patienten
Referenzmethode	1. Gewebskulturen 2. Histologie	Histologie	Histologie	Histologie	Gewebskulturen	1. Histologie 2. Histologie plus qualitative Gewebskulturen	Histologie
Histologische Pneumonie-Klassifikation	Ja/Nein	Nein/Bronchiolitis/ Pneumonie/Konfluierende Herde/Abszedierende Herde	Ja/Nein	Nein/Bronchiolitis/ Pneumonie/Konfluierende Herde/Abszedierende Herde	Nein/Mäßig/ Mittel/Schwer	Nein/Mäßig/ Mittel/Schwer	Ja/Nein
Klassifikation der Erreger	PPMs und Non-PPMs	PPMs und Non-PPMs	Pilze ausgeschlossen	PPMs und Non-PPMs	Keine Angaben zu Erregern	PPMs und Non-PPMs	PPMs und Non-PPMs

PPM = potenziell pathogene Mikroorganismen (grampositive und gramnegative Erreger, die üblicherweise Infektionen des Respirationstrakts verursachen können); Non-PPMs = Gegenteil; zu diesen gehören z. B. alpha-hämolysierende Streptokokken, koagulase-negative Staphylokokken, Corynebakterien, Neisserien, Candida spp

Abb. 2 Korrelation zwischen Keimlast und Entzündungsgrad im Tierexperiment (nach Marquette 1996) (N = normale Lunge; PMP = purulent mucous plugging (= eitrig-muköse Verlegung); B = Bronchitis; P = Pneumonie; KP = konfluierende Pneumonie; AP = abszedierende Pneumonie)

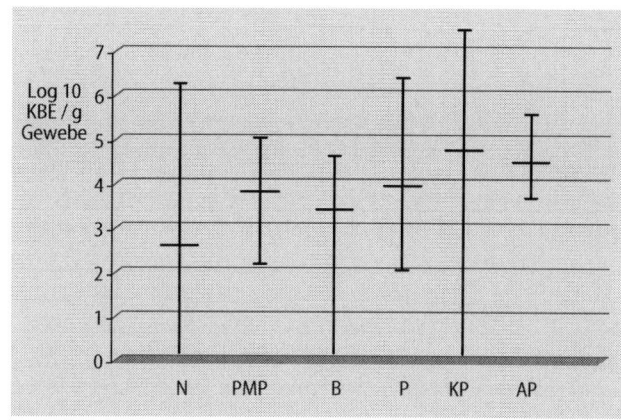

rische Reaktion auf die pathogenen Keime abbildet, deren Assoziation mit der aktuellen Keimlast durch Art und Ausmaß der Immunreaktion und ggf. eine antimikrobielle Therapie moduliert wird.

Die eingeschränkte Korrelation von quantitativen Gewebskulturen und Histologie wurde durch eine Untersuchung bestätigt, die einen Vergleich von Histologie, Gewebshomogenat und einer Kombination aus beidem vornahm (Torres et al. 2000). Für das quantitative Tracheobronchialsekret mit Histologie als Referenz ergaben sich sehr niedrige, mit quantitativen Kulturen von Gewebshomogenaten sehr hohe operative Indizes, und mit einer Kombination aus beiden Kriterien eine Sensitivität von 62 % bei einer Spezifität von 67 %.

Die Keimlast des quantitativen Gewebshomogenats wird durch Grunderkrankungen und antimikrobielle Therapien beeinflusst. Unter den Grunderkrankungen ist besonders die fortgeschrittene COPD kritisch, da bei dieser sehr hohe Keimzahlen weit oberhalb der zugrunde gelegten Trennwerte im Sinne einer bakteriellen Kolonisation des Tracheobronchialbaums vorliegen können, ohne dass eine Pneumonie besteht. Eine antimikrobielle Therapie kann die Keimlast deutlich senken und somit zu falsch-negativen Ergebnissen führen.

3.4 Zusammenfassende kritische Bewertung

Die Zusammenfassung der wichtigsten methodischen Limitationen geht aus Tab. 5 hervor. Keine Studie ist frei von systematischen Fehlern. Alle Studien haben das Verhältnis von antimikrobieller Therapie und Erregerisolaten ungenügend untersucht. Beide Studien aus den Arbeitsgruppen von Chastre, die Studie von Torres sowie diejenige von Kirtland sind nach heutigem Wissen aufgrund ihrer Beschränkung der Analyse auf einzelne Segmente bzw. Bioptate keine ausreichende Grundlage für eine Validierung diagnostischer Techniken.

Schließlich weisen auch alle Studien Mängel in der Charakterisierung bzw. Selektion der untersuchten Patienten auf. Die Referenzen sind im Detail höchst unterschiedlich ausgewählt und schwer vergleichbar. Auf manchen Symposien hörte man entsprechend Stimmen wie „I'm still confused but at a higher level".

Tatsächlich war der methodische Lerneffekt aus all diesen Studien höher als die letztliche klinische Bedeutung. Mit aller Vorsicht kann man jedoch zwei wichtige Schlussfolgerungen ziehen:

Methodische Schlussfolgerungen Das postmortem Modell hat drei nicht behebbare Limitationen. Diese umfassen:

- die Selektion der schwersten, zum Tode führenden Verläufe;
- die Schwierigkeit des Bezugs der diagnostischen Materialentnahme auf die post-mortem-Untersuchung;
- die Unmöglichkeit, eine allgemein anerkannte Referenz, also einen „Goldstandard" zu definieren.

Tab. 5 Methodische Limitationen zur Validierung diagnostischer Techniken mit postmortalen Untersuchungen

	Chastre et al. 1984	Rouby et al. 1992	Torres et al. 1994	Marquette et al. 1995	Chastre et al. 1995	Papazian et al. 1995	Kirtland et al. 1997
Grad I							
Beschränkung auf einzelne Lungenbiopsien	+	-	+	-	+	-	+
Auswertung ausschließlich auf Segmente beschränkt	-	-	-	-	+	-	-
Einschluss von Patienten mit vorausgehenden Pneumonie-Episoden	?	?	+	+	-	+	?
Grad II							
Fehlen einer exakten Beschreibung der Assoziation von Antibiotika und Erregerisolaten	+	+	+	+	+	+	+
Grad III							
Inhomogene Populationen (medizinisch/chirurgisch)	?	+	-	+	+	+	-
>50 % pulmonale Grunderkrankungen	?	?	?	-	?	?	+
Einschluss von Patienten mit COPD	?	?	?	+	+	+	+

Grad I = Limitationen, die die Ergebnisse grundsätzlich in Frage stellen (systematische Fehler); Grad II = Limitationen, die Teilaspekte der Ergebnisse grundsätzlich in Frage stellen; Grad III = Limitationen der externen Validität.
+ = vorhanden; - = nicht vorhanden

Zukünftige Studien dürfen keinesfalls hinter das erreichte Problembewusstsein zurückfallen. Ein qualitativ hochwertiges Studiendesign sollte demnach möglichst viele der Punkte erfüllen:

1. Selektion möglichst homogener Patientenpopulationen (medizinisch oder chirurgisch; pulmonale oder nichtpulmonale Grunderkrankungen)
2. Ausschluss oder zumindest gesonderte Analyse von Patienten mit vorausgegangenen Pneumonie-Episoden
3. Exakte Analyse der Assoziation von antimikrobieller Therapie und Erregerisolaten (Art und Dauer der Therapie, Beziehung zum Entnahmezeitpunkt, Resistenz des Erregers); dabei Vermeidung einer Gabe einer antimikrobiellen Therapie vor Entnahme aller Materialien
4. Untersuchung zumindest einer Lunge, besser beider Lungen oder zumindest Entnahme multipler Biopsien aus abhängigen und nichtabhängigen Lungensegmenten
5. Mikrobiologische und histologische Untersuchung von in der Mitte geteilten Lungenproben
6. Beschränkung auf pathogene Erreger
7. Korrelation von Keimlast und histologischem Schweregrad der Pneumonie
8. Auswertung auf Patienten- (nicht: Segment-) Basis
9. Auswertung auf der Basis mehrerer Referenzen
10. Korrelation von klinischen Daten intra-vitam und post-mortem Befunden

Klinische Schlussfolgerungen Die einzig sichere klinische Schlussfolgerung aus diesen Studien ist die, dass quantitative Kulturen kein unabhängiges Kriterium für die Diagnose einer nosokomialen Pneumonie darstellen. Dies bedeutet, dass die klinische Verdachtsdiagnose durch mikrobiologische Kriterien weder sicher bestätigt noch verworfen werden kann. Andererseits besteht grundsätzlich (auch im Tierexperiment belegt) eine positive Korrelation von Keimlast und Pneumonie, sodass höhere Keimzahlen als Hinweis für und niedrige

Keimzahlen bzw. negative Kulturen als Hinweis gegen das Vorliegen einer Pneumonie gewertet werden können. Keimzahlen im Grenzbereich der Trennwerte sind besonders kritisch einzuschätzen.

Es darf nicht übersehen werden, dass die mikrobiologische Diagnostik nach Daten einiger Autoren letztlich nur eine „Verschlimmbesserung" der Validität der klinischen Diagnose einer Pneumonie bedeuten kann (Fabregas et al. 1999).

> ▶ **Merke** Quantitative Kulturen aus Sekreten der unteren Atemwege reflektieren grundsätzlich in ihrer Keimlast das Vorliegen und das Ausmaß der pulmonalen Inflammation. Diese Beziehung gilt jedoch (auch nach Ausschaltung aller möglichen untersuchungs- und patientenabhängigen Störfaktoren) nicht kategorisch, vielmehr sind die Übergänge fließend. Daher sind Keimzahlen aus quantitativen Kulturen oberhalb definierter Trennwerte zwar Indikatoren, aber keine unabhängigen Prädiktoren für das Vorliegen einer Pneumonie.

4   Ergebnisse der „Outcome"-orientierten Studien

Nachdem die aufgezeigten Limitationen des postmortem Paradigmas weitere explorative Studien aufgrund des Fehlens eines Goldstandards nicht mehr erfolgversprechend scheinen ließen, wandte sich im Jahre 1998 das Interesse auf „Outcome"-Studien. Die zentrale Fragestellung bezog sich dabei auf die Frage, ob eine invasiv-bronchoskopische einer nichtinvasiven Strategie vorzuziehen ist. Als Endpunkte boten sich dabei die ICU- und Krankenhausverweildauer, die Exposition gegenüber antimikrobiellen Substanzen sowie die Letalität an.

Erneut wurden fast zeitgleich Studien aus den Arbeitsgruppen aus Frankreich und Spanien vorgelegt (Sanchez-Nieto et al. 1998; Ruiz et al. 2000; Solé Violán et al. 2000; Chastre et al. 2000). Die Studiendesigns und Patientenzahlen sind in Tab. 6 zusammengefasst. Wesentlicher Unterschied zwischen den Studien war, dass nur in der Studie von Ruiz et al. in beiden Armen

Tab. 6 Studiendesign und Patientenzahl von randomisierten Studien zur Untersuchung des Outcomes auf der Grundlage von invasiven bzw. nichtinvasiven diagnostischen Strategien

	Zentren	Untersuchungsarme	Kulturarme	Behandlungsstrategie, Merkmale	Patientenzahl
Chastre et al. 2000	Multizentrisch (31 französische ICUs)	Invasiv-bronchoskopisch vs. nichtinvasiv	Quantitativ vs. qualitativ	2 a und b vs. praktische Leitlinie	413
Torres et al. 2000	Unizentrisch	Invasiv-bronchoskopisch vs. nichtinvasiv	Quantitativ vs. quantitativ	2a vs. praktische Leitlinie	76
Sole-Violan et al. 2000	Unizentrisch	Invasiv-bronchoskopisch oder nicht-bronchoskopisch vs. nichtinvasiv	Quantitativ vs. qualitativ	2a vs. praktische Leitlinie	91
Canadian Critical Trials Group 2006	Multizentrisch (28 IUCs aus Kanada und USA)	Invasiv-bronchoskopisch vs. nichtinvasiv	Quantitativ vs. qualitativ	1, 2a und b vs. 2a; Behandlungsfortsetzung unabhängig vom Ergebnis	740

Merkmale der Behandlungsstrategie:
1. Festlegung einer identischen initialen antimikrobiellen Therapie in beiden Armen
2. Festlegung des Vorgehens nach Kulturergebnissen:
a. bei signifikanten Keimzahlen: ggf. Deeskalation
b. bei Kulturen unterhalb des Trennwertes bzw. negativen Kulturen und hämodynamischer Stabilität: antimikrobielle Therapie in der Regel absetzen (jedoch Raum für klinisches Ermessen)

quantitative Kulturen durchgeführt wurden, sodass die Fragestellung ausschließlich auf die Invasivität der Untersuchung zielte, dabei den Wert der quantitativen Kulturen fraglos voraussetzte. In der Studie von Sole-Violan bestand die Möglichkeit, im invasiven Arm auch nichtbronchoskopisch zu untersuchen.

Die beiden spanischen Studien waren erheblich „underpowert" mit einem entsprechend hohen Risiko für einen Typ II-Fehler (ein bestehender Effekt wird nicht erkannt). Die französische Studie wies klare Vorteile im Design auf, so vor allem prospektive Vorgaben über das Vorgehen bei Keimzahlen unterhalb des Trennwertes (nämlich ein Absetzen der antimikrobiellen Therapie). Sie war auch die einzige, die eine Überlegenheit des invasiv-bronchoskopischen Ansatzes zeigte und trug damit erheblich zur Anerkennung des invasiven Ansatzes (zumindest in Studien) bis heute bei. Es zeigte sich ein signifikanter, auch nummerisch imponierender Unterschied in der 14-Tages Letalität von 16,2 vs. 25,8 % zugunsten der invasiven Strategie, zudem zeigten sich signifikant niedrigere SOFA-Werte an Tag 3 und 7 sowie eine signifikant höhere mittlere Anzahl von Tagen frei von antimikrobieller Therapie (5 vs. 2,2). Letzterer Unterschied bestand auch nach 28 Tagen. Der Letalitätsvorteil konnte in multivariater Analyse bestätigt werden (OR 1,5 95 % KI 1,1 vs. 2,2).

Hinter diesen Zahlen verbergen sich allerdings zwei systematische Fehler. Mit im Schnitt 13 Patienten pro Zentrum bestand ein erhebliches Risiko für Selektionsfehler. Zudem erhielten Patienten in der nichtinvasiven Gruppe deutlich häufiger eine inadäquate initiale antimikrobielle Therapie (n = 24 vs. 1, p < 0,001). Dies allein erklärt den Unterschied in der Letalität und Morbidität (Ewig et al. 2000).

Darüber hinaus wurde die nichtinvasive Gruppe durch die gewählte qualitative kulturelle Diagnostik so weit geschwächt, dass – unter Absehung des systematischen Fehlers – eigentlich mehr eine Aussage über den Vergleich quantitativer vs. qualitativer Kulturen resultiert, nicht aber über invasive oder nichtinvasive Strategien.

Der eigentlich wichtige Ertrag dieser Studie war, dass das Absetzen der antimikrobiellen Therapie bei Patienten mit Keimzahlen unterhalb des Grenzwertes bzw. negativen Kulturen keine Übersterblichkeit erbrachte. Dieses Ergebnis wurde vor kurzem durch eine weitere Studie, die sich explizit dieser Fragestellung widmete, gestützt (Raman et al. 2013).

Die genannten methodischen Probleme der drei Studien wurden in der Diskussion offenkundig (s. o.). Daraufhin wurde eine kanadisch-amerikanische Multicenter-Studie aufgelegt, die wesentliche Qualitätsmerkmale sicherte (Canadian Critical Care Trials Group 2006). Zwei Limitationen betreffen jedoch auch diese Studie: zum einen der Vergleich der invasiv-quantitativen mit einer nichtinvasiv-qualitativen Strategie, also eigentlich ein Vergleich von Kulturtechniken mehr als von unterschiedlich invasiven Strategien sowie der (eigentlich nicht nachvollziehbare) Ausschluss von Patienten mit bekannter Kolonisation durch MRSA und Pseudomonas aeruginosa. Die Studie erbrachte jedenfalls keinen Unterschied hinsichtlich Letalität, Rate an gezielten Therapien, Tagen frei von antimikrobieller Therapie, Organ-Dysfunktions-Scores sowie Verweildauern in ICU bzw. im Krankenhaus.

Somit nahm die Diskussion ein zumindest vorläufiges Ende mit dem Ergebnis, dass sowohl die Durchführung einer Bronchoskopie als auch die quantitativen Kulturen das „Outcome" nicht zu verbessern vermögen.

Kritisch müssen diesem Ergebnis jedoch folgende Überlegungen entgegengehalten werden:

- Aufgrund der geringen (wenn überhaupt gegebenen) Exzess-Letalität der Beatmungs-Pneumonie ist der Nachweis eines Effekts einer diagnostischen Strategie auf das Überleben nur schwer und, wenn überhaupt, nur mit sehr großen, weit oberhalb des Möglichen liegenden Patientenzahlen zu überprüfen.
- Der wichtige Endpunkt der Tage frei von antimikrobieller Therapie kann nur erreicht werden, wenn die Vorgabe, zumindest bei negativen Kulturen die antimikrobielle Therapie

abzusetzen, auch tatsächlich durchgeführt wird. Dies kann jedoch auch in erfahrenen Studienzentren nicht als Regel durchgesetzt werden.

> ▶ **Merke** Die vorliegenden „Outcome"-gezielte Studien haben Endpunkte, die im Rahmen der definierten Studiendesigns kaum zu erfüllen sind. Sie tragen daher wenig zur Fragestellung bei, welcher Stellenwert invasiven und quantitativ-kulturellen diagnostischen Strategien hinsichtlich des Überlebens zukommt.

Kriterien für eine methodisch hochwertige „Outcome"-gezielte Studie

1. Multicenter-Design
2. Vergleich von invasiver vs. nichtinvasiver Strategie: In beiden Armen müssen quantitative Kulturen durchgeführt werden, ansonsten handelt es sich um einen Vergleich von Strategien auf dem Boden von quantitativen und qualitativen Kulturen
3. Festlegung einer identischen initialen antimikrobiellen Therapie in beiden Armen, um Unterschiede in der inadäquaten initialen antimikrobiellen Therapie zu verhindern
4. Festlegung des Vorgehens nach Kulturergebnissen:
   - bei signifikanten Keimzahlen: ggf. Deeskalation;
   - bei Kulturen unterhalb des Trennwertes bzw. negativen Kulturen und hämodynamischer Stabilität: antimikrobielle Therapie in der Regel absetzen (jedoch Raum für klinisches Ermessen offen lassen).

Weiterführende Literatur

Exemplarische Arbeiten aus der früheren Zeit der Evaluation quantitativer Kulturen zur Diagnostik der nosokomialen Pneumonie:

- Fagon JY, Chastre J, Hance A J, Guiguet M, Trouillet J L, Domart Y, Pierre J, Gibert C (1988) Detection of nosocomial lung infection in ventilated patients. Use of a protected specimen brush and quantitative culture techniques in 147 patients. Am Rev Respir Dis 138 :110–116
- Fagon JY, Chastre J, Domart Y, Trouillet J L, Pierre J, Darne C, Gibert C (1989) Nosocomial pneumonia in patients receiving continuous mechanical ventilation. Prospective analysis of 52 episodes with use of a protected specimen brush and quantitative culture technique. Am Rev Respir Dis 139: 877–884
- Torres A, De La Bellacasa JP, Xaubet A, Gonzales J, Rodriguez-Roisin R, Jimenez De Anta M, El-Ebiary MT, Agust-Vidal A (1989) Diagnostic value of quantitative cultures of bronchoalveolar lavage and telescoping plugged catheters in mechanically ventilated patients with bacterial pneumonia. Am Rev Respir Dis 140:306–310
- Marquette CH, Georges H, Wallet F, Ramon P, Saulnier F, Niviere R, Mathieu D, Rime A, Tonnel AB (1993) Diagnostic efficiency of endotracheal aspirates with quantitative bacterial cultures in intubated patients with suspected pneumonia. Comparison with the protected specimen brush. Am Rev Respir Dis 148:138–144
- El-Ebiary M, Torres A, Gonzalez J, De La Bellacasa P, Garcia C, De Anta J, Ferrer M, Rodriguez-Roisin R (1993) Quantitative cultures of endotracheal aspirates for the diagnosis of ventilator-associated pneumonia. Am Rev Respir Dis 148:1552–1557
- Aubas S, Aubas P, Capdevila X, Darbas H, Roustan J P, DuCailar J (1994) Bronchoalveolar lavage for diagnosing bacterial pneumonia in mechanically ventilated patients. Am J Respir Crit Care Med 149:860–866
- Jourdain B, Novara A, Joly-Guillou ML, Dombret MC, Calvat S, Trouillet JL, Gibert C, Chastre J (1995) Role of quantitative cultures of endotracheal aspirates in the diagnosis of nosocomial pneumonia. Am J Respir Crit Care Med 152:241–246

Methodische Grundlagen der Evaluation diagnostischer Techniken:

- Pingleton SK, Fagon JY, Leeper KV (1992)
  Patient selection for clinical investigations of
  ventilator-associated pneumonia. Criteria for
  evaluating diagnostic techniques. Chest
  102:553–556
- Chastre J, Viau F, Brun P, Pierre J, Dauge MC,
  Bouchama A, Akbesi A, Gibert C (1984) Prospective evaluation of the protected specimen
  brush for the diagnosis of pulmonary infections in ventilated patients. Am Rev Respir
  Dis 130:924–929
- Rouby JJ, Martin de Lassale E, Poete P, Nicolas
  MH, Bodin L, Jarlier V, LeCharpentier Y,
  Grosset J, Viars P (1992) Nosocomial bronchopneumonia in the critically ill. Histologic and
  bacteriologic aspects. Am Rev Respir Dis
  146:1059–1066

Wegweisende Untersuchungen zur Diagnostik
der nosokomialen Pneumonie unter Zugrundelegung histologischer bzw. gewebs-kultureller
Referenzen:

- Torres A, El-Ebiary M, Padro L, Gonzales J,
  De La Bellacasa JP, Ramirez J, Xaubet A,
  Ferrer M, Rodriguez-Roisin R (1994) Validation of different techniques for the diagnosis of
  ventilator-associated pneumonia. Comparison
  with immediate postmortem pulmonary bio-
  psy. Am J Respir Crit Care Med 149:324–331
- Marquette CH, Copin MC, Wallet F,
  Nevierte R, Saulnier F, Mathieu D,
  Durocher A, Ramonn P, Tonnel AB (1995)
  Diagnostic tests for pneumonia in ventilated
  patients: prospective evaluation of diagnostic
  accuracy using histology as a diagnostic gold
  standard. Am J Respir Crit Care Med
  151:1878–1888
- Papazian L, Thomas P, Garbe L, Guignon I,
  Thirion X, Charrel J, Bollet C, Fuentes P, Gouin
  F (1995) Bronchoscopic or blind sampling techniques for the diagnosis of ventilator-associated
  pneumonia. Am J Respir Crit Care Med
  152:1982–1991

- Chastre J, Fagon JY, Bornet-Lesco M,
  Calvat S, Dombret MC, Ah Khani R,
  Basset R, Gibert C (1995) Evaluation of bron-
  choscopic techniques for the diagnosis of
  nosocomial pneumonia. Am J Respir Crit Care
  Med 152:231–240
- Kirtland SH, Corley EE, Winterbauer R,
  Springmeyer SC, Casey KR, Hampson NB,
  Dreis DF (1997) The diagnosis of ventilator-
  associated pneumonia. A comparison of histo-
  logic, microbiologic, and clinical criteria.
  Chest 112:445–457

Grundlegende tierexperimentelle Arbeit über
das Verhältnis von Ergebnissen der Histologie
und Mikrobiologie in der Diagnostik der nosokomialen Pneumonie:

- Marquette CH, Wallet F, Copin MC,
  Wermert D, Desmidt A, Ramon P, Courcol R,
  Tonnel AB (1996) Relationship between
  microbiological and histologic features in bacterial pneumonia. Am J Respir Crit Care Med
  154:1784–1787

Grundlegende klinische Arbeit über das Verhältnis von Ergebnissen der Histologie und
Mikrobiologie in der Diagnostik der nosokomialen Pneumonie:

- Torres A, Fabregas N, Ewig S, Puig de la
  Bellacasa J, Gonzalez J (2000) Sampling techniques for the diagnosis of ventilator-
  associated pneumonia: validation using different histologic and microbiologic reference
  tests. Crit Care Med 28:2799–2804

Validierung klinischer Diagnosekriterien unter
Zugrundelegung von Histologie und quantitativen
Kulturen von Gewebshomogenaten als Referenz.

- Fàbregas N, Ewig S, Torres A, El-Ebiary M,
  Ramirez J, de La Bellacasa JP, Bauer T,
  Cabello H (1999) Clinical diagnosis of ventilator associated pneumonia revisited: comparative validation using immediate post-mortem
  lung biopsies. Thorax 54:867–873

Untersuchungen zum Wert invasiver versus nichtinvasiver Gewinnung respiratorischer Sekrete bzw. quantitativer versus qualitativer Probenverarbeitung unter Gesichtspunkten relevanter „outcomes":

- Sanchez-Nieto JM, Torres A, Garcia-Cordoba-F, El-Ebiary M, Carrillo A, Ruiz J, Nuñez ML, Niederman M (1998) Impact of invasive and noninvasive quantitative culture sampling on outcome of ventilator-associated pneumonia: a pilot study. Am J Respir Crit Care Med 157: 371–376
- Ruiz M, Torres A, Ewig S, Marcos MA, Alcón A, Lledó R, Asenjo MA, Maldonaldo A (2000) Noninvasive versus invasive microbial investigation in ventilator-associated pneumonia: evaluation of outcome. Am J Respir Crit Care Med 162:119–125
- Solé Violán J, Fernández JA, Benítez AB, Cardeñosa Cendrero JA, Rodríguez de Castro F (2000) Impact of quantitative invasive diagnostic techniques in the management and outcome of mechanically ventilated patients with suspected pneumonia. Crit Care Med 28:2737–2741

- Fagon JY, Chastre J, Wolff M, Gervais C, Parer-Aubas S, Stéphan F, Similowski T, Mercat A, Diehl JL, Sollet JP et al (2000) Invasive and noninvasive strategies for management of suspected ventilator-associated pneumonia. A randomized trial. Ann Intern Med 132:621–630

Brief an den Herausgeber, der auf die systematischen methodischen Fehler der Arbeit von Fagon et al. 2000 hinweist:

- Ewig S, Niederman M, Torres A (2000) Management of suspected ventilator-associated pneumonia. Ann Intern Med 133:1008–1009
- Canadian Critical Care Trials Group (2006) A randomized trial of diagnostic techniques for ventilator-associated pneumonia. N Engl J Med 355:2619–2630
- Raman K, Nailor MD, Nicolau DP, Aslanzadeh J, Nadeau M, Kuti JL (2013) Early antibiotic discontinuation in patients with clinically suspected ventilator-associated pneumonia and negative quantitative bronchoscopy cultures. Crit Care Med 41:1656–1663

Diagnose der nosokomialen Pneumonie

10

Santiago Ewig

1 Klinische Kriterien und ihre Problematik

Im Vergleich zur ambulant erworbenen Pneumonie ist das Vorliegen einer nosokomialen Pneumonie ungleich schwerer zu bestimmen. Dies liegt an folgenden Faktoren:

- Die klinischen Kriterien sind bei intensivmedizinisch versorgten Patienten unter Beatmung, aber auch bei nicht beatmeten Patienten mit nosokomialer Pneumonie häufig weniger spezifisch.
- Die Röntgenaufnahme erfolgt im Liegen; dies allein macht eine eindeutige Bestimmung über das Vorliegen von Infiltraten deutlich schwerer (siehe ▶ Kap. 7, „Radiologische Bildgebung").

1.1 Klinische Diagnose einer Pneumonie durch Kriterien nach Johanson

Diagnostische Kriterien der nosokomialen Pneumonie wurden bereits 1972 von Johanson et al.

formuliert (Johanson et al. 1972). In ihrer originären Form ist eine „sichere" Pneumonie bei Vorliegen aller der folgenden Kriterien gegeben:

a. ein neu aufgetretenes und persistierendes Infiltrat in der Röntgen-Thoraxaufnahme,
b. Fieber,
c. purulentes Tracheobronchialsekret,
d. Leukozytose.

Die Kriterien Fieber und Leukozytose sind dabei nicht näher definiert. Interessanterweise wurde auch eine Pneumonie als wahrscheinlich definiert, wenn die drei Kriterien b–d vorlagen, jedoch kein Infiltratnachweis in der Röntgen-Thoraxaufnahme gegeben war.

In vielen nachfolgenden Publikationen wurden diese Kriterien nach Johanson et al. zitiert, die Definition jedoch durch die Teilung der Kriterien in das Hauptkritierum „Neu aufgetretenes und persistierendes Infiltrat in der Röntgen-Thoraxaufnahme" sowie in die drei Nebenkriterien, von denen zudem nur zwei von drei erfüllt sein mussten, erheblich modifiziert. Zudem erfolgte eine nähere Definition der Kriterien Fieber bzw. Leukozytose.

Offenkundig sind jedoch alle diese Kriterien für sich genommen unspezifisch, da sie einer Reihe von Störfaktoren unterliegen. Diese sind in Tab. 1 zusammengefasst.

Diese Kriterien für eine klinische Diagnose der Pneumonie wurden (in modifizierter Form) in

S. Ewig (✉)
Thoraxzentrum Ruhrgebiet, Kliniken für Pneumologie und Infektiologie, EVK Herne und Augusta-Kranken-Anstalt, Bochum, Deutschland
E-Mail: sewig@outlook.de

© Springer-Verlag GmbH Deutschland 2017
S. Ewig (Hrsg.), *Nosokomiale Pneumonie*,
DOI 10.1007/978-3-662-49821-7_36

Tab. 1 Diagnostische Kriterien der nosokomialen Pneumonie und ihre Störfaktoren (sogenannte „Johanson"--Kriterien, modifiziert)

Kriterium	Störfaktor
Neu aufgetretenes (und persistierendes) Infiltrat in der Röntgen-Thoraxaufnahme	Limitationen der Liegendaufnahme Breite Differentialdiagnose einer Verschattung bei beatmeten Patienten Der Zusatz „persistierend" impliziert, dass ein Infiltrat immer nur im Verlauf gesichert werden kann
Fieber $\geq$ 38,3 °C (oder Hypothermie < 36 °C)	Breite Differentialdiagnose bei Intensivpatienten Nicht alle Patienten mit Pneumonie entwickeln Fieber (vor allem nicht unter Nierenersatztherapie)
Purulentes Tracheobronchialsekret	Häufig bei: • Tracheobronchitis • Patienten mit COPD und/oder Bronchiektasen • Patienten unter Langzeitbeatmung
Leukozytose $\geq$ 12.000/µl (oder Leukopenie < 4.000/µl)	Breite Differentialdiagnose bei Intensivpatienten Kriterium mit dem geringsten diagnostischen Wert

einer Studie basierend auf Histologien und quantitativen Keimzahlen von Gewebshomogenaten als Referenz auf ihre Aussagekraft hinsichtlich des Vorliegens einer nosokomialen Pneumonie untersucht (Fabregas et al. 1999).

Insgesamt wurden unmittelbar nach dem Tode von n = 25 Patienten 16 Lungenbiopsien pro Patient entnommen. Eine Pneumonie wurde definiert als Vorliegen einer histologisch nachgewiesenen Pneumonie plus quantitativen Gewebshomogenaten mit Keimzahlen $> 10^3$ KBE/g Gewebe. Ein neu aufgetretenes Infiltrat in der Röntgen-Thoraxaufnahme plus das Vorliegen von zwei der drei Kriterien hatte dabei eine Sensitivität von 69 % und eine Spezifität von 75 %.

Einschränkend muss erwähnt werden, dass 17 von 25 Patienten unter antimikrobieller Therapie standen und dass das post-mortem Design nicht zwingend die Situation eines erstmaligen Verdachts auf eine nosokomiale Pneumonie reflektiert.

Ein alternativer Ansatz der Untersuchung klinischer Kriterien für die Prädiktion einer Pneumonie besteht in der von einer französischen Arbeitsgruppe um Fagon und Chastre favorisierten Referenz bronchoskopisch gewonnener quantitativer Kulturen von Sekret aus der geschützten Bürste (PSB) bzw. der bronchoalveolären Lavage (BAL). Der Vorteil dieses Ansatzes liegt in der Untersuchungssituation in vivo, der Nachteil in der fraglichen Validität dieser quantitativen Kulturen als Referenz (siehe ▶ Kap. 9, „Mikrobiologische Diagnostik: Aussagekraft quantitativer Kulturen respiratorischer Sekrete"). Bei n = 84 Patienten mit neuen und persistierenden Infiltraten und Entwicklung eines purulenten Tracheobronchialsekrets, bei denen dazu alle anderen verfügbaren klinischen, radiologischen und laborchemischen Daten sowie sogar die Ergebnisse der Gramfärbungen des Tracheobronchialsekrets hinzugezogen wurden, ergab sich für die klinische Prädiktion einer Pneumonie eine Sensitivität von 62 % und eine Spezifität von 84 % (Fagon et al. 1993).

Angesichts dieser Lage genügen sowohl ein Infiltratnachweis wie auch die drei klinischen Kriterien alleine, um eine Verdachtsdiagnose auf eine Pneumonie zu begründen.

▶ **Merke** Als Orientierung kann somit festgehalten werden, dass die Anwendung dieser Kriterien mit falsch negativen bzw. positiven Raten von bis zu ca. 30–40 % bzw. 15–25 % einhergehen kann. Diese können daher immer nur einen Verdacht auf eine nosokomiale Pneumonie begründen, andererseits verfehlen sie in einem relevanten Anteil sogar die Verdachtsdiagnose.

1.2 Klinische Diagnose einer Pneumonie nach CPIS

Als einzige Alternative zu diesen sogenannten „Johanson"-Kriterien wurde der „Clinical Pulmonary Infection Score" (CPIS) von der Arbeitsgruppe von Pugin et al. entwickelt. Dieser Score umfasst sieben Dimensionen (Temperatur, Leukozytenzahl, Tracheobronchialsekret, Oxygenierung, Infiltratnachweis, Progression der Infiltrate und Kultur bzw. Gramfärbung des Tracheobronchialsekrets) und ergibt einen binären Score (Tab. 2). In der originären Publikation wurde der Score gegen das Vorliegen einer hohen Keimzahl in Sekreten der tiefen Atemwege validiert und erzielte entsprechend hohe Prädiktionen (Pugin et al. 1991). Nachfolgende Studien validierten den CPIS auch gegen histologische Standards. Die ursprünglich überlegenen Prädiktionen einer Pneumonie mit Sensitivitäten von ca. 80 % und Spezifitäten von ca. 90 % konnten jedoch nicht konsistent bestätigt werden. In der oben erwähnten Studie aus Barcelona zeigte der CPIS sogar eine gegenüber den „Johanson"-Kriterien deutlich unterlegene Spezifität (42 %) (Fabregas 1999) (Abb. 1).

Eine Reihe von Modifikationen bzw. Vereinfachungen haben ebenfalls keine Überlegenheit zeigen können.

Der CPIS hat zudem eine Reihe von Nachteilen:

- Der CPIS ist aufwändig in der Erhebung.
- Er bleibt grundsätzlich in einer Reihe von Kriterien dem subjektiven Ermessen unterworfen (Tracheobronchialsekret, Infiltratnachweis, Progression der Infiltrate).
- Er enthält Kriterien, die zum ersten Diagnosezeitpunkt, der für die Therapieentscheidung ausschlaggebend ist, noch nicht vorliegen können (Kulturergebnisse).

- Die Operationalisierung des ARDS mit null Punkten impliziert, dass die Wahrscheinlichkeit einer Pneumonie bei ARDS systematisch unterbewertet wird.

Tab. 2 Clinical Pulmonary Infection Score (CPIS) nach Pugin et al. (1991). Ein Score > 6 begründet die Verdachtsdiagnose einer nosokomialen Pneumonie; Höchstpunktzahl: 12

Temperatur	
$\geq$36,5 bzw. $\leq$ 38,4 °C	0
$\geq$38,5 bzw. $\leq$ 38,9 °C	1
$\geq$39 bzw. $\leq$ 36 °C	2
Leukozytenzahl	
$\geq$4.000 bzw. $\leq$ 11.000/μl	0
<4.000 bzw. > 11.000/μl	1
<4.000 bzw. > 11.000/μl plus Stabkernige $\geq$ 50 %	2
Tracheobronchialsekret	
Kein Tracheobronchialsekret	0
Nichteitriges Tracheobronchialsekret	1
Eitriges Tracheobronchialsekret	2
Oxygenierung (PaO_2/F_1O_2)	
$\geq$240 oder ARDS	0
<240 und kein ARDS	2
Infiltrat in der Röntgen-Thoraxaufnahme	
Kein Infiltrat	0
Diffuse oder fleckige Infiltrate	1
Lokalisiertes Infiltrat	2
Kultur des Tracheobronchialsekrets	
Pathogene Bakterien, geringe Keimzahl	0
Pathogene Bakterien, mittlere bis hohe Keimzahl	1
Pathogene Bakterien, mittlere bis hohe Keimzahl, plus Nachweis derselben in der Gramfärbung	2

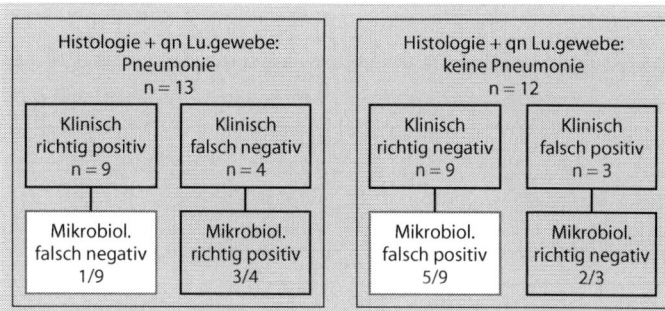

Abb. 1 Beziehung von klinischer und quantitativ-kultureller Diagnose einer nosokomialen Pneumonie mit einer Referenz aus Histologie und quantitativen Kulturen des Lungenhomogenats: „Verschlimmbesserung" der dia-gnostischen Ergebnisse (Fabregas et al. 1999) (Qn Lu. gewebe = Kulturen des quantitativen Gewebshomogenats; Mikrobiol = quantitative Kulturen des Tracheobronchialsekrets)

Diese Nachteile zusammen mit dem fehlenden konsistenten Nachweis einer Überlegenheit gegenüber dem Johanson-Score haben dazu geführt, dass sich der CPIS (auch in seinen Variationen bzw. Vereinfachungen) in der klinischen Routine nicht durchgesetzt hat.

▶ **Merke** Für die klinische Routine bleiben die (modifizierten) „Johanson"-Kriterien die Basis für die Stellung der Verdachtsdiagnose einer nosokomialen Pneumonie. Allerdings ist die hohe Rate an falsch-positiven und falsch-negativen Prädiktionen zu beachten. Letzteres impliziert, dass zum Beispiel ein Infiltratnachweis sowie klinische Kriterien allein schon für die Verdachtsdiagnose genügen

Jede Verdachtsdiagnose bedarf der weiteren mikrobiologischen Evaluation.

2   Mikrobiologische Diagnostik

Die mikrobiologische Diagnostik hat zwei Ziele:

- die Gewinnung eines mikrobiologischen Kriteriums für das Vorliegen einer Pneumonie durch die quantitative Kultur tiefer Atemwegssekrete
- die Identifikation des zugrunde liegenden Erregers

Gewinnung und Verarbeitung sowie eine ausführliche Darlegung der methodischen Probleme in der Evaluation und klinischen Deutung invasiver quantitativer Kulturen wurden in den ▶ Kap. 8, „Mikrobiologie: Methodik der Probengewinnung" und ▶ 9, „Mikrobiologische Diagnostik: Aussagekraft quantitativer Kulturen respiratorischer Sekrete" dargelegt. Im Folgenden wird eine diagnostische Strategie unter Berücksichtigung der dargelegten Limitationen abgleitet.

2.1   Invasive oder nichtinvasive Strategie

Grundsätzlich können sowohl invasiv-bronchoskopische wie nichtinvasive Verfahren gleichermaßen

genutzt werden. (Quantitative) Tracheobronchialsekrete sind tendenziell etwas sensitiver, die (quantitative) BALF etwas spezifischer. Die Wahl des Untersuchungsverfahrens kann also der Verfügbarkeit überlassen werden. Tatsächlich ergab eine Studie unter Einschluss von 27 Intensivstationen aus neun europäischen Ländern, dass bei 827 Patienten mit Pneumonie in 23 % der Fälle eine invasiv-bronchoskopische Diagnostik erfolgte (Koulenti et al. 2009). Diese Zahl belegt, dass die Frage der Invasivität auch in erfahrenen Zentren heute in Europa pragmatisch gehandhabt wird und dabei die meisten Patienten nichtinvasiv untersucht werden.

Andererseits weist die Bronchoskopie einige Vorteile auf:

- Sie erlaubt eine Inspektion des Bronchialbaums, was in einigen Fällen Rückschlüsse auf das Vorliegen einer Pneumonie ergibt (Nachweis von eitrigem Sekret).
- Sie erlaubt in begrenztem Umfang eine Differenzialdiagnose und -therapie (Nachweis von Atelektasen durch klebriges Sekret, von Blutungen bzw. Thromben, (selten) Aspergillus-Membranen).

Die Entscheidung zur Bronchoskopie sollte immer im Bewusstsein erfolgen, dass es sich einerseits um eine invasive Maßnahme mit einem inhärenten Risiko handelt (siehe ▶ Kap. 8, „Mikrobiologie: Methodik der Probengewinnung"), andererseits dieses Risiko nur gerechtfertigt ist, wenn ihre Möglichkeiten auch adäquat genutzt werden. Dabei kommt es darauf an, alle untersuchungsbezogenen Störfaktoren zu vermeiden (siehe ▶ Kap. 8, „Mikrobiologie: Methodik der Probengewinnung"). Auch praktische Fragen wie die Sicherstellung einer umgehenden Verarbeitung sollten geklärt sein. Andernfalls ist die Bronchoskopie als de facto „gezielte Absaugung" die schlechtere Untersuchung.

2.2   Quantitative oder qualitative Kulturen

Jede qualitative Kultur ist besser als gar keine – soweit besteht kein Zweifel. Eine qualitative Kultur allein ist allerdings nicht geeignet, die Wahrscheinlichkeit des Vorliegens einer Pneumonie zu bestimmen. Sie ist allenfalls geeignet für den Nachweis eines zugrundeliegenden Erregers.

Wenn quantitative Kulturen keine unabhängigen Prädiktoren für das Vorliegen einer Pneumonie sind, andererseits aber die Wahrscheinlichkeit, ob diese vorliegt, durchaus durch Keimzahlen reflektiert wird, ergibt sich die Frage, wie diese Eigenschaften klinisch genutzt werden können (siehe Abschn. 3).

> ▶ **Merke** Bei der Wahl der diagnostischen Strategie ist die Invasivität zweitrangig, obwohl sie in Einzelfällen Vorteile aufweisen kann. Quantitative sollten qualitativen Kulturen gegenüber bevorzugt werden. Ihre Interpretation setzt jedoch eine sorgfältige Vermeidung von untersuchungsabhängigen sowie die Berücksichtigung von patientenbezogenen Störfaktoren voraus. Zudem sollten ihre Ergebnisse im Lichte des kurzfristigen Verlaufs interpretiert werden.

2.3 Andere Materialien

Neben Sekreten aus respiratorischen Materialien sollen immer auch zwei Paar Blutkulturen abgenommen werden, und zwar unabhängig von der Körpertemperatur. Bei bestehendem Pleuraerguss von relevanter Größe sollte Ergussflüssigkeit gewonnen und durch Kultur untersucht werden. Die Antigentestung auf Legionellen im Urin ist fakultativ.

3 Liegt eine Pneumonie vor?

3.1 Interpretation der quantitativen Kulturergebnisse und therapeutische Konsequenzen

Die Interpretation der quantitativen Kulturergebnisse folgt einem strukturierten Umgang mit Ungewissheiten bzw. Wahrscheinlichkeiten (Torres und Ewig 2004).

Tab. 3 Interpretation von Keimzahlen in Bezug auf Histologie (in der Regel nur theoretische Möglichkeit) und die Entwicklung der Infiltrate in der Röntgen-Thoraxaufnahme; Patienten ohne antimikrobielle Vorbehandlung

	Histologie/ Röntgen	Quantitative Kultur (BALF)
Sicher (I)	Histologie positiv	$\geq 10^4$ KBE/ml
Wahrscheinlich (II)	Eindeutiges Infiltrat	$\geq 10^4$ KBE/ml
Möglich (III)	Eindeutiges Infiltrat	$\geq 10^2, < 10^4$ KBE/ml
Fraglich (IV)	Eindeutiges Infiltrat	Negativ
Fraglich (V)	Fragliches Infiltrat	Jedwedes Ergebnis
Ausgeschlossen (VI)	Infiltrat nicht persistierend	Negativ

KBE = Koloniebildende Einheit

Da die Kulturergebnisse frühestens nach 24 h vorliegen, können sie bereits zur Dynamik der Infiltrate in der Röntgen-Thoraxaufnahme in Beziehung gesetzt werden. Nach 48–72 h muss über die Wahrscheinlichkeit des Vorliegens einer Pneumonie definitiv befunden werden und es sind entsprechende therapeutische Konsequenzen zu ziehen. Idealtypisch sind sechs Konstellationen möglich (Tab. 3).

Die Aussagekraft der quantitativen Kulturen wird jedoch neben untersuchungsbezogenen Faktoren erheblich durch patientenbezogene Faktoren reduziert. Diese umfassen:

- die Komorbidität, vor allem das Vorliegen einer COPD bzw. Bronchiektasen. Bei schwerer COPD ist eine Aussage über die Wahrscheinlichkeit des Vorliegens einer Pneumonie durch quantitative Kulturen auch bei hohen Keimzahlen nicht sicher möglich;
- die antimikrobielle Vorbehandlung. Eine solche erniedrigt die Ausbeute dadurch, dass sie mögliche Erreger schon eliminiert hat bzw. am Wachstum in der Kultur hindert; sie erhöht die Ausbeute jedoch wieder im Falle eines Therapieversagens, da in diesem Fall bisher nicht erfasste oder resistente Erreger einen Selektionsvorteil haben. Dies gilt allerdings nur, wenn die Diagnostik strikt vor der Gabe der ersten Dosis der zweiten antimikrobiellen Therapie erfolgt.

Tab. 4 Behandlungsstrategie bei Verdacht auf nosokomiale Pneumonie (modifiziert nach Torres und Ewig 2004)

Klinische Einschätzung	Maßnahme	Rationale/Fragestellung
Schritt 1: Initiale Evaluation		
Klinischer Verdacht auf Pneumonie	Quantitative Kulturen (TBAS oder BALF) Umgehende kalkulierte antimikrobielle Therapie	Risiko der Nicht-Therapie deutlich höher als Risiko der Über-Therapie
Schritt 2: Reevaluation nach 48–72 h		
Klinischer Verdacht auf Pneumonie weiterhin gegeben, signifikante Keimzahlen (Tab. 3: I oder II) Kein septischer Schock	Fortsetzung bzw. Deeskalation bzw. Adjustierung der antimikrobiellen Therapie	Evident
Klinischer Verdacht weiterhin gegeben, nicht-signifikante Keimzahlen (Tab. 3: III) Kein septischer Schock	Keine datenbasierte Empfehlung möglich: Einzelfallentscheidung Sorgfältige Differenzialdiagnose	Risiko der Nicht-Therapie höher als Risiko der Über-Therapie?
Klinischer Verdacht fraglich, nicht signifikante Keimzahlen/negative Kulturen (Tab. 3: IV oder V) Kein septischer Schock	Absetzen der antimikrobiellen Therapie	Kein Risiko für den Patienten, Reduktion des Selektionsdrucks und der Toxizität durch antimikrobielle Therapie
Andere Infektionsquelle identifiziert und/oder septischer Schock (Tab. 3: VI)	Angemessene antimikrobielle Therapie	Evident

Ein „antibiotisches Fenster" ist demgegenüber nicht erforderlich bzw. entweder überflüssig (wenn der Patient stabil ist) oder sogar kontraindiziert (wenn der Patient instabil ist).

In der Praxis liegen am häufigsten die Konstellationen IV und V nach Tab. 3 vor. Ein Vorschlag für einen Algorithmus findet sich in Tab. 4. Der kritischste Punkt ist das Vorgehen bei niedriger Keimzahl bzw. negativen Kulturen. In dieser Situation müssen diese im Hinblick auf die klinische bzw. radiologische Wahrscheinlichkeit für eine Pneumonie im Verlauf beurteilt werden. Ist diese niedrig, sollte in der Regel die antimikrobielle Therapie auch abgesetzt werden.

höht das Grampräparat die Wahrscheinlichkeit, dass der kultivierte Erreger auch tatsächlich der Pneumonieerreger ist.

- Im Falle positiver intrazellulärer Erreger (intracellular organims, ICOs) in mehr als 5 % der Neutrophilen ergibt sich ein zusätzlicher Hinweis auf das Vorliegen einer Pneumonie. Die Ausbeute ist abhängig von einer vorbestehenden antimikrobiellen Therapie (Torres et al. 1996).

Entgegen ersten Berichten ergibt sich kein Vorteil gegenüber konventionellen Kulturen aus der Bestimmung von s-TREM und ß-1-Interleukin in der BALF (▶ Kap. 11, „Biomarker").

3.2 Zusätzliche Informationen aus diagnostischem Material

Wichtig ist zusätzlich zur Anlage quantitativer Kulturen die Anfertigung eines Grampräparats. Dieses kann zwei Informationen zusätzlich enthalten:

- Im Falle einer vorherrschenden Bakterienart, die vereinbar mit dem Kulturergebnis ist, er-

4 Mikrobiologische Diagnostik zur Identifikation des Erregers

4.1 Respiratorische Sekrete

Liegt eine wahrscheinliche, mögliche, in Einzelfällen fragliche Pneumonie vor, die antimikrobiell behandelt werden soll, so kann sich die antimikrobielle Therapie am kulturellen Ergebnis orientieren.

Im Falle einer positiven Gramfärbung ist eine gezieltere antimikrobielle Therapie bereits initial möglich.

4.2 Ergebnisse der Surveillance

Für den Fall, dass Surveillance-Kulturen aus Tracheobronchialsekret angelegt worden sind, ist die Wahrscheinlichkeit, dass der gefundene (Kolonisations-)Erreger auch der Pneumonieerreger ist, umso höher, je kürzer der zeitliche Abstand der Gewinnung der Surveillance- von der Diagnose-Kultur ist (Hayon et al. 2002; Michel et al. 2005).

5 Differentialdiagnose

Von zentraler Bedeutung ist zusätzlich eine sorgfältige Differentialdiagnose. Diese umfasst vor allem:

- Atelektasen
- Tumore
- pulmonale Blutungen
- Sinusitis
- Harnwegsinfektionen
- abdominelle Infektionen
- Infektionen der Haut- und Weichteile
- Katheter-assoziierte Infektionen

Weiterführende Literatur

Erstbeschreibung und Validierung der klinischen Kriterien für eine nosokomiale Pneumonie:

- Johanson WG, Pierce Ak, Sandford JP, Thomas GD (1972) Nosocomial respiratory infections with gram-negative bacilli: the significance of colonization of the respiratory tract. Ann Intern Med 77:701–706
- Fàbregas N, Ewig S, Torres A, El-Ebiary M, Ramirez J, de La Bellacasa JP, Bauer T, Cabello H (1999) Clinical diagnosis of ventilator associated pneumonia revisited: comparative validation using immediate post-mortem lung biopsies. Thorax 54:867–873

- Fagon JY, Chastre J, Hance AJ, Domart Y, Trouilet JL, GIbert C (1993) Evaluation of clinical judgment in the identification and treatment of nosocomial pneumonia in ventilated patients. Chest 103:547–553

Erstbeschreibung des „clinical pulmonary infection score" (CPIS):

- Pugin J, Auckenthaler R, Mili N, Janssens JP, Lew PD, Suter PM (1991) Diagnosis of ventilator-associated pneumonia by bacteriologic analysis of bronchoscopic and nonbronchoscopic „blind" bronchoalveolar lavage fluid. Am Rev Respir Dis 143:1121–1129

Wert der intrazellulären Erreger für die Diagnose einer nosokomialen Pneumonie:

- Torres A, El-Ebiary M, Fàbregas N, González J, de la Bellacasa JP, Hernández C, Ramírez J, Rodriguez-Roisin R (1996) Value of intracellular bacteria detection in the diagnosis of ventilator associated pneumonia. Thorax 51:378–384

Übersicht über diagnostische Praktiken bei Patienten mit Verdacht auf nosokomiale Pneumonie in Europa:

- Koulenti D, Lisboa T, Brun-Buisson C, Krueger W, Macor A, Sole-Violan J, Diaz E, Topeli A, DeWaele J, Carneiro A, Martin-Loeches I, Armaganidis A, Rello J; EU-VAP/CAP Study Group (2009) Spectrum of practice in the diagnosis of nosocomial pneumonia in patients requiring mechanical ventilation in European intensive care units. Crit Care Med 37:2360–2368

Strukturiertes Konzept für den Umgang mit Ungewissheiten und Wahrscheinlichkeiten in der Diagnostik der nosokomialen Pneumonie:

- Torres A, Ewig S (2004) Diagnosing ventilator-associated pneumonia. N Engl J Med 350:433–435

Zwei Arbeiten, die belegen, dass und inwiefern Surveillance-Kulturen hilfreich für die gezielte kalkulierte antimikrobielle Therapie der nosokomialen Pneumonie sein können:

– Hayon J, Figliolini C, Combes A, Trouillet JL, Kassis N, Dombret MC, Gibert C, Chastre J (2002) Role of serial routine microbiologic culture results in the initial management of ventilator-associated pneumonia. Am J Respir Crit Care Med 165:41–46
– Michel F, Franceschini B, Berger P, Arnal JM, Gainnier M, Sainty JM, Papazian L (2005) Early antibiotic treatment for BAL-confirmed ventilator-associated pneumonia: a role for routine endotracheal aspirate cultures. Chest 127:589–597

Biomarker

Santiago Ewig

1 Mögliche Indikationen

Biomarker sind bei Pneumonien unter Beatmung in folgenden möglichen Indikationen evaluiert worden:

- Diagnose der VAP
- Prognose der VAP
- Indikation zur antimikrobiellen Therapie
- Überprüfung des Therapieansprechens
- Bestimmung der Therapiedauer

2 Biomarker zur Diagnose der VAP

Die Unsicherheiten der Diagnose einer VAP haben Erwartungen geweckt, durch Biomarker ein weiteres Instrument zur Verfügung zu bekommen, um den Verdacht auf eine VAP zu überprüfen. Dabei sind sowohl systemische Biomarker als auch solche in der BALF evaluiert worden.

Alle Untersuchungen zur Validierung von Biomarkern haben sich als Referenz auf Trennwerte in quantitativen Kulturen tiefer respiratorischer Sekrete (meist BALF) bezogen. Damit unterliegen die Ergebnisse einem Risiko falscher Klassifizierungen. Dies gilt vor allem dann, wenn antimikrobiell vorbehandelte Patienten untersucht wurden, die naturgemäß die Aussagekraft der Befunde in der BALF weiter vermindern.

Obwohl es keine bessere Referenz gibt, muss das Problembewusstsein für die Wahl dieser Referenz aufrecht erhalten bleiben; man gewinnt jedoch nicht den Eindruck, dass dies in den entsprechenden Untersuchungen wirksam war.

2.1 Systemische Biomarker: Procalcitinin (PCT) und C-reaktives Protein (CRP)

Am häufigsten untersucht ist das PCT. Zum CRP gibt es keine eigenständige Untersuchung, wohl aber im Vergleich zu PCT (Duflo et al. 2002; Ramirez et al. 2008; Luyt et al. 2008).

Die Studien fanden übereinstimmend folgende Befunde:

- PCT erreichte mit hohen Trennwerten von ≥ 3 bzw. 4 ng/ml eine hohe Spezifität nahe 100 %, allerdings nur eine geringe Sensitivität (Duflo 2002). Niedrigere Trennwerte waren nicht mehr prädiktiv (Luyt et al. 2008). Bestimmungen im Verlauf zeigten vielfach bereits ohne VAP erhöhte PCT-Werte (Luyt et al. 2008).

S. Ewig (✉)
Thoraxzentrum Ruhrgebiet, Kliniken für Pneumologie und Infektiologie, EVK Herne und Augusta-Kranken-Anstalt, Bochum, Deutschland
E-Mail: sewig@outlook.de

© Springer-Verlag GmbH Deutschland 2017
S. Ewig (Hrsg.), *Nosokomiale Pneumonie*,
DOI 10.1007/978-3-662-49821-7_40

- PCT war dem CPIS-Score nicht konsistent überlegen (Jung et al. 2010).
- Etwas überraschend zeigte auch das CRP ähnliche prädiktive Werte: hohe Spezifität, geringe Sensitivität (Ramirez et al. 2008).

Insgesamt scheint PCT (unter Zugrundelegung hoher Trennwerte) allenfalls den Ausschluss einer VAP stützen zu können.

Jüngst wurde ein neuer Ansatz vorgestellt, in dem der CPIS mit Kriterien der Echokardiographie und Procalcitonin zu einem CEPPIS („Chest Echography and Procalcitonin Pulmonary Infection Score") verarbeitet wurde (Zagli et al. 2014). In einer retrospektiven Untersuchung ergaben sich bessere Prädiktionen als mit dem CPIS. Dieser Score bedarf jedoch noch der weiteren Evaluation.

2.2 Alveoläre Biomarker: sTREM-1, Interleukine, G-CSF, TNF-alpha, MIP1alpha

sTREM-1 Die Bestimmung des löslichen Trigger-Rezeptors, der auf Myeloid-Zellen-1 exprimiert wird, in der BALF wurde in einer viel beachteten Studie als prädiktiv für das Vorliegen einer VAP beschrieben (Sensitivität 98 %, Spezifität 90 %) (Gibot et al. 2004). Diese Untersuchung blieb jedoch hinter dem Erkenntnisstand über die Problematik der Diagnose einer VAP zurück.

Nachfolgende Studien haben dieses Ergebnis auch nicht bestätigen können. Während in der Studie von Gibot et al. (2004) ein Immunoblot zugrunde gelegt wurde, setzten die späteren Arbeiten einen ELISA ein. sTREM-1 erwies sich jedenfalls als nicht spezifisch für eine bakteriell stimulierte Inflammation, des Weiteren als weniger aussagekräftig nach antimikrobieller Therapie. Hohe Werte wurden auch bei alveolärer Hämorrhagie gefunden. Generell höhere Werte wurden bei chirurgischen Patienten beobachtet (Annand et al. 2009; Outhuis et al. 2009; Conway Morris et al. 2010).

Interleukine, G-CSF, TNF-alpha, MIP1alpha Drei Interleukine, IL-1ß, IL-6 und IL-8,

wurden als prädiktiv für eine VAP gefunden (Ramirez 2009; Conway Morris et al. 2010). Die Messungen zeigten jedoch große Überlappungen zwischen Patienten mit und ohne VAP, sodass das prädiktive Potenzial beim individuellen Patienten fraglich erscheint. Ebenso steht eine Validierung an unabhängigen Populationen aus.

> ▶▶ **Merke** Bislang ist es nicht gelungen, den Nachweis zu erbringen, dass Biomarker relevante Parameter in der Diagnose der VAP sind. Niedrige CRP- und PCT-Werte können allenfalls dazu beitragen, eine VAP auszuschließen.

3 Prognose der VAP

3.1 Procalcitonin (PCT) und C-reaktives Protein (CRP)

In sequentiellen Bestimmungen des PCT über sieben Tage an den Tagen 1, 3 und 7 war die Kinetik bei Patienten mit Therapieansprechen konsistent rückläufig, während die Werte bei solchen mit ungünstigem Verlauf (Tod, Rezidiv und/oder extrapulmonale Infektion binnen 28 Tagen) deutlich erhöht blieben. Auch waren sie in multivariater Analyse prädiktiv für einen solchen ungünstigen Verlauf (Luyt et al. 2005). Rückläufige PCT-, aber auch CRP-Werte wurden auch von anderen Autoren als Prädiktoren des Überlebens identifiziert (Seligman et al. 2006).

Insgesamt scheint das prognostische Potenzial des PCT jedoch begrenzt. So zeigten sich in einer großen Multicenter-Studie AUC-Werte für den maximalen und initialen PCT-Wert von 0,74 und 0,70, somit unwesentlich oberhalb der AUC für APACHE II von 0,69 (Bloos et al. 2011).

3.2 C-terminales Copeptin und MR-pro-ANP

Auch Copeptin und MR-pro-ANP wurden als prädiktiv für das Überleben, zudem für die Entwicklung eines septischen Schocks gefunden (Seligman et al. 2008a, b).

4 Indikation zur antimikrobiellen Therapie

In einer methodisch sehr anspruchsvollen PCT-Algorithmus-Interventionsstudie u. a. bei Patienten mit Verdacht auf VAP wurde das Potenzial des PCTs als Startpunkt einer antimikrobiellen Therapie evaluiert. Das Protokoll sah je nach PCT-Ergebnis vier mögliche Empfehlungen vor (zwei zugunsten, zwei gegen den Beginn einer antimikrobiellen Therapie, davon je einmal mit dem Attribut „starke" Empfehlung und je einmal ohne ein solches). Klinikern blieb es überlassen, diese Empfehlungen anzunehmen oder abzuweisen.

Die Anzahl der Fälle, in denen tatsächlich auf eine antimikrobielle Therapie verzichtet wurde, blieb jedoch gering (Bouadma et al. 2010).

5 Überprüfung des Therapieansprechens

(CRP) CRP zeigte sich als Marker des Therapieansprechens als überraschend starker Parameter. CRP wurde dabei an den Tagen 1 und 4 bestimmt. An Tag 4 lag der Quotient von Tag 4/Tag 1 bei Überlebenden bei 0,62, bei Verstorbenen hingegen bei 0,98. Tatsächlich überlebten alle Patienten mit einem raschen sowie mit einem langsamen CRP-Abfall, während die Letalität bei fehlendem Rückgang oder biphasischem Verlauf mit 78 % bzw. 75 % sehr hoch war (Pavoa et al. 2005). Das Therapieergebnis hing dabei entscheidend von einer adäquaten antimikrobiellen Therapie ab.

In einer weiteren Untersuchung konnte von derselben Arbeitsgruppe gezeigt werden, dass das CRP mit der Kinetik der Keimlast im Tracheobronchialsekret korrelierte, die sich wiederum abhängig von einer adäquaten antimikrobiellen Therapie zeigte. Eine CRP-Ratio von 0,8 nach 96 Stunden zeigte demnach eine adäquate antimikrobielle Therapie an (Lisboa et al. 2008).

> ▶ **Merke** Das CRP ist als Marker für ein Therapieansprechen besser als sein Ruf. Ein Rückgang der Werte an Tag 4 bzw. ein Quotient CRP Tag 4/Tag 1 von <0,8 zeigt

ein Therapieansprechen an! Das CRP ist demnach ebenso wie bei Patienten mit ambulant erworbener Pneumonie als Marker des Therapieansprechens geeignet. Ob dies allerdings für alle Patientengruppen gilt, ist noch nicht untersucht. Zudem beziehen sich die Ergebnisse von Untersuchungen immer nur auf die erste Episode einer VAP.

6 PCT als Instrument zur Verkürzung der Therapiedauer

Das Potenzial des PCT zur Verkürzung der antimikrobiellen Therapiedauer wurde in einer Reihe von Studien evaluiert. Patienten und Protokoll, Stopp-Regeln und Ergebnis der vier wichtigsten Studien finden sich in Tab. 1 zusammengefasst. Die kürzere Therapiezeit im Interventionsarm ergab sich jeweils ohne Unterschied in wichtigen Parametern des klinischen Behandlungsergebnisses.

Das Studienprotokoll sah stets vor, dass Kliniker die Empfehlung auf Basis des PCT-Werts ignorieren durften. Selbst unter Einschluss solcher Patienten, die im PCT-Arm nach klinischem Urteil (also wie die Standardgruppe) behandelt wurden, ergaben sich erhebliche Unterschiede in den ersten beiden Studien. In der dritten Studie war der Unterschied mit ca. zwei Tagen deutlich geringer.

Einschränkend muss erwähnt werden, dass insbesondere in der Studie von Nobre et al. Fälle durch wichtige Infektionserreger (P. aeruginosa, Acinetobacter baumanii) ausgeschlossen wurden. In der Studie von Buadma et al. wurde generell empfohlen, Patienten mit P. aeruginosa über 15 Tage zu behandeln.

Diese Differenz von zwei Tagen kürzerer Therapiedauer ergab sich auch aus einer Metaanalyse (Kopterides et al. 2010). Eine weitere Metaanalyse erbrachte ähnliche Ergebnisse, konnte jedoch eine um 7 % höhere Krankenhaus-Letalität nicht ausschließen (Heyland et al. 2011). Die resultierenden kürzeren Therapiezeiten im PCT-Arm müssen kritisch betrachtet werden. Für die ersten drei Studien gilt:

Tab. 1 Ergebnisse von vier Studien zur Evaluation des PCT als Instrument der Verkürzung der Therapiezeit

Autor	Patienten und Protokoll	Stopp-Regel	Ergebnis
Nobre et al. 2008	Patienten mit schwerer Sepsis oder septischem Schock 70 % Lunge als Fokus PCT vs. Standard Serielle PCT-Bestimmungen Kliniker durften Empfehlung auf Basis PCT ignorieren Patienten mit P. aeruginosa bzw. Acinetobacter baumannii ausgeschlossen	Abfall des PCT-Werts um $\geq$ 90 % frühestens an Tag 3 (wenn initial $<$ 1 µg/l) oder ab Tag 5 (wenn initial $\geq$ 1 µg/l)	Mediane Therapiedauer 6 vs. 12,5 Tage (bei Fällen, die entsprechend PCT behandelt wurden) Bei Auswertung aller Fälle mit einer Rate von ca. 20 %, in der die PCT-Empfehlung ignoriert wurde, ergab sich ein medianer Unterschied von 4 Tagen.
Stolz et al. 2009	Patienten mit VAP PCT vs. Standard Serielle PCT-Bestimmungen Kliniker durften Empfehlung auf Basis PCT ignorieren	PCT $<$ 0,25 µg/ml: starke Empfehlung Stopp PCT $\geq$ 0,25 bis $<$ 0,5 µg/ml – oder PCT-Abfall um $\geq$ 80 %: Empfehlung Stopp PCT $\geq$ 0,5 µg/ml oder PCT-Abfall $<$ 80 %: Empfehlung weiterbehandeln PCT $\geq$ 1 µg/ml – starke Empfehlung weiterbehandeln	Mediane Therapiedauer 9,5 vs. 13 Tage Therapiedauer länger als 7 Tage bei 65 vs. 82 %
Buadma et al. 2010	Patienten mit diversen Infektionen, darunter auch VAP PCT vs. Standard Serielle PCT-Bestimmungen Kliniker durften Empfehlung auf Basis PCT ignorieren	PCT $<$ 0,25 µg/ml: starke Empfehlung Stopp PCT $\geq$ 0,25 bis $<$ 0,5 µg/ml oder PCT-Abfall um $\geq$ 80 %: Empfehlung Stopp PCT $\geq$ 0,5 µg/ml oder PCT-Abfall $<$ 80 %: Empfehlung weiterbehandeln PCT $\geq$ 0,5 µg/ml oder PCT-Anstieg: starke Empfehlung Wechsel der antimikrobiellen Substanzen	Mediane Therapiedauer 7,3 vs. 9,4 Tage
De Jong et al. 2016	Patienten auf Intensivstation, 65 % mit pulmonalen Infektionen, davon 49 % nosokomiale	PCT-Abfall um 80 % oder $<$ 0,5 µg/L	Mediane Therapiedauer 5 vs. 7 Tage

- Generell wurde offenbar von den Klinikern der teilnehmenden Zentren eine längere Therapiezeit favorisiert; dies ergibt sich durch Therapiezeiten im Standardarm von ca. 9–13 Tagen. Nur in der Studie, in denen Nonfermenter ausgeschlossen wurden, konnte im Interventionsarm die Marke von sieben Tagen unterboten werden.
- Nach jetzigem Wissen beträgt die adäquate Standardtherapiedauer sieben Tage; diese dürfte im Vergleichsarm nicht wesentlich länger ausfallen. Dies bedeutet, dass selbst das beste Ergebnis sich kaum von dem unterschei-

det, das erzielbar ist, wenn die Standardtherapiedauer auf sieben Tage festgelegt wird.
- Die hohe Rate individueller Entscheidungen zur Therapiedauer sowohl im PCT- als auch im Vergleichsarm von ca. 50 % selbst unter Studienbedingungen lässt daran zweifeln, dass sich Kliniker in einer Routinesituation an einem Biomarker zur Bestimmung der Therapiedauer orientieren werden.

Die jüngste Studie (de Jong et al. 2016) ist im Vergleich zu den drei Vorläuferstudien und den vorliegenden Metaanalysen ein Ausreißer. Sie überrascht dadurch, dass durch die PCT-gesteuerte Strategie trotz mehr als 50 % Überstimmung der Stopp-Regel eine mediane Therapiezeit von 5 vs. 7 Tagen erreicht und dabei noch ein erheblicher und signifikanter Überlebensvorteil für die Interventionsgruppe gezeigt wurde.

- Für die Bewertung dieser Daten muss differenziert werden zwischen dem Stellenwert des PCT in der Reduktion der „überflüssigen" antimikrobiellen Therapie und dem in der Reduktion der Standardtherapiezeit von 7 Tagen bei Patienten, die tatsächlich eine Infektion (bzw. Pneumonie) haben.
- In dieser Studie erreichten 73 % der Patienten des Interventionsarms während der Intensivstationsbehandlung die Stopp-Kriterien. Es ist jedoch nicht ersichtlich, um welche Patienten es sich dabei gehandelt hat. Ebenso ist nicht ersichtlich, wie viele Patienten in der Standardgruppe mehr als 7 Tage Therapie erhalten haben. Für die Bewertung längerer Therapien wäre als wesentlicher Faktor auch der Anteil an Therapieversagern wichtig. Des Weiteren bleibt in dieser Studie offen, welchen Einfluss die Art der Infektion auf das Ergebnis hat. Da PCT in der Diagnostik der Pneumonie unter Beatmung keinen unabhängigen Stellenwert einnimmt (siehe oben, Abschn. 4), ist die Bedeutung der Ergebnisse für diese mutmaßlich begrenzt.
- Die Bewertung des Überlebensvorteils ist sehr schwierig. Die Autoren vermuten eine größere Sorgfalt in der Differentialdiagnose bei niedrigen PCT-Werten. Dies bleibt jedoch spekulativ. Ein direkter Effekt der intensiveren antimikrobiellen Therapie in der Standardgruppe wurde nicht überprüft.

Insgesamt verändert diese Studie nicht wesentlich die Bewertung der Rolle des PCT als Instrument der Therapiezeitverkürzung. Sie zeigt jedoch eindrücklich, dass kürzere mediane Therapiezeiten möglich sind und gibt ein Signal, dass eine genaue Differentialdiagnose und kritische Indikationsstellung für die antimikrobielle Therapie und die tägliche Überprüfung der Indikation für die Reduktion des Selektionsdrucks und mög-

licherweise auch das Behandlungsergebnis von hoher Bedeutung sind.

> ▶ **Merke** Jeder Biomarker, der zur Bestimmung der Therapiezeit herangezogen wird, muss bei vergleichbarem klinischen Behandlungsergebnis unterhalb der sieben Tage Standard-Therapiezeit bleiben, wenn er klinische Relevanz beansprucht!

Die Option der Verkürzung der antimikrobiellen Therapiedauer durch PCT kann daher Anwendung finden, wenn Kliniker eine Bestätigung für eine Entscheidung zu einer kürzeren Therapiezeit suchen. Des Weiteren bleibt es weitere Untersuchungen wert zu prüfen, ob nicht durch PCT die Therapiezeit von „early onset" Pneumonien verkürzt werden kann, also Pneumonien, die durch Erreger verursacht werden, bei denen eine kürzere Therapiezeit als sieben Tage grundsätzlich denkbar ist.

Weiterführende Literatur

Diagnostische Aussagekraft von Biomarkern bei VAP. Biomarker sind nicht geeignet, die Limitationen der klinischen und mikrobiologischen Kriterien in der Diagnostik der VAP zu überwinden:

- Duflo F, Debon R, Monneret G, Bienvenu J, Chassard D, Allaouchiche B (2002) Alveolar and serum procalcitonin: diagnostic and prognostic value in ventilator-associated pneumonia. Anesthesiology 96:74–79
- Ramirez P, Garcia MA, Ferrer M, Aznar J, Valencia M, Sahuquillo JM, Menéndez R, Asenjo MA, Torres A (2008) Sequential measurements of procalcitonin levels in diagnosing ventilator-associated pneumonia. Eur Respir J 31:356–362
- Zagli G, Cozzolino M, Terreni A et al (2014) Diagnosis of ventilator-associated pneumonia: a pilot, exploratory analysis of a new score based on procalcitonin and chest echography. Chest 146:1578–1585
- Luyt CE, Combes A, Reynaud C, Hekimian G, Nieszkowska A, Tonnellier M, Aubry A,

Trouillet JL, Bernard M, Chastre J (2008) Usefulness of procalcitonin for the diagnosis of ventilator-associated pneumonia. Intensive Care Med 34:1434–1440

– Jung B, Embriaco N, Roux F, Forel JM, Demory D, Allardet-Servent J, Jaber S, La Scola B, Papazian L (2010) Microbiogical data, but not procalcitonin improve the accuracy of the clinical pulmonary infection score. Intensive Care Med 36:790–798

Drei Studien, eine positive, zwei negative, zum Einsatz von sTREM zur Diagnose der VAP. sTREM hat die in es gesetzten Erwartungen nicht erfüllen können:

– Gibot S, Cravoisy A, Levy B, Bene MC, Faure G, Bollaert PE (2004) Soluble triggering receptor expressed on myeloid cells and the diagnosis of pneumonia. N Engl J Med 350:451–458

– Anand NJ, Zuick S, Klesney-Tait J, Kollef MH (2009) Diagnostic implications of soluble triggering receptor expressed on myeloid cells-1 in BAL fluid of patients with pulmonary infiltrates in the ICU. Chest 135:641–647

– Oudhuis GJ, Beuving J, Bergmans D, Stobberingh EE, ten Velde G, Linssen CF, Verbon A (2009) Soluble Triggering Receptor Expressed on Myeloid cells-1 in bronchoalveolar lavage fluid is not predictive for ventilator-associated pneumonia. Intensive Care Med 35:1265–1270

Evaluation weiterer Biomarker, wovon keiner einen relevanten Fortschritt in der Diagnostik darstellt:

– Conway Morris A, Kefala K, Wilkinson TS, Moncayo-Nieto OL, Dhaliwal K, Farrell L, Walsh TS, Mackenzie SJ, Swann DG, Andrews PJ, Anderson N, Govan JR, Laurenson IF, Reid H, Davidson DJ, Haslett C, Sallenave JM, Simpson AJ (2010) Diagnostic importance of pulmonary interleukin-1beta and interleukin-8 in ventilator-associated pneumonia. Thorax 65:201–207

– Ramírez P, Ferrer M, Gimeno R, Tormo S, Valencia M, Piñer R, Menendez R, Torres A (2009) Systemic inflammatory response and increased risk for ventilator-associated pneumonia: a preliminary study. Crit Care Med 37:1691–1695

Studien zum prognostischen Wert von Biomarkern bei VAP:

– Luyt CE, Guérin V, Combes A, Trouillet JL, Ayed SB, Bernard M, Gibert C, Chastre J (2005) Procalcitonin kinetics as a prognostic marker of ventilator-associated pneumonia. Am J Respir Crit Care Med 171:48–53

– Seligman R, Meisner M, Lisboa TC, Hertz FT, Filippin TB, Fachel JM, Teixeira PJ (2006) Decreases in procalcitonin and C-reactive protein are strong predictors of survival in ventilator-associated pneumonia. Crit Care 10:R125

– Bloos F, Marshall JC, Dellinger RP, Vincent JL, Gutierrez G, Rivers E, Balk RA, Laterre PF, Angus DC, Reinhart K, Brunkhorst FM (2011) Multinational, observational study of procalcitonin in ICU patients with pneumonia requiring mechanical ventilation: a multicenter observational study. Crit Care 15:R88

– Seligman R, Papassotiriou J, Morgenthaler NG, Meisner M, Teixeira PJ (2008a) Prognostic value of midregional pro-atrial natriuretic peptide in ventilator-associated pneumonia. Intensive Care Med 34:2084–2091

– Seligman R, Papassotiriou J, Morgenthaler NG, Meisner M, Teixeira PJ (2008b) Copeptin, a novel prognostic biomarker in ventilator-associated pneumonia. Crit Care 12:R11

Wichtigste Referenz hinsichtlich PCT-Interventionsalgorithmen bei kritisch Kranken unter Einschluss der VAP:

– Bouadma L, Luyt CE, Tubach F, Cracco C, Alvarez A, Schwebel C, Schortgen F, Lasocki S, Veber B, Dehoux M, Bernard M, Pasquet B, Régnier B, Brun-Buisson C,

Chastre J, Wolff M; PRORATA trial group (2010) Use of procalcitonin to reduce patients' exposure to antibiotics in intensive care units (PRORATA trial): a multicentre randomised controlled trial. Lancet 375:463–474

Zwei Studien, die den Wert des CRPs zur Bestimmung des Therapieansprechens, der Keimlast im Tracheobronchialsekret und somit der adäquaten antimikrobiellen Therapie belegen:

– Póvoa P, Coelho L, Almeida E, Fernandes A, Mealha R, Moreira P, Sabino H (2005) C-reactive protein as a marker of ventilator-associated pneumonia resolution: a pilot study. Eur Respir J 25:804–812
– Lisboa T, Seligman R, Diaz E, Rodriguez A, Teixeira PJ, Rello J (2008) C-reactive protein correlates with bacterial load and appropriate antibiotic therapy in suspected ventilator-associated pneumonia. Crit Care Med 36:166–171

Zusammen mit Seligmann (2008b) die maßgeblichen Studien zur Therapiezeitverkürzung bei VAP durch sequentielle PCT-Bestimmungen:

– Nobre V, Harbarth S, Graf JD, Rohner P, Pugin J (2008) Use of procalcitonin to shorten antibiotic treatment duration in septic patients: a randomized trial. Am J Respir Crit Care Med 177:498–505
– Stolz D, Smyrnios N, Eggimann P, Pargger H, Thakkar N, Siegemund M, Marsch S, Azzola A, Rakic J, Mueller B, Tamm M (2009) Procalcitonin for reduced antibiotic exposure in ventilator-associated pneumonia: a randomised study. Eur Respir J 34:1364–1375

Rezente Studie zur Therapiezeitverkürzung bei Patienten mit Verdacht auf Infektionen auf der Intensivstation:

– de Jong E, van Oers JA, Beishuizen A, Vos P, Vermeijden WJ, Haas LE, Loef BG, Dormans T, van Melsen GC, Kluiters YC, Kemperman H, van den Elsen MJ, Schouten JA, Streefkerk JO, Krabbe HG, Kieft H, Kluge GH, van Dam VC, van Pelt J, Bormans L, Otten MB, Reidinga AC, Endeman H, Twisk JW, van de Garde EM, de Smet AM, Kesecioglu J, Girbes AR, Nijsten MW, de Lange DW (2016) Efficacy and safety of procalcitonin guidance in reducing the duration of antibiotic treatment in critically ill patients: a randomised, controlled, open-label trial. Lancet Infect Dis 16:819–827

Zwei Metaanalysen zum Stellenwert von PCT-Interventionsalgorithmen bei kritisch Kranken:

– Kopterides P, Siempos II, Tsangaris I, Tsantes A, Armaganidis A (2010) Procalcitonin-guided algorithms of antibiotic therapy in the intensive care unit: a systematic review and meta-analysis of randomized controlled trials. Crit Care Med 38:2229–2241
– Heyland DK, Johnson AP, Reynolds SC, Muscedere J (2011) Procalcitonin for reduced antibiotic exposure in the critical care setting: a systematic review and an economic evaluation. Crit Care Med 39:1792–1799

Santiago Ewig und Sören Gatermann

1 Allgemeines

Die Wirksamkeit einer antimikrobiellen Therapie hängt davon ab, ob es gelingt, eine antimikrobielle Substanz in einer Konzentration an den Ort der Infektion zu bekommen, die zu einer wirksamen Abtötung oder Wachstumshemmung eines Erregers führt und vom Körper hinreichend gut toleriert wird.

Das Verhältnis der Pharmakokinetik (was geschieht mit einer Substanz im Körper?) und Pharmakodynamik (was geschieht im Körper durch die Substanz?) wird als PK/PD-Verhältnis ausgedrückt. Durch PK/PD-Verhältnisse kann die Wirksamkeit einer antimikrobiellen Substanz in einer bestimmten Dosierung modelliert werden.

S. Ewig (✉)
Thoraxzentrum Ruhrgebiet, Kliniken für Pneumologie und Infektiologie, EVK Herne und Augusta-Kranken-Anstalt, Bochum, Deutschland
E-Mail: sewig@versanet.de

S. Gatermann (✉)
Institut für Hygiene und Mikrobiologie, Abteilung für Medizinische Mikrobiologie, Ruhr-Universität Bochum, Bochum, Deutschland
E-Mail: soeren.gatermann@rub.de

© Springer-Verlag GmbH Deutschland 2017
S. Ewig (Hrsg.), *Nosokomiale Pneumonie*,
DOI 10.1007/978-3-662-49821-7_41

1.1 Zeitabhängige und konzentrationsabhängige Wirkcharakteristik antimikrobieller Substanzen

Aus den Beziehungen von Pharmakokinetik und Pharmakodynamik der antimikrobiellen Substanzen lassen sich Wirkcharakteristika sowie Dosierungsschemata herleiten (Rajman 2008; Ambrose et al. 2010).

Von grundlegender Bedeutung ist die Unterscheidung der zeit- von der konzentrationsabhängigen Wirksamkeit. Antimikrobielle Substanzen, die zeitabhängig wirksam sind, sollten möglichst lange, mindestens aber 50 % der Zeit mit ihrem Wirkspiegel oberhalb der MHK des zu behandelnden Bakteriums liegen (Zeit/MHK). Demgegenüber sollten konzentrationsabhängige Substanzen eine möglichst hohe initiale Serumkonzentration erzielen (C_{max}/MHK). Ein intermediärer Typ vereint beide Wirkcharakteristika (AUC/MHK). Die AUC sollte hier 4- bis 5-mal oberhalb der MHK liegen, mit einer resultierenden AUC/MHK von 100–125.

Die wichtigsten PK/PD-Indizes umfassen (Definitionen nach Wiedemann 2003) (Abb. 1):

- T > MHK: Kumulativer Prozentsatz der Zeit über 24 h, in der die Konzentration der antimikrobiellen Substanz während der pharmakokinetischen steady-state Bedingungen über der MHK des Erregers liegt

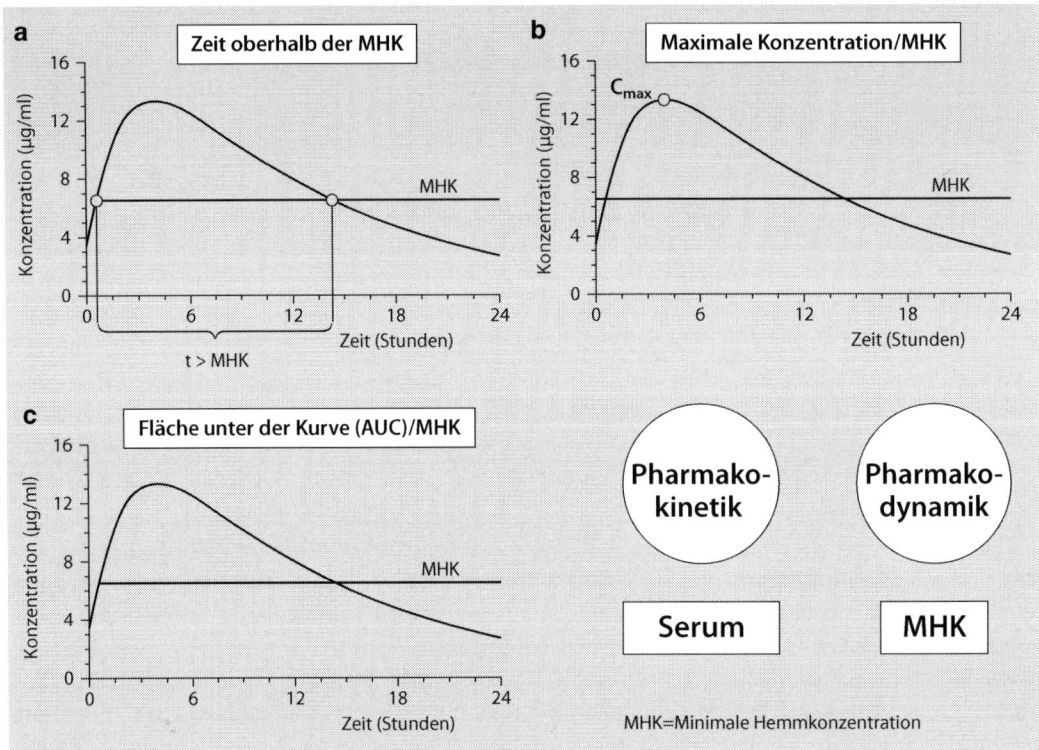

Abb. 1 Typen der Wirksamkeit von antimikrobiellen Substanzen: **a** Zeihängige Wirkcharakteristik, **b** Konzentrationsabhängige Wirksamkeit, **c** Intermediärtyp

- C_{max}/MHK: Maximale Plasmakonzentration C_{max} dividiert durch die MHK des Erregers
- AUC/MHK bzw. AUC24/MHK: Fläche unter der Konzentrations-Zeit-Kurve über 24 h dividiert durch die MHK des Erregers

Die Zuordnung der einzelnen antimikrobiellen Substanzklassen zur Wirkcharakteristik geht aus Tab. 1 hervor.

Tab. 1 Wirkcharakteristika einzelner antimikrobieller Substanzklassen

Zeitabhängig wirksame antimikrobielle Substanzen (T > Max)	Konzentration-sabhängig wirksame antimikrobielle Substanzen (Cmax/MHK)	Intermediärtypen (AUC/MHK)
ß-Laktame Makrolide Clindamycin Oxazolidinone	Aminoglykoside Vancomycin	Fluorchinolone

1.2 Konsequenzen für die adäquate Dosierung antimikrobieller Substanzen zur Verhinderung eines Therapieversagens

Durch PK/PD-Modellierung lässt sich zeigen, dass eine antimikrobiell wirksame Substanz auch dann noch eine wirksame Substanz gegen einen Erreger mit einer erhöhten MHK sein kann, wenn eine hohe Dosis gewählt wird und an den Zielort gebracht werden kann. Somit kann in einem hohen Dosisbereich eine Wirksamkeit angenommen werden, wenn die MHK gegenüber dem definierten Schwellenwert der sicheren Wirksamkeit erhöht ist. Diese Aussage muss organspezifisch konkretisiert werden, da je nach Substanz mit einer unterschiedlichen Gewebspenetration zu rechnen ist.

Die Standarddosierungen in der Zulassung der in Frage stehenden antimikrobiellen Substanzen beruhen auf entsprechenden Zulassungsstudien. Sie können dennoch Unterdosierungen je nach Schweregrad der Erkrankung und spezifischer Organinfektion darstellen, die nur durch das PK/PD-Modell aufgedeckt bzw. korrigiert werden können.

1.3 Konsequenzen für die adäquate Dosierung antimikrobieller Substanzen zur Verhinderung einer Resistenzentwicklung

Eine adäquate Dosierung geht nicht nur mit einer hohen Wirksamkeit einher, sondern trägt aufgrund einer zuverlässigen Erregerelimination auch zu einer Verhinderung einer Resistenzentwicklung bei. Eine subinhibitorisch wirksame antimikrobielle Therapie hingegen selektiert Klone innerhalb der Bakterienpopulation, die eine verringerte Empfindlichkeit mitbringen oder unter Therapie erwerben.

Im Rahmen einer Mehrschrittresistenz ist die Induktion einer Resistenz nicht unmittelbar mit einem Therapieversagen verbunden. Vielmehr kann es dazu kommen, dass schleichende Erhöhungen der MHK selektiert werden, die erst bei wiederholter Therapie mit derselben Substanz zu einem Therapieversagen führen. Dies wird typischerweise bei Fluorchinolonen gesehen.

1.4 Stärken und Limitationen der PK/PD-Modelle

PK/PD-Modelle reflektieren Wirkcharakteristika antimikrobieller Substanzen bzw. Substanzklassen, mit denen adäquate Dosierungen abgeschätzt werden können. Im besten Fall ergeben sich Grenzwerte, die einen Therapieerfolg mit hoher Wahrscheinlichkeit voraussagen. Die PK/PD-Modellierung ist auch Grundlage für die Entwicklung neuer antimikrobieller Substanzen (Ambrose et al. 2010).

Dennoch müssen die Limitationen der Modelle bzw. die aus ihnen resultierenden Grenzwerte stets bewusst bleiben. So handelt es sich bei der Pharmakokinetik einer antimikrobiellen Substanz nicht um eine starre Größe, sondern diese kann je nach Patient und Infektion stark variieren. Ebenso muss bedacht werden, dass die Konzentrationen der antimikrobiellen Substanzen im Plasma bestimmt werden, nicht aber am Infektionsort. Letztere Konzentrationen können sich aber je nach Penetration der Substanz deutlich unterscheiden. Auch ist die MHK stark abhängig von der Methodik ihrer Bestimmung.

Zusammenfassend muss somit festgestellt werden, dass kein Index allein einen Grenzwert für alle Substanzen bzw. Erreger ergibt, der regelmäßig einen Therapieerfolg garantiert.

1.5 Monte Carlo-Simulationen

Diese Limitationen können durch Monte Carlo-Simulationen zumindest begrenzt werden.

Unter Monte Carlo-Simulationen (MCS) werden Computer-basierte Plattformen verstanden, die es erlauben, die Wahrscheinlichkeit eines therapeutischen Ergebnisses bzw. genauer des Erzielens eines vorgegebenen pharmakologischen Ziels (engl.: „probability of target achievement", PTA) unter Variationen der Dosis, der Dosisintervalle oder der kontinuierlichen Applikation zu bestimmen (Roberts et al. 2011).

Die durch MCS abgeleiteten Dosierungen können dann in klinischen Studien bei verschiedenen Patientenpopulationen und unterschiedlichen Infektionen validiert werden. Der wesentliche Vorteil der MCS besteht somit in der Möglichkeit der Reduktion der erforderlichen klinischen Studien durch Berechnung der wahrscheinlich adäquaten Dosierung in unterschiedlichen klinischen Situationen bzw. bei spezifischen Organinfektionen.

Folgende Voraussetzungen müssen gegeben sein, um eine MCS durchzuführen:

- ein robustes PK-Modell einschließlich seiner Einflussfaktoren,
- ein kovariates PK-Modell, das angibt, wie sich das PK-Modell unter verschiedenen modifizierten Einflussfaktoren verändert,
- ein PD-Modell, das die Wirkcharakteristik der antimikrobiellen Substanz beschreibt (Wirkcharakteristika (Tab. 1) und MHKs).

Dies ergibt PK/PD-Modelle unter variablen PK- bzw. PD-Bedingungen.

Die klinische Brauchbarkeit der resultierenden MCS hängt ihrerseits von folgenden Faktoren ab:

- Das PK-Modell muss eine hinreichend große Anzahl gemessener Patienten beinhalten, um tatsächlich die gesamte Werteverteilung zu erfassen.
- Die Daten der PK-Modelle unterschiedlicher klinischer Situationen dürfen nicht vermengt werden, d. h. Daten von Patienten in stabilem Zustand und solche mit schwerer Sepsis bzw. septischem Schock müssen getrennt ausgewertet werden.
- Das PK-Modell muss auf der bioverfügbaren Konzentration und nicht auf der Gesamtkonzentration beruhen; dieser Unterschied ist besonders für Substanzen mit hoher Eiweißbindung relevant.
- Die MHKs, die in die PD- bzw. PK/PD-Modelle eingehen, müssen repräsentativ für die vor Ort behandelten Patienten sein.

1.6   Praktische Anwendbarkeit

Bislang ist es noch nicht möglich, die PK/PD-Modellierung individuell am Patientenbett zum Zwecke einer individuellen Dosisfindung anzuwenden. Einige bereits auf dem Markt befindlichen Programme zeigen jedoch das Potenzial dieses Ansatzes (z. B. BestDose v1.0; ID-ODS; MW Pharm; DoseMe; TCI Works; First-Dose; WinAUIC; CADDy Program v4e).

2   Determinanten der adäquaten Dosierung

2.1   Allgemeines

Die Determinanten für die optimale Dosierung einer antimikrobiellen Therapie umfassen das Verteilungsvolumen, aber auch die Proteinbindung, die Penetration sowie die Elimination (Abb. 2 und Tab. 2, siehe auch ▸ Kap. 13, „Antimikrobielle Therapie: Pharmakokinetik (PK)").

Die in Fachinformationen empfohlenen Dosierungen entsprechen weitgehend denjenigen der Zulassungsstudien. Aktuell ist jedoch deutlich geworden, dass diese Dosierungen bei Patienten mit schwerer Sepsis bzw. septischem Schock in vielen Fällen nicht ausreichend sind. Die Begründung dafür ist, dass sich wichtige Determinanten der Pharmakokinetik im Rahmen einer schweren Sepsis bzw. eines septischen Schocks ändern (Tab. 3).

Abb. 2 Veränderungen der Pharmakokinetik der antimikrobiellen Therapie bei Patienten mit Pneumonie und schwerer Sepsis bzw. septischem Schock (SH = schwere Sepsis, SK = septischer Schock; Vd = Verteilungsvolumen; ARC = augmented renal clearance; Erhöhung bei > 130 ml/min/l; Cl = Clearance; Hypalbuminämie = < 2,5 mg/dl; * durch Hypalbuminämie, bei Substanzen mit hoher Eiweißbindung)

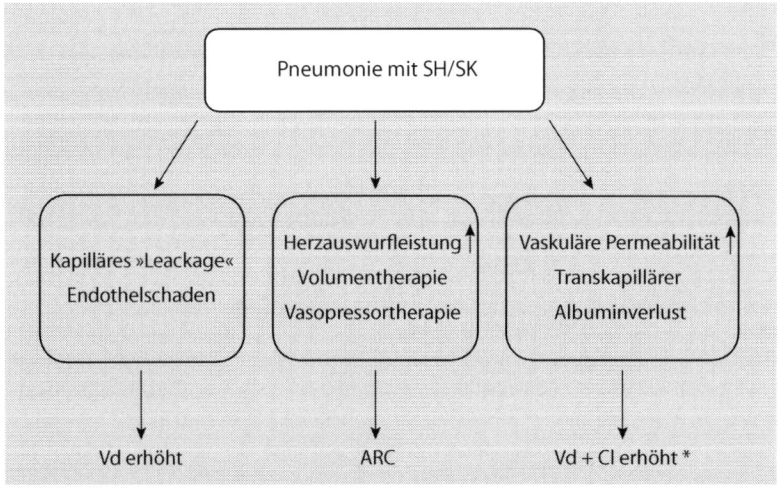

2.2 Verteilungsvolumen

Das höhere Verteilungsvolumen bei schwerer Sepsis bzw. septischem Schock bedeutet für hydrophile Antibiotika (konzentriert in Blut und interstitiellem Wasser), dass es unter Standarddosierungen zu einer Unterdosierung kommt. Daher erscheinen Ladedosen bei ß-Laktamen, Aminoglykosiden, Glykopeptiden und Colistin erforderlich. Lipophile Antibiotika (konzentriert intrazellulär und im Fettgewebe) berühren das erhöhte Verteilungsvolumen dagegen weniger.

2.3 Proteinbindung

Substanzen mit hoher Proteinbindung liegen bei Hypalbuminämie vermehrt in freier Form vor; damit vergrößern sich das Verteilungsvolumen und die Ausscheidungsrate. Dies betrifft vor allem Flucloxacillin, Ceftriaxon und Ertapenem.

2.4 Gewebspenetration

Durch die Gefäßfehlfunktion kommt es zu einer verminderten Gewebspenetration, einschließlich der ELF in der Lunge, sodass ß-Laktame, Fluorchinolone und Fosfomycin weniger wirksam sind.

2.5 Akutes Nierenversagen, akut-auf-chronische Niereninsuffizienz

Lipophile Substanzen werden in der Regel überwiegend renal ausgeschieden. Im Rahmen eines

Tab. 2 Determinanten der optimalen Dosierung der antimikrobiellen Therapie

Parameter	Determinanten	Kommentar
Verteilungsvolumen	Hydrophilie/ Lipophilie	Geringeres Verteilungsvolumen bei Hydrophilie: ß-Laktame, Aminoglykoside, Glykopeptide Hohes Verteilungsvolumen bei Lipophilie: Makrolide, Chinolone
Proteinbindung	Protein	Hohe Eiweißbindung: Flucloxacillin, Ceftriaxon, Ertapenem
Penetration	Hydrophilie/ Lipophilie	Beste Penetration bei Lipophilie: Makrolide, Chinolone
Elimination	Leber Niere	Variable Eliminationsweise

Tab. 3 Veränderungen der Pharmakokinetik und Konsequenzen für die Dosierung der antimikrobiellen Therapie in der Sepsis

Parameter	Kritische Determinanten	Veränderung bei Sepsis	Kommentar
Verteilungsvolumen	Hydrophilie	Verteilungsvolumen bis zu 200 % erhöht	Betrifft: ß-Laktame, Aminoglykoside, Glykopeptide, Colistin
Proteinbindung	Proteinspiegel	Bei Albumin < 2,5 mg/dl: höheres Verteilungsvolumen höhere Clearance	Betrifft: Flucloxacillin, Ertapenem, Ceftriaxon
Penetration	Gefäßfunktion ELF der Lunge	Mikrovaskuläres Versagen	Betrifft: ß-Laktame, Chinolone, Fosfomycin Geringere ELF-Spiegel bei Hydrophilie
Elimination	Leber Niere Nierenersatztherapie	Leberversagen augmented renal clearance (ARC) Nierenversagen	Schlechter eliminierbar sind Substanzen mit: hohem Verteilungsvolumen, Lipophilie, hoher Eiweißbindung

ELF = epithelial lining fluid

akuten Nierenversagens bzw. einer akut-auf-chronischen Niereninsuffizienz besteht das Risiko der Kumulation.

Für die Nierenersatztherapie gilt grundsätzlich, dass Substanzen mit hohem Verteilungsvolumen, Lipophilie und hoher Eiweißbindung schlechter eliminierbar sind.

2.6 Augmented renal clearance

Veränderungen der Nierenfunktion umfassen jedoch nicht nur die bekannte Niereninsuffizienz mit Gefahr der Kumulation renal eliminierter Substanzen, sondern auch die sogenannte „augmented renal clearance" (ARC), also eine Hyperclearance mit vermehrter Ausscheidung antimikrobieller Substanzen. Als Risikofaktoren für eine ARC (meist während der ersten Behandlungswoche) wurden identifiziert (Udy et al. 2013; Udy et al. 2014):

- jüngeres Lebensalter ($<$50 Jahre),
- männliches Geschlecht,
- Polytrauma,
- ZNS-Trauma,
- schwere Sepsis,
- geringerer APACHE-II- oder SOFA-Score.

Eine ARC (bei normalem Serum-Kreatinin) konnte je nach untersuchter Population in bis zu 50–80 % der Intensivpatienten nachgewiesen werden. Es konnte zudem gezeigt werden, dass eine ARC mit einem Therapieversagen assoziiert war; dieses Risiko war umso höher, je länger die ARC bestand (Claus et al. 2013; Hobbs et al. 2015).

Andererseits sind mehrere Fragen hinsichtlich der ARC offen:

- Wie können Patienten mit ARC bettseitig identifiziert werden?
- Welche ist die beste Methode, die ARC zu messen?
- Wie hoch ist die Inzidenz in einer kritisch kranken Population ohne Trauma?

- Wie verhält sich die ARC in Abhängigkeit zur Behandlungszeit und dem Behandlungsergebnis?

2.7 Leberinsuffizienz

Ein Leberversagen führt zu einer geringeren Metabolisierung der hepatisch bzw. biliär ausgeschiedenen Substanzen und über diesen Weg zur Kumulation.

3 Konsequenzen für die Dosierung bei Patienten mit Pneumonie und schwerer Sepsis bzw. septischem Schock

Die Sepsis stellt ein dynamisches Geschehen dar, das zu raschen Veränderungen der Pharmakokinetik führen kann. Dies erschwert zusätzlich die Wahl der adäquaten Dosierung.

Leider gibt es zurzeit noch keine verlässlichen Parameter, aus denen bettseitig eine individuelle Dosierung ableitbar wäre. Daher können aktuell nur folgende Grundsätze formuliert werden:

- Grundsätzlich gelten Dosisreduktionen bei Niereninsuffizienz nicht für die erste Dosis. Diese sollte vielmehr in voller Höhe erfolgen, da es insbesondere bei schweren Infektionen auf die Erzielung eines raschen, hinreichend hohen Wirkspiegels ankommt.
- Wasserlösliche Substanzen (aktuell ß-Laktamen, Glykopeptide, Colistin) bedürfen einer Ladedosis.
- Bei kritisch Kranken sollte für bestimmte hydrophile Substanzen eine kontinuierliche Gabe bzw. prolongierte Infusionszeit bevorzugt werden (siehe ▶ Kap. 15, „Antimikrobielle Therapie: Wirkspektrum, Dosierung und Applikation antimikrobieller Substanzen").

Solange keine individuelle Dosierung begründet werden kann, sollte wo immer möglich ein „therapeutic drug monitoring" (TDM) erfolgen, das eine individuelle Dosierung erlaubt. Ein solches steht zur Zeit mindestens für Vancomycin und (eingeschränkt) Colistin zur Verfügung.

Für die Zukunft zeichnet sich ab, dass eine computergestützte Dosierung anhand der individuellen Pharmakokinetik einen wichtigen Beitrag zur adäquaten Dosierung leisten wird.

Weiterführende Literatur

Bedeutung der PK/PD-Modellierung für die Dosisfindung antimikrobieller Substanzen:

- Rajman I (2008) PK/PD modelling and simulations: utility in drug development. Drug Discov Today 13:341–346
- Ambrose PG, Bhavnani SM, Ellis-Grosse EJ, Drusano GL (2010) Pharmacokinetic-pharmacodynamic considerations in the design of hospital-acquired or ventilator-associated bacterial pneumonia studies: look before you leap! Clin Infect Dis 51(Suppl 1):103–110

Schöne knappe Zusammenfassung der Bedeutung pharmakologischer Indizes:

- Wiedemann B, Fuhst C (2003) Pharmakologische Indizes in der Antibiotikatherapie. Chemother J 12:45–50

Wichtige Arbeiten zur klinischen Relevanz der „augmented renal clearance" (AUC):

- Hobbs AL, Shea KM, Roberts KM, Daley MJ (2015) Implications of augmented renal clearance on drug dosing in critically Ill patients: a focus on antibiotics. Pharmacotherapy 35:1063–1075
- Udy AA, Roberts JA, Shorr AF, Boots RJ, Lipman J (2013) Augmented renal clearance in septic and traumatized patients with normal plasma creatinine concentrations: identifying at-risk patients. Crit Care 17:R35
- Udy AA, Baptista JP, Lim NL, Joynt GM, Jarrett P, Wockner L, Boots RJ, Lipman J (2014) Augmented renal clearance in the ICU: results of a multicenter observational study of renal function in critically ill patients with normal plasma creatinine concentrations. Crit Care Med 42:520–527
- Claus BO, Hoste EA, Colpaert K, Robays H, Decruyenaere J, De Waele JJ (2013) Augmented renal clearance is a common finding with worse clinical outcome in critically ill patients receiving antimicrobial therapy. J Crit Care 28:695–700

Allgemeine Darstellung der Prinzipien des Monte Carlo-Simulation:

- Roberts JA, Kirkpatrick CMJ, Lipman J (2011) Monte Carlo simulations: maximizing antibiotic pharmacokinetic data to optimize clinical practice for critically ill patients. J Antimicrob Chemother 66:227–231

Antimikrobielle Therapie: Pharmakokinetik (PK)

13

Santiago Ewig

1 Allgemeines

Eine Beschreibung der wichtigsten Kenndaten der Pharmakokinetik findet sich in der Übersicht am Ende dieses Kapitels.

Bei der Interpretation pharmakokinetischer Kenndaten antimikrobieller Substanzen muss immer beachtet werden, ob es sich um Daten gesunder Freiwilliger oder um Daten von kritisch Kranken handelt. Die in den Fachinformationen genannten Daten stammen meist aus Bestimmungen bei gesunden Freiwilligen.

Große Zurückhaltung ist geboten bei Schlüssen aus solchen Kenndaten in Bezug auf therapeutische Wirksamkeit bzw. Überlegenheit gegenüber anderen Substanzen.

2 ß-Laktame

2.1 Allgemeine Merkmale

Das Verteilungsvolumen ist klein und entspricht etwa dem Extrazellulärraum. Biologische Membranen werden nur wenig oder gar nicht permeiert. Ansonsten ist die Gewebspenetration gut. Die antibakterielle Aktivität ist am höchsten im leicht sauren Milieu.

ß-Laktame weisen eine sehr große therapeutische Breite auf. Die meisten ß-Laktame haben kurze Eliminations-Halbwertszeiten und werden überwiegend renal ausgeschieden.

2.2 Besonderheiten der Substanzen im Vergleich

Penicilline Penicillin G weist, sofern es wirksam ist, häufig sehr niedrige MHKs auf, sodass auch Erreger in schwerer zugänglichen Kompartimenten noch erreicht werden können. Es hat außerdem die größte therapeutische Breite der ß-Laktam-Antibiotika, was ebenfalls die Therapie in Fällen möglich macht, die sonst nicht zugänglich wären. Es wird oral nicht resorbiert und muss wegen seiner relativ kurzen Halbwertszeit häufig (bis zu viermal) dosiert werden. Es kann auch kontinuierlich gegeben werden.

Cephalosporine Ceftriaxon nimmt unter den ß-Laktamen bzw. Cephalosporinen eine Sonderstellung ein, als es durch eine Eiweißbindung von ca. 90 % eine hohe Eliminationshalbwertszeit von ca. 8 h aufweist und zu ca. 40 % biliär eliminiert wird. Demgegenüber werden Cefuroxim, Ceftazidim und Cefepim ebenso wie Ceftobiprol und Ceftolozan nahezu ausschließlich renal eliminiert.

S. Ewig (✉)
Thoraxzentrum Ruhrgebiet, Kliniken für Pneumologie und Infektiologie, EVK Herne und Augusta-Kranken-Anstalt, Bochum, Deutschland
E-Mail: sewig@versanet.de

© Springer-Verlag GmbH Deutschland 2017
S. Ewig (Hrsg.), *Nosokomiale Pneumonie*,
DOI 10.1007/978-3-662-49821-7_42

Carbapeneme Imipenem führt nur in Kombination mit Cilastatin zu der erforderlichen Verweildauer im Plasma, indem es das Enzym Dehydropeptidase I hemmt, das ansonsten das Imipenem inaktivieren würde. Aus diesem Grunde kann eine Steigerung der Standarddosis im Gegensatz zu Meropenem nur in engen Grenzen erfolgen.

Monobactame Die Halbwertszeit beträgt ca. 2 h. Es besteht eine Eiweißbindung von ca. 50 %. Die Gewebspenetration ist gut. Die Ausscheidung erfolgt ganz überwiegend renal.

3 Fluorchinolone

Die wichtigste Eigenschaft der Fluorchinolone besteht in ihrem hohen Verteilungsvolumen.

Ciprofloxacin und Levofloxacin werden überwiegend renal, Moxifloxacin wird hepatisch ausgeschieden. Daher ist bei den beiden Erstgenannten bei Niereninsuffizienz eine Dosisanpassung erforderlich.

4 Aminoglykoside

Die Halbwertszeit beträgt ca. 2 h. Es besteht keine oder eine nur geringe Eiweißbindung. Die Ausscheidung erfolgt ganz überwiegend renal. Es besteht nur eine mäßige Gewebspenetration.

Gentamicin wird in der Niere gespeichert mit der Folge einer Ausscheidung kleiner Mengen bis Wochen nach Applikation.

5 Lincosamine

Clindamycin Die Gewebspenetration ist gut. Die Halbwertszeit beträgt ca. 2–3 h. Es besteht eine hohe Eiweißbindung. Clindamycin wird zu ca. einem Drittel renal ausgeschieden. Aufgrund erheblicher Metabolisierung sind bei Leberinsuffizienz die Halbwertzeit verlängert bzw. die Serumspiegel deutlich erhöht.

6 Glykopeptide

Vancomycin wird oral nicht resorbiert. Die Gewebspenetration (gemessen in der ELF) beträgt ca. 25–50 % des Serumspiegels (Harigaya et al. 2009; Lodise et al. 2011). Die Halbwertszeit beträgt ca. 6 h, die Eiweißbindung ca. 50 %. Die Ausscheidung erfolgt überwiegend renal, bei Niereninsuffizienz entsteht eine ausgeprägte Kumulation.

Im Rahmen des Marketings neuer konkurrierender Substanzen wird Vancomycin als Standardsubstanz häufig eine sehr schlechte Gewebspenetration nachgesagt. Der Bezug auf Bestimmungen von Konzentrationen in der ELF scheint grundsätzlich problematisch (Kiem und Schentag 2014). Die Konzentrationen in der ELF scheinen jedenfalls hinreichend für eine erfolgreiche Therapie von Staphylokokken zu sein (Harigaya et al. 2009; Lodise et al. 2011).

Teicoplanin hat eine hohe Eiweißbindung von ca. 90 %. Die Gewebspenetration ist besser als diejenige von Vancomycin. Es wird zu ca. 50 % renal ausgeschieden. Es besteht eine erhebliche Kumulationsneigung.

7 Oxazolidinone

Diese weisen eine hohe Gewebegängigkeit auf.

Linezolid hat eine Halbwertszeit von ca. 7–8 h. Ca. ein Drittel der Dosis wird unverändert renal ausgeschieden. Es besteht keine Kumulation bei Niereninsuffizienz.

Die Halbwertszeit von Tedizolid beträgt ca. 12 h. Es wird hauptsachlich als nicht zirkulierendes Sulfat-Konjugat über die Exkremente ausgeschieden. Die Elimination erfolgt hauptsächlich über die Leber.

8 Andere

Fosfomycin Es besteht keine Eiweißbindung, die Gewebegängigkeit ist gut. Die Halbwertszeit beträgt 2 h. Fosfomycin wird kaum metabolisiert, vielmehr nahezu unverändert renal ausgeschieden. Es besteht eine starke Natriumbelastung der Präparation (0,33 g Natrium pro 1 g).

Colistin Nach Infusion erfolgt die Umwandlung von ca. 1/3 der Dosis des Colistin-Methat-Sodium (CMS) in aktives Colistin. Die Spiegel liegen in der Nähe der MHKs empfindlicher Erreger (1–4 µg/ml). CMS wird fast vollständig renal eliminiert, Colistin extrarenal.

Cotrimoxazol Die Halbwertszeit beträgt ca. 12 h, die Eiweißbindung ca. 50–75 %. Die Gewebspenetration ist gut, auch pulmonal. Die Ausscheidung erfolgt überwiegend renal, zu einem kleineren Teil über die Galle.

Tigecyclin Die Substanz weist ein hohes Verteilungsvolumen auf. Die Gewebspenetration ist gut. Allerdings werden nur niedrige Serumspiegel erreicht, sodass ein Einsatz bei bakteriämischen Infektionen kontraindiziert ist. Die Halbwertszeit ist sehr lang mit über 20 h. Die Ausscheidung erfolgt überwiegend biliär.

Wichtige Kenndaten der Pharmakokinetik antimikrobieller Substanzen
(Die Kenndaten in Bezug auf PK/PD-Beziehungen werden ► Kap. 12, „Grundlagen der antimikrobiellen Therapie – PK/PD" dargestellt.)

Verteilungsvolumen (Vd):
Hypothetische Größe: Volumen, in dem sich ein Medikament befinden müsste, um eine gemessene Konzentration im Blutplasma zu erklären

Vd = Gesamtmenge des verabreichten Medikaments/Plasmakonzentration des entsprechenden Medikaments (l/kg)

Wichtige Determinante des Verteilungsvolumens ist die Hydro- bzw. Lipophilie. Bei Hydrophilie besteht ein hohes Verteilungsvolumen, bei Lipophilie ein niedrigeres.

Plasmahalbwertszeit (t ½):
Zeitspanne nach intravenöser Gabe eines Medikaments zwischen der höchsten Konzentration eines Medikaments im Blutplasma bis zum Abfall auf die Hälfte (durch Verstoffwechslung und/oder Ausscheidung).

Plasmaproteinbindung (PPB):
Reversible Bindung eines Medikaments an Proteine im Plasma.

Ein gebundenes Medikament ist pharmakologisch inaktiv. Die Bindungskapazität kann allerdings durch Erhöhung der Dosis abgesättigt werden, sodass das Medikament wirksam werden kann.

Relevanz:

- Die PPB beeinflusst die Halbwertszeit eines Medikaments. Gebunden kann das Medikament weder verstoffwechselt noch ausgeschieden werden.
- Die PPB kann wichtige Wechselwirkungen ermöglichen durch wechselseitige Verdrängung von der Plasmaproteinbindung.

Gewebspenetration:
Konzentrationen am Ort der Infektion.

Weder Plasmakonzentrationen (schon gar nicht an Gesunden erhobene Messungen) noch das Verteilungsvolumen erlauben eine Aussage über die Wirkkonzentration am Ort der Infektion.

Zentrale Determinante der Gewebspenetration ist erneut die Hydro- bzw. Lipophilie:

- Eine hydrophile Substanz erreicht höhere Konzentrationen in Körperflüssigkeiten und im Interstititium.
- Eine lipophile Substanz erreicht höhere Konzentrationen in Körperzellen.

Mögliche Methoden der Bestimmung der Gewebspenetration sind: Konzentrationen in Gewebshomogenaten, in der „epi-

(Fortsetzung)

thelial lining fluid" (ELF) in der BALF sowie die (pulmonale) Mikrodialyse (Rodvold et al. 2011; Lagler und Zeitlinger 2014).

Daten von kritisch kranken Patienten zeigen oft eine erhebliche Variation der Gewebspenetration; beispielhaft können Daten zu Meropenem angesehen werden (Lodise et al. 2011).

Ausscheidung:

Diese erfolgt hauptsächlich entweder über die Niere oder über die Leber.

Wesentliche Determinante ist die Hydro- bzw. Lipophilie:

- Hydrophile Medikamente werden überwiegend renal ausgeschieden.
- Lipophile Medikamente werden überwiegend hepatisch abgebaut. Nach Durchgang durch die Leber (first pass effect) werden sie über die Galle enteral ausgeschieden.

Weiterführende Literatur

Bezüglich der wichtigsten pharmakokinetischen Kenndaten wird auf die Fachinformationen der jeweiligen Substanzen verwiesen.

Hohe Variabilität der Gewebspenetration von Meropenem:

- Lodise TP, Sorgel F, Melnick D, Mason B, Kinzig M, Drusano GL (2011) Penetration of meropenem into epithelial lining fluid of patients with ventilator-associated pneumonia. Antimicrob Agents Chemother 55:1606–1610

Übersichten zur Problematik der Gewebspenetration antimikrobieller Substanzen. Schließt die kritische Diskussion der Methodik ihrer Messung ein:

- Rodvold KA, George JM, Yoo L (2011) Penetration of anti-infective agents into pulmonary epithelial lining fluid: focus on antibacterial agents. Clin Pharmacokinet 50:637–664
- Lagler H, Zeitlinger M (2014) Gewebepenetration von Antibiotika. Med Klin Intensivmed Notfmed 109:175–181

Arbeiten zur Gewebspenetration des Vancomycins:

- Harigaya Y, Bulitta JB, Forrest A, Sakoulas G, Lesse AJ, Mylotte JM, Tsuji BT (2009) Pharmacodynamics of vancomycin at simulated epithelial lining fluid concentrations against methicillin-resistant Staphylococcus aureus (MRSA): implications for dosing in MRSA pneumonia. Antimicrob Agents Chemother 53:3894–3901
- Lodise TP, Drusano GL, Butterfield JM, Scoville J, Gotfried M, Rodvold KA (2011) Penetration of vancomycin into epithelial lining fluid in healthy volunteers. Antimicrob Agents Chemother 55:5507–5511
- Kiem S, Schentag JJ (2014) Interpretation of Epithelial Lining Fluid Concentrations of antibiotics against methicillin resistant Staphylococcus aureus. Infect Chemother 46:219–225

Antimikrobielle Therapie: Wirk- und Resistenzmechanismen

Santiago Ewig und Sören Gatermann

1 Wirkmechanismen von antimikrobiellen Substanzen

Die antibakteriellen Wirkmechanismen von antibakteriellen Substanzen umfassen grundsätzlich folgende Ansatzpunkte (Tab. 1):

- Hemmung der Zellwandsynthese
- Hemmung der Proteinsynthese
- Hemmung der DNA- oder RNA-Synthese
- Störung der DNA-Topologie
- Schädigung der Membranintegrität

2 Wirkmechanismen einzelner Substanzen

Eine Übersicht über die wichtigsten Wirkmechanismen gegenüber einzelnen Substanzen gibt Tab. 1.

S. Ewig (✉)
Thoraxzentrum Ruhrgebiet, Kliniken für Pneumologie und Infektiologie, EVK Herne und Augusta-Kranken-Anstalt, Bochum, Deutschland
E-Mail: sewig@versanet.de

S. Gatermann (✉)
Institut für Hygiene und Mikrobiologie, Abteilung für Medizinische Mikrobiologie, Ruhr-Universität Bochum, Bochum, Deutschland
E-Mail: soeren.gatermann@rub.de

© Springer-Verlag GmbH Deutschland 2017
S. Ewig (Hrsg.), *Nosokomiale Pneumonie*,
DOI 10.1007/978-3-662-49821-7_43

2.1 ß-Laktame

Die bakterielle Zellwand ist zusammengesetzt aus Polysacchariden, die über Peptide miteinander verknüpft sind. Die Zellwandsynthese erfolgt über folgende Schritte:

- Produktion eines Disaccharids aus N-Acetyl-Glucosamin und N-Acetyl-Muraminsäure, das an der Muraminsäure mit einem Pentapeptid verknüpft ist, im Zytoplasma
- Bindung des Komplexes an einen Lipidcarrier
- Ausschleusung und Einbindung in die Peptidoglykan-Wand

Die Zellwand gibt dem Bakterium eine hohe osmotische Resistenz.

Die Einbindung dieser Elemente in die Peptidoglykan-Wand wird durch eine Familie von Enzymen, sogenannten Peptidoglykansynthetasen, ermöglicht. Unterscheiden kann man dabei Transglykosiddasen – diese verbinden die Disaccharide miteinander und mit dem wachsenden Peptidoglycanstrang – und Transpeptidasen, die die Pentapetide miteinander verbinden. Eine Carboxypeptidase schließt die Zellwandsynthese durch Abspaltung eines D-Alanins ab.

ß-Laktame sind strukturelle Analoga der terminalen D-Alanin-D-Alanin der Pentapeptide. ß-Laktame inhibieren die Transpeptidierung durch kovalente Bindung an das aktive Zentrum der Transpeptidase, die somit inaktiviert wird.

Tab. 1 Wirkmechanismen antibakteriell wirksamer Substanzen und Resistenzmechanismen von Erregern gegen diese

Substanz	Wirkmechanismen	Resistenzmechanismen
ß-Laktame	Hemmung der Zellwandsynthese (Peptidoglykan) durch Blockierung der bakteriellen Transpeptidase (PBP)	Beeinträchtigung der Penetration durch die äußere Membran Modifikation des Angriffspunktes (PBP) ß-Laktamase-Bildung Efflux
Fluorchinolone	Hemmung der bakteriellen Topoisomerasen II (DNA-Gyrasen) und IV	Modifikation des Angriffspunktes durch veränderte Sequenzen der Topoisomerasen Efflux Beeinträchtigung der Penetration
Aminoglykoside	Hemmung der Proteinsynthese durch irreversible Bindung an die 30S-Untereinheit der Ribosomen und Fehlsteuerungen der Proteinsynthese	Inaktivierung durch Enzyme (Acyltransferasen, Adenyltransferasen und Phosphotransferasen) Beeinträchtigung der Penetration
Fosfomycin	Hemmung der Zellwandsynthese	Hemmung des Membrantransporters über chromosomale Mutationen Inaktivierung durch Enzyme (auch Plasmid-basiert)
Colistin	Interaktion der Lipoid-A-Komponente des LPS, mit der Folge des Funktionsverlusts der Zellmembran	Chromosomale Mutationen Plasmid-basierte MCR-1-Resistenz
Glykopepetide	Hemmung der Zellwandsynthese (Peptidoglykan) durch Blockierung der Bausteine für die Quervernetzung	Modifikation des Angriffspunktes durch modifizierte Pentapeptidkette
Oxazolidinone	Hemmung der bakteriellen Proteinsynthese am Ribosom durch Bindung an die 30S- und 50S-Untereinheit	Mutationen des 23S-rRNA-Gens Mutationen ribosomaler Proteine im ribosomalen Protein L3 und L4 Plasmid-vermittelte (und somit horizontal übertragbare) Methyltransferasen („cfr" = chloramphenicol-florfenicol Resistenz-Gen)

Wegen dieser Bindung von ß-Laktamen an die zellwandaufbauenden Enzyme werden letztere auch – nicht ganz korrekt – als Penicillin-bindende Proteine (PBP) bezeichnet.

Die Transglykosidierung wird nicht durch ß-Laktame beeinflusst. Die stattfindende Inhibition der Carboxypeptidase hat keinen antimikrobiellen Effekt.

Die Wirkungsunterschiede zwischen den einzelnen ß-Laktamen beruhen auf Unterschieden in der Penetration der äußeren Membran gramnegativer Bakterien in der Affinität zu verschiedenen PBPs sowie in der ß-Laktamase-Festigkeit.

Das Monobactam Aztreonam ist nur gegen PBP 3 wirksam, was die ausschließlich gramnegative Wirksamkeit erklärt.

Natürlich resistent gegen ß-Laktam-Antibiotika sind:

- Bakterien mit natürlich fehlender Zellwand (z. B. Mykoplasmen),
- Bakterien im Ruhestadium (ohne Zellwandsynthese),
- L-Formen (= sekundär zellwandlose).
- Enterokokken und Listerien sind gegen Cephalosporine und manche E. faecium zusätzlich gegen Ampicillin wegen unempfindlicher zellwandaufbauender Enzyme (PBPs) resistent.
- Klebsiella spp. und Enterobacter spp. sind gegen Ampicillin wegen der Bildung einer ß-Laktamase natürlich resistent,
- viele gramnegative Bakterien gegen Penicillin.

Eine Besonderheit stellen intrazelluläre Bakterien (z. B. Legionellen und Chlamydien) dar, weil ß-Laktame nicht in eukaryote Zellen penetrieren und somit selbst in vitro empfindliche intrazelluläre Bakterien damit in ihrer Nische nicht erreicht werden können.

2.2   ß-Laktamase-Inhibitoren

Obwohl sie streng genommen keine zellwandwirksamen Antibiotika sind, sollen diese Substanzen hier genannt werden, weil sie ß-Laktamen wieder Wirksamkeit verleihen können. Ein häufiger Resistenzmechanismus gegen ß-Laktame ist die Bildung von Enzymen, die diese Antibiotika zerstören, sogenannte ß-Laktamasen (s. u.). Inhibiert man diese Enzyme, gewinnt man die Wirkung der ß-Laktame zurück.

Die derzeit verfügbaren ß-Laktamase-Inhibitoren sind selbst fast alle ß-Laktame, die auch von den ß-Laktamasen gespalten werden, aber kovalent gebunden in deren aktivem Zentrum verbleiben, sodass die ß-Laktamasen irreversibel inaktiviert werden. Eine Ausnahme ist der neue ß-Laktamase-Inhibitor Avibactam, der keinen ß-Laktam-Ring enthält und eine reversible Bindung eingeht.

ß-Laktamase-Inhibitoren haben keine nennenswerte eigene antimikrobielle Aktivität und müssen deshalb immer in Kombination mit einem wirksamen ß-Laktam gegeben werden. (Eine Ausnahme ist die Wirksamkeit von Sulbactam gegen Acinetobacter baumannii.)

2.3   Fluorchinolone

Angriffspunkte der Fluorchinolone sind die bakteriellen Topoisomerasen. Diese Enzyme sind für die regelrechte Struktur und Funktion der bakteriellen DNA essentiell. Zurzeit sind vier Topoisomerasen bekannt.

Die Topoisomerase II (DNA-Gyrase) hat die Aufgabe, das DNA-Molekül zu Schleifen zu falten und spiralig zu verdrillen („supercoiling"). Dies ist erforderlich, um das lange DNA-Molekül soweit zu verkleinern, dass es in der Zelle Platz findet. Die Topoisomerase II besteht aus einem Tetramer aus zwei A- und B-Untereinheiten. Damit die DNA abgelesen werden kann, muss

sie entspiralisiert werden. Dieser Schritt wird durch Schneiden der DNA, Durchziehen des darunter liegenden Stranges und Wiederverknüpfung erreicht. Die GyrA bewirkt das Aufschneiden und Verknüpfen der DNA, während die GyrB die Verdrillung ermöglicht. Diese Untereinheiten werden durch die *gyr*A- und *gyr*B-Gene kodiert.

Die Topoisomerase IV bewirkt daneben auch die Trennung von zwei DNA-Molekülen nach der Replikation („Decatenierung"). Sie besteht ebenfalls aus einem Tetramer (ParC und ParE, kodiert durch *par*C- und *par*E-Gene bzw. GlrA und GlrB bei grampositiven Bakterien).

Eine Hemmung des Ligaseanteils der genannten Enzyme (das ist der Anteil, der die Wiederverknüpfung ermöglicht) bewirkt letztlich, dass die Bakterien ihre eigene DNA zerschneiden.

▶ **Tipp** Diese Mechanismen sind sehr anschaulich in einem Kurzfilm hinterlegt: http://www.youtube.com/watch?v=EYGrEl VyHnU

Die Hemmung der beiden Enzyme ist bei grampositiven und gramnegativen Mikroorganismen unterschiedlich ausgeprägt, steht jedoch auch in Abhängigkeit von der einzelnen Substanz.

2.4   Aminoglykoside

Aminoglykoside werden durch einen elektrochemischen Gradienten über die Zellmembran ins Zytoplasma transportiert; bei Gramnegativen müssen sie vorher die äußere Membran passiert haben.

Durch die Zellmembran kommen sie nur durch den elektrochemischen Gradienten; deshalb können sie bei Aerobiern und fakultativen Anaerobiern gut penetrieren, bei Anaerobiern aufgrund des zu geringen Gradienten nicht.

Die antibakterielle Wirkung erfolgt über eine Hemmung der Proteinsynthese. Aminoglykoside binden sich irreversibel an die 30S-Untereinheit der Ribosomen und führen zu Fehlsteuerungen der Proteinsynthese über funktionsuntüchtige „nonsense Proteine".

2.5   Fosfomycin

Die Substanz wirkt bakterizid. Sie ist ein irreversibler Hemmstoff des Enzyms MurA (UDP-*N*-Acetylglucosamin-enolpyruvyl-transferase), das den ersten Schritt der Peptidoglykansynthese katalysiert. In vitro wirkt Fosfomycin mit ß-Laktamen und Substanzen mit Aktivität gegen S. aureus synergistisch. Gegenüber anderen Bakterienspezies ist die Wirkung sehr variabel.

2.6   Colistin

Colistin ist ein Substanzgemisch, das aus ca. 30 Komponenten besteht. Das Grundgerüst weist sieben, die Seitenkette drei Aminosäuren auf. Der variable Teil besteht aus Fettsäuren. In Deutschland gibt es nur Colistinmethat-Natrium (CMS).

Colistin wirkt bakterizid. Der Wirkmechanismen besteht in einer Interaktion mit der Lipoid-A-Komponente des LPS, sodass die Integrität der äußeren Membran gestört wird. Colistin wirkt somit ausschließlich bei gramnegativen Bakterien.

2.7   Glykopeptide

Vancomycin und Teicoplanin binden an die terminale D-Ala-D-Ala-Einheit des Disacchárid-Pentapeptid-Moleküls. Damit wird die Transpeptidierung gehemmt.

Die natürlichen Resistenzen sind bedingt durch:

- bestimmte grampositive Erreger wie z. B. einige Enterococcus spp.: Diese weisen eine unterschiedliche Endsequenz auf, an die Vancomycin nicht binden kann (z. B. D-Ala-D-Lac);
- alle klinisch relevanten gramnegativen Erreger: Impermeabilität der äußeren Membran für das große Molekül Vancomycin bzw. Teicoplanin.

2.8   Oxazolidinone

Diese hemmen die bakterielle Proteinsynthese am Ribosom durch Bindung an die 30S- und 50S-Untereinheit. Die Wirkung ist bakteriostatisch.

3   Resistenzmechanismen

Unter den bakteriellen Resistenzen werden die natürliche und die erworbene Resistenz unterschieden.

Unter einer natürlichen Resistenz werden Lücken im Wirkspektrum von antimikrobiellen Substanzen verstanden, die ganze Bakteriengruppen (Spezies, Genus, Famile, Ordnung) betreffen, ohne dass es für ihre Entwicklung einer Mutation oder der Aufnahme zusätzlicher DNA bedarf. So sind beispielsweise gramnegative Bakterien natürlich (d. h. immer) resistent gegen Vancomycin (weil dies nicht durch die äußere Membran penetriert), grampositive Bakterien resistent gegen Colistin (weil Grampositive keine äußere Membran, den Wirkort des Colistin, besitzen), das Genus Klebsiella immer resistent gegen Ampicillin (weil alle Klebsiellen eine chromosomal kodierte Penicillinase besitzen).

Bei der erworbenen Resistenz werden zwei Formen unterschieden:

Die Mutations-bedingte Resistenz Diese entsteht durch Punktmutationen (typisch Chinolone, Rifampicin) oder Rearrangements von DNA (Inversionen, Duplikationen, Deletionen), die zu geringerer Affinität des Antibiotikums zum Substrat oder zu unterschiedlicher Expression schon vorhandener Resistenzgene führen. Klassisch werden dabei bei Therapiebeginn vorexistente, antibiotikaresistente Mutanten durch die Therapie selektiert.

Die Plasmid- oder Transposon-bedingte Resistenz Hierbei werden über unterschiedliche Mechanismen zusätzliche DNA-Abschnitte in die Bakterienzelle eingebracht. Wenn diese zusätzliche

DNA für Proteine kodiert, die die Resistenz gegen Antibiotika erhöhen, wird der Empfänger weniger anfällig für diese Medikamente.

Die zusätzliche DNA kann über vier mögliche Mechanismen in die Zelle gelangen:

- Transformation (Aufnahme freier DNA)
- Transduktion (DNA-Transfer durch Bakteriophagen)
- Konjugation (Plasmide über Paarungsbrücke)
- Konjugative Transposition (Transposone; Transfer nichthomologer Gene durch eigene, *recA*-unabhängige Rekombinationsenzyme, sogenannte „Transposasen")

Häufig treten Resistenzgene innerhalb sogenannter Integrons in Clustern auf. Dies ist auf die Bereitstellung einer Insertionsstelle für Resistenzgene aus fremder DNA in diesen Integrons zurückzuführen. Durch Integrons eingefangene Gene werden als „Genkassetten" bezeichnet.

Im Prinzip stellt zusätzliche DNA einen Nachteil für das Bakterium dar, denn diese muss während der Replikation energieintensiv synthetisiert werden. Auch die Synthese der kodierten Proteine verursacht metabolische Kosten, sodass Gene, deren Expression in Abwesenheit des Antibiotikums reprimiert ist, einen Vorteil darstellen.

Allgemeine bakterielle antimikrobielle Resistenzmechanismen umfassen:

1. die Modifikation oder Protektion des Angriffspunktes,
2. die enzymatische Inaktivierung der antimikrobiellen Substanz,
3. die Beeinträchtigung der Permeabilität,
4. die Expression von Effluxpumpen,
5. die Umgehung eines Stoffwechselweges.

Tab. 1 fasst Wirk- und Resistenzmechanismen im Überblick zusammen. Möglichkeiten der erworbenen Resistenz werden im Folgenden entlang dieser Mechanismen beschrieben.

4 Einzelne Substanzen

Eine Übersicht über die wichtigsten Resistenzmechanismen gegenüber einzelnen Substanzen gibt Tab. 1.

4.1 ß-Laktame

Modifikation der PBP *Streptococcus pneumoniae* hat fünf hochmolekulare (1A, 1B, 2A, 2X, 2B) und ein niedermolekulares PBP (3). PBP 2X und 2B sind für die Zellwandsynthese essentiell. Penicillin-empfindliche Stämme haben sehr gleichförmige PBP-Gene, Penicillin-resistente Stämme hingegen eine hohe PBP-Gen-Variabilität. Diese Variabilität erklärt sich aus Geninsertion durch homologe Rekombination von Genfragmenten resistenter Bakterien (überwiegend andere *Streptococcus spp.*). Sie bewirkt eine niedrigere Affinität der PBP zu ß-Laktamen und dadurch eine verringerte Empfindlichkeit.

Staphylococcus aureus kann eine Methicillin-Resistenz über die Synthese Pencillin-resistenter Transpeptidasen (PBP 2a) erwerben. Diese wird genetisch kodiert durch *mecA* bzw. *mecC*, einer zusätzlichen DNA. Die PBP 2a ersetzt funktionell weitgehend die PBPs 1, 2, 3, die ansonsten für die Zellwandsynthese essentiell sind.

Enzymatische Zerstörung der antimikrobiellen Substanz (ß-Laktamasen) ß-Laktamasen hydrolysieren wie PBP den ß-Laktamring; bei ß-Laktamasen wird das Spaltprodukt jedoch freigesetzt, sodass das Enzym weitere Moleküle spalten kann. Im Gegensatz dazu verbleibt bei den PBP das gespaltene ß-Laktam kovalent an das aktive Zentrum des Enzyms gebunden und inaktiviert es irreversibel.

ß-Laktamasen werden durch chromosomale Gene oder durch Plasmide bzw. Transposons kodiert.

ß-Laktamasen können, wie in Tab. 2 dargestellt, klassifiziert werden.

Ambler-Klassifikation (häufige bzw. wichtige ß-Laktamasen) Dabei werden Serin-ß-Laktama-

Tab. 2 Einteilung der ß-Laktamasen

Klasse	Enzymgruppe	Vertreter	Resistenzen gegen	Hemmung durch
A	Serin-ß-Laktamasen (Genetische Information: oft auf Plasmiden, aber auch auf Chromosomen)			
		Penicillinasen • Stapylokokken-ß-Laktamasen • TEM1 • SHV	Penicillin Ampicillin Piperacillin	Clavulansäure, Tazobactam, Avibactam*
		ESBL • CTX • SHV • TEM	Ampicillin Piperacillin Cefotaxim, Ceftazidim	Clavulansäure, Tazobactam, Avibactam*
		Carbapenemasen • KPC	Carbapeneme	Avibactam*
B	Metallo-ß-Laktamasen (Genetische Information: oft auf Chromosomen und Plasmiden)			
		Carbapenemasen • NDM (New Delhi Metallo) • IMP • VIM (Vedrona Integron encoded) • L1-ß-Laktamase von S. maltophilia	Penicilline Cephalosporine Carbapeneme	-
C	Serin-ß-Laktamasen hier: AmpC-ß-Laktamasen („Cephalosporinasen") (Genetische Information oft auf Chromosomen, aber auch auf Plasmiden)			Avibactam*
		Chromosomale ß-Laktamasen von Enterobacter und Citrobacter freundii CMY	Cephalosporine, Penicilliine Aztreonam	-
D	Serin-ß-Laktamasen (Genetische Information: oft auf Plasmiden, aber auch auf Chromosomen)			
		OXA-ß-Laktamasen (= Oxacillinasen) • OXA-1 • OXA-10	Penicilline, Cephalosporine	-
		Carbapenemasen • OXA-43 • OXA-48	Carbapeneme	Avibactam (nur OXA 48)

* wenige Ausnahmen

sen (Enzyme, die im aktiven Zentrum ein Serin beseitzen) in die Gruppen A, C, D eingeteilt und Metalloenzyme (Enzyme, die im aktiven Zentrum 1–2 Zinkionen besitzen) in Gruppe B.

Bush-Klassifikation Diese teilt die ß-Laktamasen entsprechend dem Substratprofil und der Inhibition durch Clavulansäure in vier Gruppen ein:

- 1 = Cephalosporinase (durch Clavulansäure nicht hemmbar) (Ambler C)
- 2 a–f = Penicillinase oder Cephalosporinase (durch Clavulansäure hemmbar) (Ambler A, 2d Ambler A oder D)
- 3 = Carbapenemase (durch Clavulansäure nicht hemmbar) (Ambler B)
- 4 = Penicillinase (durch Clavulansäure nicht hemmbar)

Grampositive Bakterien entlassen ihre ß-Laktamasen nach außen ins umgebende Milieu; gramnegative Bakterien konzentrieren ihre ß-Laktamasen im periplasmatischen Raum. Entsprechend bestimmen bei grampositiven Erregern die Eigenschaften der ß-Laktamase und die gebildete Menge die Empfindlichkeit gegenüber ß-Laktamen; bei gramnegativen Erregern ist die Empfindlichkeit demgegenüber auch abhängig von anderen Faktoren wie Penetration des Antibiotikums durch die äußere Membran. Daher kommen häufiger mäßig empfindliche Stämme vor, die durch hohe Dosierungen der antimikrobiellen Substanz wirksam therapiert werden können.

Streptococcus pneumoniae synthetisiert keine ß-Laktamasen. Unter den grampositiven Mikroorganismen bildet besonders *Staphylococcus aureus* Resistenzen durch ß-Laktamasen aus (80–90 % der Stämme sind ß-Laktamase-Produzenten). Diese werden im Wesentlichen durch Plasmide kodiert. ß-Laktamase-produzierende Stämme, die Oxacillin- (Methicillin-) sensibel sind, bleiben empfindlich auf alle penicillinasefesten Penicilline, ß-Laktam-ß-Laktamase-Inhibitor-Kombinationen sowie Cephalosporine mit Wirkung gegen *Staphylococcus aureus*.

Bei Enterobakterien muss man zwischen Spezies unterscheiden, die typischerweise in ihrer Wildform keine ß-Laktamase produzieren, wie *E. coli* oder *Proteus mirabilis*, und solchen, die typischerweise dieses Enzym bilden, wie *Klebsiella pneumoniae*, *Proteus vulgaris* oder z. B. *Enterobacter* spp. Die erworbenen ß-Laktamasen von *E. coli* und *P. mirabilis* sind typischerweise plasmidkodierte Penicillinasen (Ambler A), die durch ß-Laktamase-Inhibitoren gehemmt werden. Auch bleiben solche Stämme empfindlich gegen Cefalosporine der 3. Generation (und gegen hohe Dosen der 2. Generation).

Die Gruppe der *Enterobacter* spp., *Citrobacter freundii*, *Serratia* spp., *Morganella und Providencia* weisen eine induzierbare chromosomal kodierte ß-Laktamase auf (AmpC, Ambler Klasse C). Im Wildtyp wird die ß-Laktamase durch bestimmte ß-Laktame induziert, während der Replikation gibt es regelmäßig allerdings Mutationen, die zu einer stabil dereprimierten ß-Laktamase-Produktion führen. Diese Stämme sind unempfindlich gegen Penicilline, Cephalosporine und Aztreonam; da die AmpC-ß-Laktamase nicht durch ß-Laktamase-Inhibitoren gehemmt wird, wirken die derzeit verfügbaren Kombinationspräparate (mit Ausnahme der Kombination mit Avibactam, siehe ▶ Kap. 13, „Antimikrobielle Therapie: Pharmakokinetik (PK)") auch nicht. Einzig verbleibende Option bei ß-Laktamen sind Carbapeneme (und das in Deutschland nicht verfügbare Temocillin). Neben dieser speziestypischen Eigenschaft können erworbene ß-Laktamasen zusätzlich vorliegen.

ß-Laktamasen tragen auch wesentlich zur Resistenz anaerober Bakterien gegenüber ß-Laktamen bei. ß-Laktamasen von Fusobakterien sind in der Regel Penicillinasen, von Bacterioides fragilis wesentlich Cephalosporinasen, zuweilen auch Metallo-ß-Laktamasen und damit Carbapenemasen.

Sogenannte extended spectrum ß-Laktamasen (ESBL) sind klassisch Mutationen von TEM-1-, TEM-2- und SHV-1-Enzymen, die unter dem Selektionsdruck der Drittgenerations-Cephalosporine selektiert wurden. Die derzeit am weitesten verbreitete Enzymgruppe, die CTX-M-ESBL, stammt jedoch aus *Kluyvera* spp., einem natürlich in der Umwelt vorkommenden, üblicherweise apathogenen Enterobakterium. ESBL hydrolysieren neben Penicillinen Cephalosporine III und Monobactame. Die ESBL-Gene ihrerseits verbreiten sich meist auf Plasmiden. Die Bedeutung von ESBL liegt in der Einschränkung der Therapie auf wenige ß-Laktame, wesentlich die Carbapeneme. Inwieweit die Kombination Piperacillin/Tazobactam noch wirksam sein kann, wird derzeit diskutiert.

▶ **Merke** Der Kliniker sollte bei Nachweis einer Resistenz gegen Cefotaxim oder Ceftazidim bei *E. coli* oder Klebsiellen an eine ESBL denken.

Die genaue Differenzierung verschiedener ESBL kann durch eine ESBL-Multiplex-PCR geschehen. Diese ist in der Lage, die relevanten Resistenzgene (*bla*TEM, *bla*SHV, *bla*CTX-M) zu amplifizieren und zu differenzieren. Therapeutisch ist diese Differenzierung nicht relevant, epidemiologisch kann sie es sein.

Beeinträchtigung der Penetration Die Passage von antimikrobiellen Substanzen durch die äußere Bakterienmembran wird durch Porine erleichtert. Die Diffusion dieser Substanzen wird dabei sowohl durch die Anzahl und Größe der Porine als auch durch ihre eigenen physikochemischen Eigenschaften bestimmt. Günstige Eigenschaften der antimikrobiellen Substanzen sind dabei eine geringe Molekülgröße sowie eine hohe Hydrophilie, wie sie etwa bei Imipenem zu finden sind.

Mutationen mit der Folge des Verlustes spezifischer Porine können dabei zu einer ß-Laktam-Resistenz führen. Beispiel ist das Porin OprD bei *P. aeruginosa,* das zu einer Imipenem-Resistenz führt.

Efflux Effluxmechanismen spielen eine zusätzliche Rolle in der Resistenz von *P. aeruginosa* gegenüber ß-Laktamen.

4.2   Fluorchinolone

Modifikation des Angriffspunktes Mutationen in *gyr*A oder *gyr*B führen durch geringfügige Änderungen der Aminosäuren-Sequenz der Topoisomerase II zu verringerter Bindung der Antibiotika und somit zur Resistenzentwicklung. Aber auch alleinige oder zusätzliche Mutationen der *par*C-Gene tragen zur Resistenz bei.

Efflux und reduzierte Membrandurchlässigkeit - Bei grampositiven Erregern führt die Hochregu-

lation der Effluxpumpen zu einer Reduktion der intrazellulären Fluorchinolon-Konzentration. Die gesteigerte Expression dieser Effuxpumpen wird z. B. bei *Streptococcus pneumoniae* und *Staphylococcus aureus* über die chromosomalen *nor*A- und *pmr*A-Gene kodiert.

Bei gramnegativen Erregern führen sowohl die Hochregulation der Effluxpumpen als auch eine Reduktion der Diffusion durch bakterielle Membrankanäle zur Resistenzentwicklung.

Target Protektion Die Bildung eines Proteins (QnrA/B), das die Bindungsstelle der Chinolone blockiert, trägt zur Resistenz bei.

Inaktivierung des Antibiotikums Ein Enzym, das ursprünglich nur Amioglykoside inaktivierte (AAC6'-Ib) kann auch einige Chinolone, darunter Ciprofloxacin, teilweise inaktivieren (AAC6'-Ib-cr).

Die beiden letztgenannten Mechanismen verursachen allein keine klinisch relevante Resistenz, ihnen wird aber eine Funktion für die schrittweise Resistenzentstehung bei Chinolonen beigemessen. Tab. 3 fasst für die wichtigsten Erreger der nosokomialen Pneumonie die Resistenzmechanismen zusammen.

4.3   Aminoglykoside

Resistenzen beruhen auf folgenden Mechanismen:

Inaktivierung der antimikrobiellen Substanz Der häufigste Mechanismus besteht in der Inaktivierung im periplasmatischen Raum durch Plasmid- oder Transposon-kodierte Enzyme. Man unterscheidet drei Klassen von Aminoglykosid-modifizierenden Enzymen: Acyltransferasen, Adenyltransferasen und Phosphotransferasen. Die Inaktivierung erfolgt über die Veränderung der NH_2-OH-Gruppen, sodass die NH_3-Bildung verhindert wird, die für den Eintritt ins Zytoplasma erforderlich ist.

Je nach bakterieller Spezies und lokaler Epidemiologie kommt eine andere Ausstattung mit

Tab. 3 Resistenzmechanismen von häufigen Erregern der nosokomialen Pneumonie und antimikrobielle Therapieoptionen

Erreger	Resistenz gegen	Häufiger Resistenzmechanismus	Alternative antimikrobielle Substanzen
Staphylococcus aureus	Penicillin	ß-Laktamase	ß-Laktam/ß-Laktamase-Inhibitor, Cephalosporin
	Oxacillin	mec A/C	Vancomycin, Linezolid
Haemophilus influenzae	Ampicillin	ß-Laktamase (BRO-1, 2, 3)	ß-Laktam/ß-Laktamase-Inhibitor, Cephalosporin II
	BLNAR (ß-Laktamase negativ, Ampicillin resistent)	Mutationen der PBP	Cephalosporine III
Enterobakterien	Ampicillin, Piperacillin	ß-Laktamase	ß-Laktam/ß-Laktamase-Inhibitor-Kombinationen
	Cephalosporin III	ESBL	Carbapenem
		AmpC-Dereprimierung	Carbapenem
	Carbapenem	Carbapenemasen	Colistin
	Fluorchinolon	Mutation der Topoisomerasen (parC, parA/B)	Carbapenem
Pseudomonas aeruginosa	Piperacillin/Tazobactam	AmpC-ß-Laktamasen OprD-kodierte Änderung der Membraneigenschaften (Porine) Efflux	Carbapenem Fluorchinolon Aminoglykosid
	Ceftazidim		Carbapenem Fluorchinolon Aminoglykosid
	Aminoglykosid		Carbapenem Colistin
	Carbapenem	Carbapenemasen	Colistin
Acinetobacter baumanii	Piperacillin/Tazobactam	AmpC und Oxa ß-Laktamasen OprD-kodierte Änderung der Membraneigenschaften (Porine) Efflux	Carbapenem
	Carbapenem	Carbapenemasen (Oxa-23, NDM)	Colistin

Aminoglykosid-modifizierenden Enzymen vor, die zu unterschiedlicher Empfindlichkeit gegenüber den verfügbaren Substanzen führen kann. Die Resistenztestung muss deshalb die Besonderheiten der einzusetzenden Substanzen und der Mikroorganismen berücksichtigen.

Beeinträchtigung der Penetration Diese entsteht durch chromosomale Mutationen mit dem Ergebnis einer unterschiedlich ausgeprägten Parallelresistenz aller Aminoglykoside.

Export Insbesondere bei P. aeruginosa können Aminoglykoside auch mit Hilfe der überexprimierten Exporterpumpe aus der Zelle eliminiert werden.

4.4 Fosfomycin

Eine Vielzahl von Mechanismen ist bekannt:

- Chromosomale Mutationen können den Membrantransport selbst oder die Expression von Transportern beeinträchtigen (glpT- und uhpT-Gene) oder den Angriffspunkt verändern (MurA).
- Gene auf Plasmiden (fosA und fosB) sowie chromosomale Mutationen (fosX) können zur Bildung inaktivierender Enzyme führen.

In-vitro-Daten zeigen viele Spezies einer raschen Resistenzentwicklung gegen Fosfomycin, vor allem bei Monotherapie. Fosfomycin wird deshalb nur in Kombinationstherapie eingesetzt. Klassische Kombinationspartner sind dabei ß-Laktam-Antibiotika, bei multiresistenten gramnegativen Bakterien werden allerdings auch andere Antibiotikaklassen verwendet. Inwiefern die zusätzliche Gabe von Fosfomycin dabei tatsächlich einen Vorteil darstellt, ist nicht systematisch untersucht.

4.5   Colistin

Bis vor kurzem beruhte die Resistenz gegen Colistin ausschließlich auf chromosomalen Mutationen. Neuerdings wurde in China erstmals eine Plasmid-kodierte Resistenz beschrieben (MCR-1) (Liu et al. 2016). In der Folge wurde das Gen auch in Stämmen aus Dänemark und in Deutschland nachgewiesen.

4.6   Glykopeptide

Der primäre Resistenzmechanismus umfasst eine Modifikation des Angriffspunktes. Es handelt sich um eine übertragbare Resistenz (*VanA*, *VanB*, *VanD*). Diese ist bisher auf *Enterococcus spp.* beschränkt und vermittelt eine hohe Resistenz gegenüber Vancomycin. Es wurden zwar vereinzelt auch gegen Vancomycin resistente Stämme von S. aureus beschrieben, allerdings nicht bei Pneumonien, sondern bei chronischen Infektionen, bei denen Vancomycin-resistente Enterokokken und MRSA gleichzeitig auftraten.

Des Weiteren kann es zu Alterationen der Zellwandbestandteile kommen. Dieser (noch nicht ganz geklärte) Mechanismus besteht bei intermediär-sensiblen *S. aureus* (VISA).

4.7   Oxazolidinone

Bisher sind folgende Resistenzmechanismen relevant:

- Mutationen in ribosomaler rRNA/rDNA (z. B. G2576T in der Domäne V des 23S rRNA Gens) bei Staphylokokken und Enterokokken.
- Mutationen ribosomaler Proteine bei Staphylokokken (im ribosomalen Protein L3 und L4).
- Plasmid-vermittelte (und somit horizontal übertragbare) Methyltransferasen („cfr" = chloramphenicol-florfenicol Resistenz-Gen) bei Staphylokokken und Enterokokken.

5   Resistenzmechanismen von häufigen Erregern der nosokomialen Pneumonie und antimikrobielle Therapieoptionen

Diese finden sich in Tab. 3 zusammengefasst.

Weiterführende Literatur

Übersicht über Resistenzmechnanismen und Therapie resistenter nosokomialer gramnegativer Erreger:

- Kaase M Neue Entwicklungen zu mehrfach resistenten gramnegativen Bakterien. Krankenhaushygiene Up2date 6:101–116

Sehr gute Übersicht über Resistenzmechanismen bei gramnegativen Bakterien:

- Mehrad B, Clark NM, Zhanel GG, Lynch JP 3rd (2015) Antimicrobial resistance in hospital-acquired gram-negative bacterial infections. Chest 147:1413–1421

Resistenzmechanismen bei P. aeruginosa:

- Lambert PA (2002) Mechanisms of antibiotic resistance in Pseudomonas aeruginosa. J R Soc Med 95(Suppl 41):22–26

Resistenzmechanismen bei P. aeruginosa und Acinetobacter baumanii:

– Potron A, Poirel L, Nordmann P (2015) Emerging broad-spectrum resistance in *Pseudomonas aeruginosa* and *Acinetobacter baumannii*: mechanisms and epidemiology. Int J Antimicrob Agents 45:568–585

Übersicht zum neuen ß-Lakatamsehemmer Avibactam:

– Stock I (2013) Avibactam, ein neuer Beta-Laktamase-Inhibitor bei Erkrankungen durch multiresistente gramnegative Bakterien. Arzneimitteltherapie 31:109–115

Behandlungsoptionen bei multiresistenten Acinetobacter baumanii:

– Viehman JA, Nguyen MH, Doi Y (2014) Treatment options for carbapenem-resistant and extensively drug-resistant Acinetobacter baumannii infections. Drugs 74:1315–1333

Übersicht über Resistenzentwicklung von Fosfomycin bei gramnegativen Erregern:

– Karageorgopoulos DE, Wang R, Yu XH, Falagas ME (2012) Fosfomycin: evaluation of the published evidence on the emergence of antimicrobial resistance in gramnegative pathogens. J Antimicrob Chemother 67:255–268

Erster Bericht über plasmidkodierte MCR-1-Resistenz gegen Colistin:

– Liu YY, Wang Y, Walsh TR, Yi LX, Zhang R, Spencer J, Doi Y, Tian G, Dong B, Huang X, Yu LF, Gu D, Ren H, Chen X, Lv L, He D, Zhou H, Liang Z, Liu JH, Shen J (2016) Emergence of plasmid-mediated colistin resistance mechanism MCR-1 in animals and human beings in China: a microbiological and molecular biological study. Lancet Infect Dis 16:161–168

Santiago Ewig und Sören Gatermann

1 ß-Laktame

Zu den ß-Laktamen werden Penicilline, Cephalosporine, Carbapeneme und Monobactame gezählt.

1.1 Penicilline

Zu den Penicillinen zählen Penicillin G (bei nosokomialer Pneumonie ohne Indikation), Aminopenicilline (Ampicillin und Amoxicillin) sowie Acylureidopenicilline (Piperacillin).

Aminopenicilline und Acylureidopenicilline sind in Kombination mit ß-Laktamase-Inhibitoren deutlich aktiver (Ampicillin plus Sulbactam, Amoxicillin plus Clavulansäure sowie Piperacillin plus Tazobactam). Diese ß-Lakatamse-Inhibitoren inhibieren jedoch nur ß-Laktamasen der Gruppe A (▶ Kap. 14, „Antimikrobielle Therapie: Wirk- und Resistenzmechanismen").

Aminopenicilline sind wirksam gegen Streptokokken (allerdings sind die MHKs zwei- bis vier-

S. Ewig (✉)
Thoraxzentrum Ruhrgebiet, Kliniken für Pneumologie und Infektiologie, EVK Herne und Augusta-Kranken-Anstalt, Bochum, Deutschland
E-Mail: sewig@versanet.de

S. Gatermann (✉)
Institut für Hygiene und Mikrobiologie, Abteilung für Medizinische Mikrobiologie, Ruhr-Universität Bochum, Bochum, Deutschland
E-Mail: soeren.gatermann@rub.de

© Springer-Verlag GmbH Deutschland 2017
S. Ewig (Hrsg.), *Nosokomiale Pneumonie*,
DOI 10.1007/978-3-662-49821-7_45

mal höher als bei Penicillin G), H. influenzae, E. coli, Proteus mirabilis sowie einige Anaerobier. Die Kombinationen mit einem ß-Lakatamseinhibitor verleiht eine zusätzliche Wirksamkeit gegen ß-Laktamase bildende S. aureus, H. influenzae, E. coli, Proteus mirabilis und Klebsiella spp.

Acylureidopenicilline weisen ein gegenüber Aminopenicillinen plus ß-Laktamase-Inhibitor ähnliches Wirkspektrum auf; wesentliche Unterschiede sind eine deutlich höhere Wirksamkeit im gramnegativen Bereich sowie die Aktivität gegen P. aeruginosa. Während die Wirksamkeit gegenüber Enterobakterien durch den ß-Laktamase-Inhibitor Tazobactam deutlich gesteigert wird, bewirkt dieser keine wesentliche Steigerung der Aktivität gegenüber P. aeruginosa. Die Aktivität gegenüber S. aureus ist allerdings geringer als bei Aminopenicillinen plus ß-Lakatamse-Inhibitor.

Bewertung Penicilline sind bewährte antimikrobielle Substanzen. Sie haben sich als relativ robuste Substanzen mit geringerer Neigung zur Resistenzentwicklung und dem relativ geringsten Einfluss auf die Erregerökologie erwiesen. Sie sind daher häufig Mittel der ersten Wahl.

1.2 Cephalosporine

Eingesetzte Substanzen umfassen Cefuroxim, Ceftriaxon (selten Cefotaxim), Ceftazidim und Cefepim (in Deutschland nur begrenzt verfügbar).

Neue Cephalosporine sind Ceftobiprol und Ceftolozan plus dem ß-Laktamase-Inhibitor Tazobactam. Ceftobiprol ist aktuell nur zur Therapie der HAP zugelassen. Zur Therapie der Pneumonie hat Ceftolozan/Tazobactam noch keine Zulassung, Phase-III-Studien sind jedoch eingeleitet.

Ceftazidim plus Avibactam, ein neuer ß-Laktamasehemmer, steht kurz vor der Markteinführung. Avibactam ist ein neuer ß-Lakatamase-Inhibitor, der die β-Lactamase-Klassen A, C und in gewissem Umfang D, allerdings nicht die Metallo-β-Lactamasen der Klasse B inhibiert. Die Kombination könnte damit auch bei multiresistenten Stämmen eine Alternative darstellen.

Cefuroxim weist ein ähnliches Spektrum wie Aminopenicillin plus ß-Lakatamase-Inhibitoren auf.

Ceftriaxon (und Cefotaxim) haben ein weites Wirkspektrum gegenüber negativen Erregern, nicht jedoch P. aeruginosa. Verglichen mit Cefuroxim (und Cefazolin) ist die Aktivität gegen S. aureus geringer.

Ceftazidim und Cefepim sind zusätzlich wirksam gegen P.aeruginosa. Insbesondere Ceftazidim hat jedoch keine ausreichende Wirksamkeit gegen Streptokokken und S. aureus.

Ceftobiprol weist ein sehr breites Wirkspektrum auf, das neben Enterobakterien auch MRSA umfasst. Die Erfahrungen mit dieser Substanz sind noch sehr limitiert.

Bewertung Cephalosporine sind gut wirksame und sichere Substanzen. Sie führen jedoch zu einer Selektion von MRSA und ESBL und sollten daher restriktiv eingesetzt werden. Der Stellenwert der Cephalosporin-ß-Laktamase-Inhibitor-Kombinationen kann noch nicht abgeschätzt werden.

1.3   Neuer ß-Laktamase-Inhibitor: Avibactam

Mit Avibactam steht ein neuer ß-Lakatamase-Inhibitor zur Verfügung. Avibactam selbst hat kein ß-Laktam-Gerüst mehr (non-Beta-Laktam-ß-Laktamasehemmer), stammt vielmehr aus der Gruppe der Diazaabicyclooktane. Es besitzt selbst keine antibakterielle Aktivität. Zusammen mit Ceftazidim

zeigt es eine gute Aktivität gegen multiresistente Enterobakterien (vor allem E. coli und Klebsiellen), die Klasse A und/oder Klasse C ß-Laktamasen bilden, somit einschließlich dereprimierte AmpC-ß-Laktamasen wie ESBL. Auch gegen Stämme, die KPC oder OXA-48 bilden (letzteres Klasse D ß-Laktamase) besteht eine Wirksamkeit.

Bewertung Auch wenn Ceftazidim/Avibactam noch nicht für die Behandlung der Pneumonie zugelassen ist, zeichnet sich jetzt schon ab, dass dieser Kombination ein hoher Stellenwert bei entsprechenden Erregern zukommen wird.

1.4   Carbapeneme

Eingesetzt werden Ertapenem, Imipenem/Cilastatin und Meropenem. Das zwischenzeitlich eingeführte Doripenem wurde wieder vom Markt genommen.

Carbapeneme wirken auf viele grampositive und gramnegative Erreger einschließlich auf ESBL-produzierende Enterobakterien. Ertapenem ist im Gegensatz zu Imipenem und Meropenem unwirksam gegenüber P. aeruginosa und Acinetobacter baumanii.

Keine Wirksamkeit besteht gegen S. maltophilia. Gegen Enterokokken ist nur Imipenem wirksam.

Imipenem ist aktiver im grampositiven Bereich (Streptokokken, S. aureus), Meropenem im gramnegativen Bereich, insbesondere bei P. aeruginosa. Eine Ausnahme ist Acinetobacter baumanii, hier zeigt sich wiederum Imipenem um eine MHK-Stufe aktiver.

Bewertung Carbapeneme gehören zu den aktivsten antimikrobiellen Substanzen und dürfen nur bei definierten Indikationen eingesetzt werden; diese umfassen Pneumonien mit Erregern, gegen die nur Carbapeneme hinreichend sicher wirksam sind (z. B. ESBL-Bildner), sowie schwere, vital bedrohliche Pneumonien.

1.5   Monobactame

Aztreonam ist die einzige Substanz dieser Klasse. Sie zeigt eine ausschließliche Wirkung auf

Enterobakterien sowie P. aeruginosa. Da Aztreonam gegen Klasse-B-ß-Laktamasen (Metallo-ß-Laktamasen) unempfindlich ist, stellt es gelegentlich eine therapeutische Alternative dar. Keine Wirksamkeit besteht gegen grampositive Erreger, Acinetobacter baumanii und Stenotrophomonas maltophilia sowie Anaerobier.

Bewertung Es handelt sich um eine Reservesubstanz, die heute meist in Studien eingesetzt wird, die einen Vergleichsarm mit einer sicheren Wirksamkeit gegen die erwähnten Erreger benötigen.

2 Fluorchinolone

Ciprofloxacin ist gegen die meisten gramnegativen Erreger einschließlich P. aeruginosa wirksam; im grampositiven Bereich, insbesondere gegenüber Streptokokken, besteht keine ausreichende Wirksamkeit. Demgegenüber ist Levofloxacin im grampositiven Bereich wirksamer und gegen P. aeruginosa etwas geringer aktiv. Allerdings haben die Resistenzen vor allem bei E. coli, Klebsiella spp. und P. aeruginosa in den letzten Jahren stark zugenommen.

Moxifloxacin ist gut wirksam gegen Streptokokken und Staphylokokken, Enterobakterien und Anaerobier, jedoch nicht gegen P. aeruginosa.

Bewertung Fluorchinolone sind gut wirksame Substanzen. Die Entwicklung hoher Resistenzraten schränkt ihre Einsatzfähigkeit in der kalkulierten antimikrobiellen Therapie jedoch stark ein. Sie führen zudem zu einer Selektion von MRSA und möglicherweise ESBL und sollten daher restriktiv eingesetzt werden.

3 Aminoglykoside

Gentamicin wird aus dem Bakterium Micromonaspora purpurea (daher Endsilbe „micin"), Tobramycin aus dem Pilz Streptomyces-Arten gebildet (daher Endsilbe „mycin"). Amikacin ist ein halbsynthetisches Kanamycin-Derivat.

Gentamicin, Tobramycin und Amikacin sind Substanzen mit einer hohen Aktivität gegenüber Enterobakterien und P. aeruginosa, zudem S. aureus, es besteht jedoch keine Aktivität gegen Streptokokken, H. influenzae und Anaerobier.

Unter den Substanzen sind Tobramycin und Amikacin aktiver gegenüber P. aeruginosa. Amikacin ist auf die meisten Aminoglykosidinaktivierenden Bakterienenzyme nicht anfällig und hat daher das weiteste Spektrum. Dieses schließt auch manche gegen Gentamicin resistente Stämme ein.

Bewertung Aminoglykoside weisen mit ß-Laktamen eine gute Synergie auf. Sie dürfen nur in Kombination eingesetzt werden. Zudem besteht eine relativ ungünstige Pharmakokinetik mit schlechter Gewebspenetration und fehlender Wirksamkeit im sauren Milieu.

4 Lincosamide

Clindamycin ist die einzige Substanz der Gruppe. Es ist ausschließlich im grampositiven Bereich wirksam sowie gegen eine Vielzahl von Anaerobiern, einschließlich Bacteroides fragilis, obwohl die Resistenzen zunehmen.

Bewertung Clindamycin kommt in erster Linie in der gezielten Therapie gegen empfindliche Erreger bei Penicillinallergie oder -intoleranz zum Einsatz.

5 Glykopeptide

Vancomycin ist gut wirksam gegen Streptokokken und Staphylokokken, einschließlich MRSA, Enterokokken sowie grampositive Anaerobier. Gegen gramnegative Erreger besteht vollständige Unwirksamkeit. Teicoplanin hat ein weithin identisches Wirkspektrum und weist eine bessere Gewebspenetration sowie eine bessere Verträglichkeit auf. Dennoch hat sich Teicoplanin in Deutschland nicht durchsetzen können.

▶ **Cave** Gegen MSSA ist Oxacillin Mittel der Wahl. Eine Therapie von MSSA mit Vancomycin hat schlechtere Erfolgsaussichten als mit Oxacillin!

Bewertung Glykopeptide werden in erster Linie zur kalkulierten Therapie der MRSA-Pneumonie eingesetzt. In dieser Indikation sind sie ausreichend wirksam und sicher. In der gezielten Therapie der gesicherten MRSA-Pneumonie weisen Oxazolidinone aufgrund ihrer Gewebegängigkeit theoretische Vorteile auf, die sich in der Zephyr-Studie in ein rascheres klinisches Ansprechen übersetzen. Ein Vorteil in der Letalität konnte allerdings nicht belegt werden.

6 Oxazolidinone

Das erste Oxazolidinon war Linezolid, mit Tedizolid ist jetzt ein weiteres auf den Markt gekommen.

Linezolid ist wirksam vor allem gegen MRSA sowie Vancomycin-resistente Enterokokken (VRE), zudem gegen Streptokokken einschließlich Penicillin-resistenten Pneumokokken. Tedizolid hat ein identisches Wirkspektrum. Es ist noch nicht zur Therapie von Pneumonien zugelassen.

Bewertung Oxazolidinone sind Substanzen gegen MRSA. In der kalkulierten antimikrobiellen Therapie sind sie zu meiden, zum einen aufgrund ihrer fraglichen Wirksamkeit bei bakteriämischen Pneumonien, zum anderen aufgrund befürchteter rascher Resistenzentwicklungen bei häufigem Einsatz. Hinsichtlich differentialtherapeutischer Überlegungen in der gezielten Therapie siehe „Glykopeptide".

7 Andere

7.1 Fosfomycin

Diese Substanz hat ein breites, aber auch z. T. variables Wirkspektrum. Es umfasst grampositive Erreger wie Streptokokken und Staphylokokken, aber auch gramnegative wie H. influenzae, E. coli, Proteus mirabilis, z. T. auch Serratia marcescens und P. aeruginosa sowie viele Anaerobier. Einige Stämme von Klebsiella spp., Enterobacter spp., Morganella morganii und Acinetobacter baumanii sind ebenfalls empfindlich.

Eine Fülle multiresistenter Enterobakterien (ca. 70 %), einschließlich Carbapenemase-bildender Stämme, scheint gegen Fosfomycin noch empfindlich. Es ergeben sich allerdings erhebliche Schwierigkeiten in der in-vitro Bestimmung der Empfindlichkeit, da die Ergebnisse der verschiedenen Bestimmungsverfahren nur schlecht korrelieren (Kaase et al. 2014).

Bewertung Fosfomycin ist eine Reservemitel bei Fehlen besserer Alternativen und darf wegen der Neigung zu rascher Resistenzentwicklung nur in Kombination eingesetzt werden.

7.2 Colistin

Colistinmethat-Natrium ($=$ Colistinmethansulfonat-Sodium, CMS) ist eigentlich kein Colistin, sondern ein chemisches Derivat mit dem Ziel geringerer Toxizität. Die Wirksamkeit von CMS wurde mit der von Colistinsulfat verglichen und ergab die Größe der „Colistin base activity" (CBA). CMS selbst ist aber gar nicht antimikrobiell aktiv, sondern nur das Gemisch, das nach Abspaltung der Sulfomethylgruppen des CMS entsteht.

Colistin ist ausschließlich bei gramnegativen Bakterien wirksam, und zwar gegen E. coli, Klebsiella spp., Enterobacter spp., Citrobacter spp. sowie P. aeruginosa und Acinetobacter baumanii. Einige Enterobakterien (Proteus spp., Morganella morganii, Serratia spp., Providencia spp.) und einige Nonfermenter (Burkholderia spp., Elizabethkingia spp) sind resistent.

Bewertung Colistin darf ausschließlich nur in der gezielten Therapie bei Fehlen besserer Alternativen eingesetzt werden, niemals in der kalkulierten Therapie.

7.3 Cotrimoxazol

Diese Substanz wird bei nosokomialer Pneumonie ausschließlich als Mittel der Wahl gegen Stenotrophomonas maltophilia eingesetzt.

7.4 Tigecyclin

Das Glycylcyclin Tigecyclin ist ein Derivat des Tetracyclins Minocyclin und wirksam gegen Streptokokken, Staphylokokken (einschließlich MRSA), Enterokokken (einschließlich VRE), Enterobakterien (einschließlich ESBL-Bildner) sowie einige Acinetobacter baumanii, nicht aber gegen P. aeruginosa.

Eine Nicht-Unterlegenheit gegenüber einem Carbapenem konnte nicht gezeigt werden, sodass keine Zulassung für die Therapie der nosokomialen Pneumonie besteht. Die Substanz ist in der zugelassenen Dosierung unterdosiert und möglicherweise in höheren Dosierungen doch hinreichend wirksam. Dies ist jedoch in klinischen Studien nicht belegt. Aufgrund nur geringer Spiegel im Plasma ist eine Wirksamkeit bei bakteriämischen Infektionen besonders gefährdet; Durchbruchsinfektionen sind beschrieben.

Bewertung In der Therapie der nosokomialen Pneumonie darf Tigecyclin nur in Ausnahmeindikationen in der gezielten Therapie nichtbakteriämischer Pneumonien bei Fehlen besserer Alternativen eingesetzt werden.

8 Dosierungsempfehlungen für antimikrobielle Substanzen

8.1 Standarddosierungen

Tab. 1 und 2 geben eine Übersicht über Standarddosierungen antimikrobieller Substanzen, die Übersicht „Dosierungsempfehlungen für Vancomycin" sowie Tab. 3 über Besonderheiten der Dosierung von Vancomycin und Colistin bei Patienten mit nosokomialer Pneumonie.

Dosierungsempfehlungen für Vancomycin
(modifiziert nach: Rybak et al. 2009)
TDM: Therapeutic drug monitoring
(Spiegelbestimmungen)

1. Dosierung nach mg/kgKG, auch bei adipösen Patienten, da Verteilungsvolumen und Clearance bei Adipositas erhöht (cave bei Dosierungen > 4 g/d: TDM!)
2. Die Standarddosis ist 15 mg/kgKG für die Einzeldosis, 30 mg/kgKG für die Tagesdosis.
3. Eine Ladedosis von 25–30 mg/kgKG sollte bei schweren Infektionen erfolgen.
4. Die weitere Therapie sollte Talspiegel-gesteuert sein; der erste Spiegel soll vor der 4. Dosis bestimmt werden.
5. Dosierungen mit Spiegeln >10 mg/l vermindert VISA, Talspiegel-Ziel von 15–20 mg/l limitieren die Nephrotoxizität.
6. Die Infusionsdauer soll 1 h betragen und dokumentiert werden.
7. Cave: „red man syndrome" bei kürzerer Infusionszeit
8. Wenn die Einzeldosis > 1 g beträgt, soll die Infusionsdauer auf 1,5–2 h verlängert werden.
9. Dosierung bei Niereninsuffizienz siehe Tab. 2
10. Eine Vancomycin-Nephrotoxizität ist anzunehmen, wenn das Kreatinin in 2–3 Messungen um 0,5 mg/l oder um 50 % des Ausgangswerts ansteigt.
11. Wiederholte TDM sind angezeigt:
    - einmal wöchentlich bei stabilen Patienten
    - zweimal wöchentlich bei Patienten mit instabiler Nierenfunktion
    - zweimal wöchentlich bei Patienten mit gleichzeitiger Gabe nephrotoxischer Medikamente (z. B. Furosemid, Aminoglykoside)
    - täglich bei hämodynamisch instabilen Patienten

Bei Patienten mit schwerer Sepsis/septischem Schock sind nach neueren Daten die Standarddosierungen zumindest für hydrophile antimikrobielle Sbstanzen nicht ausreichend. Wie adäquate Dosierungen sichergestellt werden können, ist noch nicht hinreichend beantwortet. Aktuell resultieren zumindest folgende Grundsätze:

Tab. 1 Standard-Dosierungsempfehlungen von antimikrobiellen Substanzen bei Patienten mit nosokomialer Pneumonie

Arzneimittel	Standarddosierung i.v.	Dosisreduktion bei Niereninsuffizienz	Dosisreduktion bei Leberinsuffizienz	Dauer der Applikation	Haltbarkeit bei Raumtemperatur
Ampicillin	3–4 × 1 g	Ja	Nein	30 min	6 h (Allergisierungspotenzial steigt mit Dauer der Infusion)
Amoxicillin/Clavulansäure oder Ampicillin/Sulbactam	3–4 × 2,2 g / 3 × 3 g	Ja / Ja	Clavulansäure kontraindiziert	30 min	1 h (Allergisierungspotenzial steigt mit Dauer der Infusion)
Sulbactam (Combactam)	4 × 1 g (Zulassungsdosis)	Ja / Halbierung bei GFR 30–60 ml/min / Vierteldosis bei GFR < 30 ml/min	Nein	15–30 min	24 h
Piperacillin oder Piperacillin/Tazobactam	3–4 × 4 g / 3–4 × 4,5 g	Ja	Nein	30 min	24 h
Cefuroxim	3 × 1,5 g	Ja	Nein	30 min	24 h
Ceftriaxon	2 × 1 g	Nein	Nein	30 min	6 h
Ceftazidim	3 × 2 g	Ja		30 min	18 h
Cefepim	2–3 × 2 g	Ja	Nein	30 min	Umgehend verwenden
Ceftobiprol (Zevtera)	3 × 500 mg	Ja / GFR < 50 ml/min: 2 × 500 mg / GFR < 30 ml/min / Dialyse: 1 × 250 mg	Nein (begrenzte Datenlage)	2 h	8 h (einschl. der Infusionsdauer)
Ceftazidim/Avibactam*	3 × 2 g + 500 mg	–	–	–	–
Ceftolozan/Tazobactam (Zerbaxa)	3 × 1,5 g	Ja / CrCL 30–50 ml/min: halbe Dosis (3 × 750 mg) / CrCL < 30 ml/min: viertel Dosis (3 × 375 mg) / Dialyse: einmalige Dosis 750 mg, Erhaltungsdosis 3 × 150 mg (an Dialysetagen unmittelbar nach Dialyse)	Nein	60 min	Umgehend verwenden

Ertapenem (Invanz)	1 × 1 g	Nein (keine Anwendung bei GFR < 30 ml/min)	Nein	30 min	6 h
Imipenem/Cilastatin	3 × 1 g	Ja	Nein	30 min pro 500 mg	4 h
Meropenem	3 × 1 g	Ja	Nein	30 min	8 h (in Aqua) 2 h (in Glc. 5 %)
Aztreonam (Azactam)	3–4 × 2 g	Ja Halbierung bei GFR 30–60 ml/min Vierteldosis bei GFR < 30 ml/min	Nein	20–60 min	48 h
Ciprofloxacin	3 × 400 g	Ja	Nein	60 min	24 h
Levofloxacin	1–2 × 500 mg	Ja Halbierung bei GFR 30–60 ml/min Vierteldosis bei GFR < 30 ml/min	Bei Leberinsuffizienz kontraindiziert	60 min pro 500 mg	3 h
Moxifloxacin	1 × 400 mg	Nein	Bei Leberinsuffizienz kontraindiziert	60 min	24 h
Gentamicin	5–7 mg/kgKG	Ja	Nein	30–60 min	Umgehend verwenden
Tobramycin	Intravenös: 5–7 mg/kgKG Inhalativ: 2–3 × 80–300 mg	Ja	Nein	30–60 min auch zur Inhalation zugelassen	Umgehend verwenden
Amikacin	15 mg/kgKG	Ja	Nein	30–60 min	Umgehend verwenden
Clindamycin	3–4 × 600 mg	Nein	Ggf. bei schwerer Leberinsuffizienz	30 min	24 h
Vancomycin	Siehe Übersicht „Dosierungsempfehlungen für Vancomycin"	Ja	Nein	60 min (>1 g: Verlängerung Infusionszeit auf 2 h) Cave „red man syndrome" bei kürzerer Infusionszeit	Sofort verwenden

(Fortsetzung)

Tab. 1 (Fortsetzung)

Arzneimittel	Standarddosierung i.v.	Dosisreduktion bei Niereninsuffizienz	Dosisreduktion bei Leberinsuffizienz	Dauer der Applikation	Haltbarkeit bei Raumtemperatur
Teicoplanin (Targocid)	Startdosis: 2 × 400 mg (6 ml/kgKG) für 3 Tage, dann 1 × 400 mg (6 ml/kgKG) Talspiegel-gesteuert (Ziel: > 15 mg/l)	Die ersten 3 Tage keine Reduktion dann: Halbierung bis Drittelung der Dosis bei GFR < 30 ml/l bzw. Dialyse Talspiegel-Steuerung	Nein	30 min	Umgehend verabreichen
Linezolid (Zyvoxid)	2 × 600 mg	Nein (Gabe nach Dialyse)	Nein	30–120 min	Umgehend verabreichen
Tedizolid (Sivextro)	1 × 200 mg (max. 6 Tage)	Nein (begrenzte Datenlage)	Nein (begrenzte Datenlage)	60 min	4 h
Fosfomycin (Fosfomycin Sandoz)	Je nach Empfindlichkeit der Erreger 12–24 g z. B. 3 × 4–8 g	Ja Halbierung der Dosis bei GFR < 30 ml/min	Nein	30–60 min	24 h
Colistin (Promixin) (ColistiFlex)	Tab. 3	Ja	Nein	30–60 min auch inhalativ zugelassen	24 h
Cotrimoxazol	4 × 4 Ampullen á 480 mg („Pneumocystis-Dosierung")	Ja Halbierung der Dosis bei GFR < 30 ml/min	Nein	30–60 min	Umgehend verabreichen
Tigecyclin (Tigacyl)	Ladedosis 100 mg, gefolgt von 50 mg alle 12 h	Nein (auch nicht bei Dialyse)	Child Pugh C: Reduktion um 50 %	30–60 min	Umgehend verabreichen

i.v. = i.v. Kurzinfusion

Bei i.v. Kurzinfusion: Cave Restvolumen im Schlauch, kann ca. 20 ml betragen; für Verabreichung auch des Restvolumens sorgen

* noch keine Zulassung

Tab. 2 Dosierungen wichtiger Substanzen bei Nieren-insuffizienz. Cave: Auch bei eingeschränkter Nierenfunktion in den ersten 24 Stunden Standarddosierung, um die nötigen Antibiotika-Wirkstoffspiegel aufzubauen. Bei schweren Pneumonien mit schwerer Sepsis/Schock und Gabe hydrophiler Substanzen zusätzlich Ladedosis

Substanz	Niereninsuffizienz	Hämodialyse	CVVH/CVVHD/CVVHDF
Ampicillin/ Sulbactam	GFR 15–30 ml/min, 2 × 3 g/dGFR < 15 ml/min, 1 × 3 g/d	1 × 3 g/d(unmittelbar nach Anschluss an Dialyse, da dialysierbar)	2 × 3 g
Piperacillin/ Tazobactam	GFR < 30 ml/min, 2 × 4,5 g	2 × 4,5 g(unmittelbar nach Anschluss an Dialyse, da dialysierbar)	3 × 4,5 g
Cefuroxim	GFR < 30 ml/min: 2 × 750 mg	Verkürzte Halbwertszeit von Cefuroxim bei Patienten, die regelmäßig hämodialysiert werden, daher nach Dialysevorgang zusätzliche Dosis von 750 mg Cefuroxim	2 × 750 mg
Meropenem	GFR < 30 ml/min, bis 2 × 2 g	1 × 1 g(unmittelbar nach Anschluss an Dialyse, da dialysierbar)	1 × 1 g
Ciprofloxacin	GFR < 30 ml/min, 2 × 400 mg	2 × 200 mg	2 × 200 mg
Gentamicin	Startdosis 160 mgGFR < 30 ml/min, 1 × 80 mgSpiegelkontrollen	1,5 mg/kgKG(unmittelbar nach Anschluss an Dialyse, da dialysierbar)Spiegelkontrollen	3 mg/kgKGSpiegelkontrollen
Vancomycin	Startdosis 25–30 mg/kgKGGFR > 100 ml/min 100 % StandarddosisPro GFR Reduktion von 10 ml/min jeweils 10 % weniger DosisSpiegelkontrollen	Initialdosis 1000 mgTägliche Erhaltungsdosis von 500 bis 1000 mg nach HämodialyseWerden bei der Hämodialyse Polysulfonmembranen verwendet („high flux dialysis"), verkürzt sich die Halbwertzeit von Vancomycin. Bei Patienten, die regelmäßig hämodialysiert werden, kann eine zusätzliche Erhaltungsdosis erforderlich seinSpiegelkontrollen	1 × 1 gSpiegelkontrollen
Colistin	GFR < 50 ml/min: 50 % der StandarddosisGFR < 30 ml/min: 30 % der Standarddosis	An Dialysetagen 3 Mio. E/d nach DialyseAn dialysefreien Tagen 2 Mio. E/d	Keine Dosisanpassung
Cotrimoxazol	GFR < 30 ml/minhalbe Standarddosis	Dialyse:halbe Standarddosis alle 24 hnach der Dialyse	Keine Dosisanpassung

- Alle hydrophilen antimikrobiellen Substanzen benötigen eine initiale Ladedosis, unabhängig von der Nierenfunktion.
- Soweit realisierbar, sollte die weitere Dosierung durch ein „Therapeutic drug monitoring" (TDM) erfolgen.

Es steht zu erwarten, dass in naher Zukunft neue Konzepte zur Sicherstellung einer adäquaten Dosierung erarbeitet werden (siehe auch ▶ Kap. 12, „Grundlagen der antimikrobiellen Therapie – PK/PD").

8.2 Kontinuierliche Gabe antimikrobieller Substanzen

8.2.1 Datenlage

Grundsätzlich kann eine kontinuierliche Gabe antimikrobieller Substanzen bei Substanzklassen mit zeitabhängiger Wirkung (ß-Laktame, Vancomycin, Oxazolidinone) erwogen werden.

Nicht geeignet sind jedoch Ampicillin, Amoxicillin/Clavulansäure und Ampicillin/Sulbactam aufgrund des Risikos der Allergisierung sowie

Tab. 3 Dosierungsempfehlungen für Colistin

A. Systemische Therapie	
Fachinfos Promixin und Colistiflex (nach Dalfino et al. 2012) 1 Mio. E = 80 mg CMS-Masse (CMS = Colistinmethat) Ggf. Aufsättigungsdosis 9 Mio. E (bis 12 Mio. pro Tag („Der am besten geeignete Zeitraum bis zur ersten Erhaltungsdosis ist nicht ermittelt worden.") 9 Mio. E (bis 12 Mio. E) pro Tag, aufgeteilt in 2–3 Dosen	**Eingeschränkte Nierenfunktion:** Krea-Clearance <50 bis 30 ml/min: bis 7,5 Mio. E pro Tag <30 bis 10 ml/min: bis 5,5 Mio. E pro Tag <10 ml/min: 3,5 Mio. E pro Tag **Dialyse:** An Tagen ohne HD: 2,25 Mio. E pro Tag An Tagen mit HD: 3 Mio. E pro Tag nach Dialyse **CVVHF/CVVHDF:** Wie bei normaler Nierenfunktion
Dosierungsempfehlungen nach Stocker und Kern (Stocker und Kern 2013) Ladedosis 10 Mio. E entsprechend 800 mg Erhaltungsdosis: Obergrenze 2 × 10 Mio. E entsprechend 1600 mg (24 h nach Ladedosis)	**Dialyse:** Tagesdosis 200 × MHK, aufgeteilt in zwei Einzeldosen **An Dialysetagen:** Erste Einzeldosis + 50 % (während der Dialyse), zweite Einzeldosis + 30 % (nach Dialyse) **CVVHDF:** 1280 × MHK, aufgeteilt in zwei Einzeldosen
B. Inhalative Therapie	
Promixin und Colistiflex 2–3 × 1–2 Mio. E pro Tag Nach Lu et al. (2012) bei multiresistenten Acinetobacter baumanii und P. aeruginosa: 3 × 5 Mio. E pro Tag	

Ceftriaxon und Imipenem/Cilastatin aufgrund einer ungenügenden Stabilität.

Ein theoretischer Vorteil ergibt sich für Patienten mit schwerer Pneumonie, vor allem, wenn eine schwere Sepsis bzw. ein septischer Schock vorliegen. Die Dringlichkeit der Prüfung einer Übersetzung dieses theoretischen Vorteils in einen klinischen Vorteil hat sich daraus ergeben, dass aktuelle Untersuchungen ein hohes Risiko für eine Unterdosierung vor allem hydrophiler antimikrobieller Substanzen ergeben haben (Roberts et al. 2014). Dabei war die intermittierende Applikation mit einem höheren Risiko für ein Unterschreiten der kritischen Grenzdosis assoziiert, die kontinuierliche Gabe wies diesbezüglich Vorteile auf (de Waele et al. 2014).

Aktuell liegen für folgende Substanzen pharmakokinetische und/oder klinische Untersuchungen vor:

• Piperacillin bzw. Piperacillin/Tazobactam
• Ceftazidim
• Meropenem
• Vancomycin

Alle Studien für eine Klärung der Frage, ob die kontinuierliche Applikation das Therapieergebnis verbessert, hatten statistisch gesehen eine zu geringe Power, um einen Unterschied zu identifizieren (Dulhunty et al. 2013; Dulhunty et al. 2015; Abdul-Aziz et al. 2016). Die jüngste Metaanalyse hat hingegen einen Vorteil für die kontinuierliche Therapie zeigen können. Dabei zeigten die zitierten drei eingeschlossenen prospektiven Studien eine gleichgerichtete Tendenz für einen Vorteil der kontinuierlichen Therapie. Bei Patienten mit schwerer Sepsis wurde eine Reduktion der 30-Tages-Letalität von 26,3 % auf 19,6 % gezeigt (Roberts et al. 2016). In der Subgruppe der Patienten mit Nierenersatztherapie war der Effekt nicht nachweisbar, in der mit Sepsis durch Nonfermenter (P. aeruginosa, Acinetobacter baumanii) größer.

Auch für Piperacillin/Tazobactam liegt eine Metaanalyse vor, die auf einen Überlebensvorteil bei kontinuierlicher Gabe hinweist (Yang et al. 2015). Andere Autoren haben die Datenlage bis 2014 wesentlich skeptischer eingeschätzt (Lux et al. 2014).

Tab. 4 Mögliche Dosierungen bei kontinuierlicher Gabe antimikrobieller Substanzen

Substanz	Ladedosis	Weitere Dosierung	Referenz
Piperacillin-Tazobactam	4,5 g über 30 min	9 g/24 h	Dulhunty et al. 2015
Ceftazidim	2 g über 30 min	4 g/24 h	Boselli et al. 2004* Georges et al. 2012
Meropenem	1–2 g über 30 min	2–4 g/24 h (8 h je Dosierung)	Dulhunty et al. 2015
Vancomycin	15 mg/kgKG über 60 min	30 mg/kgKG/24 h (Talspiegel 10–15 mg/l)	Wysocki et al. 2001
Linezolid	600 mg über 60 min	1,2 g mg/24 h	Boselli et al. 2012 De Pascale et al. 2015

* Höhere Dosierungen können bei P. aeruginosa erforderlich sein

Für Vancomycin konnte in der Therapie schwerer Staphylokokken-Infektionen kein Vorteil für die kontinuierliche Gabe gezeigt werden.

Bewertung Die vorliegenden Daten sprechen sowohl theoretisch wie praktisch dafür, dass eine kontinuierliche Applikation der dafür geeigneten antimikrobiellen Substanzen mit einem höheren Überleben einer schweren Pneumonie mit schwerer Sepsis assoziiert ist. Weitere Untersuchungen sind jedoch erforderlich.

8.2.2 Praktische Hinweise

Die Dosierungen bei kontinuierlicher Gabe der antimikrobiellen Substanzen sind nicht standardisiert. Tab. 4 gibt eine Auswahl publizierter Dosierungsschemata wieder.

Eine Zulassung besteht allerdings für die kontinuierliche Gabe dieser Substanzen nicht.

Die Empfehlungen der Hersteller zu Art der Lösungsmittel und der Konzentrationen der Antibiotika-Lösungen sind strikt einzuhalten. Abweichungen können eine erheblich eingeschränkte Stabilität bewirken (De Waele et al. 2015).

Bei kontinuierlicher Gabe von β-Lactam-Antibiotika ist hierfür ein eigener Zugang oder ein eigenes Lumen des ZVK erforderlich, da zahlreiche Inkompatibilitätsreaktionen mit anderen Arzneimitteln auftreten.

▶ **Tipp** Eine auch praktisch leichter umsetzbare Alternative zur kontinuierlichen Gabe ist die intermittierende Gabe mit verlängerter Infusionsdauer. Hier werden die Infu-

Tab. 5 Mögliche Dosierungen bei prolongierter Gabe antimikrobieller Substanzen

Substanz	Dosierung	Referenz
Piperacillin-Tazobactam	3 × 4,5 g über 4 h	Falagas et al. 2013
	4 × 4,5 g über 4 h	Yussuf et al. 2014
Meropenem	3 × 1 g über 3 h	
	3 × 2 g über 3 h	

sionszeiten auf z. T. bis zu 4 h verlängert und es wird 4- bis 6-mal pro Tag dosiert (Tab. 5). Eine vergleichbare Wirksamkeit zur kontinuierlichen Therapie gegenüber der intermittierenden Gabe ist für Piperacillin/Tazobactam und Carbapeneme belegt (Felton et al. 2012; Falagas et al. 2013; Yussuf et al. 2014).

9 Inhalative Gabe antimikrobieller Substanzen

9.1 Rationale

Angesichts der zunehmenden bakteriellen Resistenzentwicklung und der fehlenden Aussicht auf rasche Entwicklung zusätzlicher antimikrobieller Substanzen mit neuen Wirkmechanismen ergibt sich die Herausforderung, das Potenzial bestehender Substanzen auszuschöpfen.

Die inhalative Applikation ermöglicht die Deposition hoher Konzentrationen antimikrobiell wirksamer Substanzen am Ort der Infektion. Eine implizite grundsätzliche Limitation der inhalativen Therapie ist andererseits die Beschränkung ihres alleinigen Einsatzes auf lokal begrenzte Pneumonien ohne Bakteriämie und ohne schwere Sepsis/septischen Schock.

Ein wesentlicher Unterschied in der Inhalation von Betamimetika oder Anticholinergika zur Behandlung obstruktiver Ventilationsstörungen zur Inhalation von antimikrobiellen Substanzen besteht in der Zielregion der inhalativen Applikation: Während bei ersterer die großen Atemwege erreicht werden sollen, ist es bei letzterer das pulmonale Gewebe.

9.2 Grundlagen der Inhalation

Bei der Inhalation von Medikamenten, in diesem Falle antimikrobieller Substanzen, sind folgende vier Einflussgrößen zu beachten:

- der Typ des Aerosol-Generators und die Partikelgröße
- Ventilatoreinstellungen
- Auswahl der Beatmungsschläuche und Filter

9.2.1 Typ des Aerosol-Generators und Partikelgröße

Zu unterscheiden sind zunächst Düsenvernebler und Ultraschallvernebler. Beim Düsenvernebler wird das Aerosol durch Luft oder Sauerstoff unter Pressdruck auf das zu vernebelnde Medikament erzeugt. Die Teilchengröße ist proportional zum Gasfluss. Das Inhalat wird an den inspiratorischen Schenkel des Beatmungsschlauchs angeschlossen. Die Aerosolfreigabe erfolgt kontinuierlich oder intermittierend inspiratorisch.

Nachteile sind eine relativ hohe Variabilität der Substanz-Freisetzung und eine geringe Depositionsrate in der Lunge.

Beim Ultraschallvernebler wird das Aerosol über die Vibration eines piezoelektrischen Kristalls erzeugt, der hochfrequente elektrische in mechanische Schwingungen konvertiert. Diese werden auf das zu vernebelnde Medikament übertragen.

Vibrationsamplitude und -frequenz bestimmen über Substanzfreisetzung und Teilchengröße (proportional bzw. umgekehrt proportional). Die resultierenden Teilchen sind generell größer als bei Düsenverneblern, dies kann über einen erhöhten Gasfluss kompensiert werden.

Nachteil ist, dass ein erhöhter Gasfluss nach einigen Minuten zu einer Erhöhung der Temperatur des Inhalats um 10–15 °C führt, mit der Gefahr der Inaktivierung sowie Kontamination des Aerosols.

Diese Nachteile des Ultraschallverneblers werden durch den Mesh-Vernebler überwunden. Ein ringförmiges Piezo-Element versetzt eine kuppelförmige Schwingmembran (Mesh-Scheibe) in Vibration (>100,000/sec), die über 1000 präzisionserzeugte, sich verjüngende Öffnungen enthält und von einem Schwingungselement umgeben ist. Durch schnelle Vibration arbeitet jede Öffnung wie eine Mikropumpe, die Flüssigkeit durch die Öffnungen pumpt. Es resultiert ein homogener Teilchendurchmesser von 2–5 μm. Die Verbindung erfolgt über das T-Stück mit dem inspiratorischen Schenkel des Beatmungsschlauchs.

Gegenüber dem Ultraschallvernebler ergeben sich somit die Vorteile einer fehlenden Erhitzung bzw. Reduktion der Medikamentenlösung und kein Risiko der Denaturierung.

Zurzeit sind verschiedene Typen des Mesh-Verneblers auf dem Markt: der Aeroneb Pro für die intermittierende Verneblung (sterilisierbar und somit wiederverwendbar) und der Aeroneb Solo für die intermittierende oder kontinuierliche Verneblung (Einmalgebrauch für 7–28 Tage). Mesh-Vernebler können in der nichtinvasiven wie in der invasiven Beatmung eingesetzt werden.

Die Vor- und Nachteile der verschiedenen Aerosol-Generatoren finden sich in Tab. 6 zusammengefasst.

9.2.2 Ventilatoreinstellungen

In vielen experimentellen Untersuchungen wurden die folgenden Ventilatoreinstellungen benutzt. Wichtig erscheint eine Einstellung, die Turbulenzen auf ein Minimum reduziert (Rouby et al. 2012):

Tab. 6 Vor- und Nachteile verschiedener Verneblertypen

Verneblertyp	Vorteile	Nachteile
Düsenvernebler	Kleine Partikelgröße Geringe Kosten	Lange Inhalationsdauer Geringe Gewebsdeposition
Ultraschallvernebler	Kurze Inhalationsdauer Höhere Gewebsdeposition	Höhere Kosten Zunehmende Erhitzung des Inhalats, ggf. Denaturierung
Vibrierende Mesh-Vernebler	Kurze Inhalationsdauer Höhere Gewebsdeposition	Höhere Kosten

- inspiratorische Verabreichung
- volumenkontrollierte Einstellung (Tidal Volumen $\geq$ 500 ml)
- geringes Minutenvolumen ($<$6 l/min)
- Atemfrequenz 12/min
- I/E Zeit $\leq$ 50 %
- niedrige Inspirationsflows (40 besser als 80 l/min)
- endinspiratorische Pause (20 % des Atemzyklus)

Insofern erscheint eine tiefe Sedierung während der Inhalationszeit unabdingbar.

Das relativ hohe Tidalvolumen widerspricht dem Prinzip der lungenprotektiven Beatmung. In der Praxis wird diese in der Regel auch unter Inhalation fortgeführt.

9.2.3   Beatmungsschläuche und Filter

HME-Filter oder Wärmetauscher müssen für die Dauer der Inhalation ausgesetzt werden. Der Inhaler wird auf den inspiratorischen Schenkel des Beatmungsschlauchs ca. 10–15 cm vom Y-Stück entfernt zwischen Y-Stück und Tubus aufgesetzt.

9.3   Tierexperimentelle Befunde

Nahezu die gesamte tierexperimentelle und ein großer Teil der klinischen Forschung zur inhalativen Therapie wurde von der Arbeitsgruppe von J.J. Rouby aus Paris geleistet (Rouby et al. 2012).

Das führende tierexperimentelle Modell ist das beatmete Mini-Schwein. Durch tracheobronchiale Applikation von Erregen mit einer definierten Keimlast und antimikrobiellen Empfindlichkeit werden Pneumonien erzeugt. Die Inhalation erfolgt in einem Setting wie oben beschrieben.

Untersucht wurden vor allem Pneumonien durch E. coli und P. aeruginosa, die eingesetzten antimikrobiellen Substanzen umfassten Ceftazidim, Aminoglykoside (Gentamicin, Amikacin) und Colistin (Goldstein et al. 2002; Girardi et al. 2006; Ferrari et al. 2009; Lu et al. 2010).

Die wesentlichen Ergebnisse wichtiger entsprechender tierexperimentellen Untersuchungen lassen sich wie folgt zusammenfassen:

- Ca. 40–60 % des Inhalationsvolumens erreicht tiefe Lungenabschnitte.
- Die Verteilung des Inhalats erfolgt ungleichmäßig.
- Die Gewebskonzentrationen der antimikrobiellen Substanz sind in allen untersuchten Lungenabschnitten zwar unterschiedlich, jedoch durchweg oberhalb der MHK des Erregers.
- Die Gewebskonzentrationen der antimikrobiellen Substanz nach Inhalation liegen um ein vielfaches höher als nach intravenöser Gabe.
- Sie liegen am höchsten bei Versuchstieren ohne Pneumonie (Kontrollen), niedriger bei schwergradigen Pneumonien im Unterschied zu leichtgradigen, zuweilen erreichen sie bei schweren Pneumonien auch kritisch niedrige Konzentrationen unterhalb der MHK (Goldstein et al. 2002).
- Entsprechend konnte gezeigt werden, dass die Konzentration in belüfteten Lungenarealen höher liegt als in nicht belüfteten (Goldstein et al. 2002; Elman et al. 2002).
- Die Reduktion der Keimlast nach 24 h ist bei inhalativer Therapie deutlich höher als bei systemischer intravenöser Gabe.
- Die Gleichwertigkeit von Ultraschall- und Mesh-Verneblern wurde experimentell belegt (Ferrari et al. 2008).

• Sowohl inhalatives Ceftazidim als auch inhalative Aminoglykoside, nicht aber Colistin führen zu systemischen Spiegeln mit einer entsprechenden potenziellen Toxizität.

Diese Ergebnisse belegen somit, dass durch inhalative Applikation antimikrobieller Substanzen eine pulmonale hohe Deposition und Gewebskonzentration erzielt werden kann, dass die Gewebskonzentration jedoch gerade bei schwergradigen Pneumonien kritisch niedrig ausfallen kann. Dies ist besonders zu befürchten bei vorbestehenden Lungenerkrankungen wie etwa einer schweren COPD, die hier nicht untersucht wurden. Die Kombination mit systemischer antimikrobieller Therapie erscheint von daher naheliegend.

Es muss jedoch betont werden, dass die dargelegten Ergebnisse nur unter Zugrundelegung der Inhalationsregeln gültig sind (Rouby et al. 2012).

9.4   Klinische Daten

Klinische Daten zur Inhalationstherapie sind bislang nur begrenzt verfügbar. In dieser Situation sind methodisch hochwertige paradigmatische Studien am aussagekräftigsten.

Eine in diesem Sinne wegweisende Pilot-Studie hat eine Kombination aus Ceftazidim (3×15 mg/kgKG) und Amikacin (1×25 mg/kgKG) inhalativ versus intravenös (90 mg/kgKG bzw. 15 mg/kgKG – 3 von 20 erhielten statt Amikacin Ciprofloxacin 2×400 mg) bei je n = 20 Patienten mit Pneumonie unter Beatmung durch P. aeruginosa untersucht. Ausgeschlossen wurden Patienten mit nachgewiesener Bakteriämie. Im Ergebnis zeigte sich in allen Endpunkten kein signifikanter Unterschied. In insgesamt fünf seriellen BAL-Untersuchungen konnte eine Resistenzentwicklung gegen die applizierten Substanzen nur im intravenösen Arm nachgewiesen werden (Lu et al. 2011).

Für inhalatives Colistin konnten in Pilotstudien gute Eradikationsraten von 50 bis 90 % gezeigt werden (Kwa et al. 2005; Berlana et al. 2005). Studien, die bei Patienten mit Pneumonien unter Beatmung eine intravenöse Therapie gegenüber einer inhalativ-intravenösen Kombinationstherapie mit Colistin verglichen haben, konnten keinen Unterschied der zusätzlichen Inhalation zeigen (Kofterides et al. 2010; Korbila et al. 2010).

Diese Ergebnisse sind allerdings noch mit nach heutiger Sicht deutlich zu geringen Dosierungen des Colistins erzielt worden. Mit hohen systemischen Dosierungen (Ladedosis 9 Mio. Einheiten, gefolgt von $2 \times 4,5$ Mio. Einheiten) wurden Heilungsraten von über 80 % erzielt (Dalfino et al. 2012). Bei hohen systemischen Dosierungen konnte in Kombination mit inhalativem Colistin auch eine um knapp 15 % bessere Heilungsrate von Pneumonien durch Erreger erzielt werden, die nur noch auf Colistin sensibel waren (Tumbarello et al. 2013).

Ähnlich überraschend gute Ergebnisse wurden mit inhalativem Colistin in Hochdosis erzielt. Patienten mit Pneumonien unter Beatmung durch sensible und multiresistente P. aeruginosa oder Acinetobacter baumanii wurden entweder nach Standard mit ß-Laktamen intravenös (Carbapenem-sensible Gruppe) oder inhalativ durch Colistin in einer Dosierung von 3×5 Mio. Einheiten (Carbapenem-resistente Gruppe) behandelt (eine Subgruppe in Kombination mit einem Aminoglykosid über 3 Tage). Im Ergebnis zeigte sich mit Heilungsraten von ca. 65 % in beiden Gruppen kein signifikanter Unterschied (Lu et al. 2012).

Schließlich scheint eine inhalative antimikrobielle Therapie auch bei Patienten mit Ventilator-assoziierter Tracheobronchitis (Sekretvolumen ≥ 2 ml über 4 h) interessant. Eine inhalative Therapie (meist auf dem Boden einer systemischen Therapie) führte zu einem Rückgang der Symptome, geringerer Resistenzentwicklung und zu rascherem Weaning (Palmer et al. 2008).

Zusammenfassend bestätigen diese Ergebnisse, dass eine inhalative Applikation von Ceftazidim, Aminoglykoside (Amikacin) und Colistin eine hinreichende bis gute Wirksamkeit bei Patienten mit Pneumonie aufweist. Für Colistin zeichnet sich ab, dass entweder eine inhalative Therapie in hoher Dosis oder eine Kombinationstherapie mit hohen intravenösen Dosierungen gültige Optionen für multiresistente Erreger darstellen.

Die Toxizität der inhalativen Therapie scheint gering. Mit bronchospastischen Reaktionen muss jedoch gerechnet werden, insbesondere bei Patienten mit hyperreagiblem Bronchialsystem. Eine vorhergehende Gabe von kurzwirksamen ß-2-Mimetika kann solche Reaktionen verhindern.

> ▶ **Cave** Inhalative antimikrobielle Applikationen sind für die Behandlung der Pneumonie unter Beatmung nicht zugelassen. In der kalkulierten antimikrobiellen Therapie haben sie keinen Platz. Sie sind als Heilversuche gerechtfertigt zur Behandlung von Patienten mit Pneumonie durch multiresistente Erreger, die durch keine Standardtherapie behandelt werden können. Sie sollten in der Regel in Kombination mit einer systemischen Substanz gegeben werden. Eine mögliche Ausnahme stellt die inhalative Hochdosis-Therapie mit Colistin dar.

Weiterführende Literatur

Begründung von Dosierungen von Colistin intravenös bei nierengesunden und niereninsuffizienten Patienten:

– Stocker H, Kern WV (2013) Colistin: renaissance of an old antibiotic? Internist (Berl) 54:936–944

Aktuelle Daten zur Fosfomycin-Empfindlichkeit bei Carbapenem-resistenten Enterobakterien:

– Kaase M, Szabados F, Anders A, Gatermann SG (2014) Fosfomycin susceptibility in carbapenem-resistant Enterobacteriaceae from Germany. J Clin Microbiol 52:1893–1387

Leitlinien zur Dosierung von Vancomycin:

– Rybak MJ, Lomaestro BM, Rotschafer JC, Moellering RC, Craig WA, Billeter M, Dalovisio JR, Levine DP (2009) Vancomycin therapeutic guidelines: a summary of consensus recommendations from the infectious diseases Society of America, the American Society of Health-System Pharmacists, and the Society of Infectious Diseases Pharmacists. Clin Infect Dis 49:325–327

Grundlegende Daten, die belegen, dass die bisherigen Dosierungen aus Zulassungsstudien bei Patienten mit schwerer Sepsis/Schock häufig unzureichend sind:

– Roberts JA, Paul SK, Akova M, Bassetti M, De Waele JJ, Dimopoulos G, Kaukonen KM, Koulenti D, Martin C, Montravers P, Rello J, Rhodes A, Starr T, Wallis SC, Lipman J, DALI Study (2014) DALI: defining antibiotic levels in intensive care unit patients: are current β-lactam antibiotic doses sufficient for critically ill patients? Clin Infect Dis 58:1072–1083
– De Waele JJ, Lipman J, Akova M, Bassetti M, Dimopoulos G, Kaukonen M, Koulenti D, Martin C, Montravers P, Rello J, Rhodes A, Udy AA, Starr T, Wallis SC, Roberts JA (2014) Risk factors for target non-attainment during empirical treatment with β-lactam antibiotics in critically ill patients. Intensive Care Med. 40:1340–1351

Maßgebliche Studien zur kontinuierlichen intravenösen Applikation antimikrobieller Substanzen:

– Dulhunty JM, Roberts JA, Davis JS, Webb SA, Bellomo R, Gomersall C, Shirwadkar C, Eastwood GM, Myburgh J, Paterson DL, Lipman J (2013) Continuous infusion of betalactam antibiotics in severe sepsis: a multicenter double-blind, randomized controlled trial. Clin Infect Dis 56:236–244
– Dulhunty JM, Roberts JA, Davis JS, Webb SA, Bellomo R, Gomersall C, Shirwadkar C, Eastwood GM, Myburgh J, Paterson DL, Starr T, Paul SK, Lipman J, BLING II Investigators for the ANZICS Clinical Trials Group (2015) A multicenter randomized trial of continuous versus intermittent β-lactam infusion in severe

sepsis. Am J Respir Crit Care Med 192:1298–1305

- Abdul-Aziz MH, Sulaiman H, Mat-Nor MB, Rai V, Wong KK, Hasan MS, Abd Rahman AN, Jamal JA, Wallis SC, Lipman J, Staatz CE, Roberts JA (2016) BLISS: beta-lactam infusion in severe sepsis: a prospective, two-centre, open-labelled, randomized controlled trial of continuous versus intermittent beta-lactam infusion in critically ill patients with severe sepsis. Intensive Care Med (Im Druck)
- Roberts JA, Abdul-Aziz MH, Davis JS, Dulhunty JM, Cotta MO, Myburgh J, Bellomo R, Lipman J (2016) Continuous versus intermittent beta-lactam Infusion in severe sepsis: a meta-analysis of individual patient data from randomized trials. Am J Respir Crit Care Med. [vor Druck]
- Yang H, Zhang C, Zhou Q, Wang Y, Chen L (2015) Clinical outcomes with alternative dosing strategies for piperacillin/tazobactam: a systematic review and meta-analysis. PLoS One 10:e0116769
- Lux LJ, Posey RE, Daniels LS, Henke DC, Durham C, Jonas DE, Lohr KN (2014) Pharmacokinetic/pharmacodynamic measures for guiding antibiotic treatment for hospital-acquired pneumonia [internet]. Agency for Healthcare Research and Quality (US), Rockville

Praktische Hinweise zur kontinuierlichen intravenösen Gabe antimikrobieller Substanzen:

- De Waele JJ, Lipman J, Carlier M, Roberts JA (2015) Subtleties in practical application of prolonged infusion of β-lactam antibiotics. Int J Antimicrob Agents 45:461–463

Weitere Daten zur kontinuierlichen intravenösen Gabe von Ceftazidim und Vancomycin:

- Boselli E, Breilh D, Rimmele T, Poupelin JC, Saux MC, Chassard D, Allaouchiche B (2004) Plasma and lung concentrations of ceftazidime administered in continuous infusion to critically ill patients with severe nosocomial pneumonia. Intensive Care Med 30:989–991

- Georges B, Conil JM, Ruiz S, Seguin T, Cougot P, Fourcade O, Houin G, Saivin S (2012) Ceftazidime dosage regimen in intensive care unit patients: from a population pharmacokinetic approach to clinical practice via Monte Carlo simulations. Br J Clin Pharmacol 73:588–596
- Wysocki M, Delatour F, Faurisson F, Rauss A, Pean Y, Misset B, Thomas F, Timsit JF, Similowski T, Mentec H, Mier L, Dreyfuss D (2001) Continuous versus intermittent infusion of vancomycin in severe *Staphylococcal* infections: prospective multicenter randomized study. Antimicrob Agents Chemother 45:2460–2467
- Boselli E, Breilh D, Caillault-Sergent A, Djabarouti S, Guillaume C, Xuereb F, Bouvet L, Rimmelé T, Saux MC, Allaouchiche B (2012) Alveolar diffusion and pharmacokinetics of linezolid administered in continuous infusion to critically ill patients with ventilator-associated pneumonia. J Antimicrob Chemother 67:1207–1210
- De Pascale G, Fortuna S, Tumbarello M, Cutuli SL, Vallecoccia M, Spanu T, Bello G, Montini L, Pennisi MA, Navarra P, Antonelli M (2015) Linezolid plasma and intrapulmonary concentrations in critically ill obese patients with ventilator-associated pneumonia: intermittent vs continuous administration. Intensive Care Med 41:103–110
- Felton TW, Hope WW, Lomaestro BM, Butterfield JM, Kwa AL, Drusano GL, Lodise TP (2012) Population pharmacokinetics of extended-infusion piperacillin-tazobactam in hospitalized patients with nosocomial infections. Antimicrob Agents Chemother 56:4087–4094
- Falagas ME, Tansarli GS, Ikawa K, Vardakas KZ (2013) Clinical outcomes with extended or continuous versus short-term intravenous infusion of carbapenems and piperacillin/tazobactam: a systematic review and meta-analysis. Clin Infect Dis 56:272–282
- Yusuf E, Spapen H, Piérard D (2014) Prolonged vs intermittent infusion of piperacillin/tazobactam in critically ill patients: a narrative and systematic review. J Crit Care 29:1089–1095

Grundlegende experimentelle Studien zur inhalativen Applikation antimikrobieller Substanzen im Tiermodell:

- Goldstein I, Wallet F, Robert J, Becquemin MH, Marquette CH, Rouby JJ (2002) Lung tissue concentrations of nebulized amikacin during mechanical ventilation in piglets with healthy lungs. Am J Respir Crit Care Med 165:171–175
- Goldstein I, Wallet F, Nicolas-Robin A, Ferrari F, Marquette CH, Rouby JJ (2002) Lung deposition and efficiency of nebulized amikacin during Escherichia coli pneumonia in ventilated piglets. Am J Respir Crit Care Med 166:1375–1381
- Girardi C, Tonnellier M, Goldstein I, Sartorius A, Wallet F, Rouby JJ, Experimental ICU Study Group (2006) Lung deposition of continuous and intermittent intravenous ceftazidime in experimental *Pseudomonas aeruginosa* bronchopneumonia. Intensive Care Med 32:2042–2048
- Elman M, Goldstein I, Marquette CH, Wallet F, Lenaour G, Rouby JJ, Experimental ICU Study Group (2002) Influence of lung aeration on pulmonary concentrations of nebulized and intravenous amikacin in ventilated piglets with severe bronchopneumonia. Anesthesiology 97:199–206
- Ferrari F, Lu Q, Girardi C, Petitjean O, Marquette CH, Wallet F, Rouby JJ, Experimental ICU Study Group (2009) Nebulized ceftazidime in experimental pneumonia caused by partially resistant Pseudomonas aeruginosa. Intensive Care Med. 35:1792–1800
- Lu Q, Girardi C, Zhang M, Bouhemad B, Louchahi K, Petitjean O, Wallet F, Becquemin MH, Le Naour G, Marquette CH, Rouby JJ (2010) Nebulized and intravenous colistin in experimental pneumonia caused by Pseudomonas aeruginosa. Intensive Care Med 36:1147–1155
- Ferrari F, Liu ZH, Lu Q, Becquemin MH, Louchahi K, Aymard G, Marquette CH, Rouby JJ (2008) Comparison of lung tissue concentrations of nebulized ceftazidime in ventilated piglets: ultrasonic versus vibrating plate nebulizers. Intensive Care Med 34:1718–1723

Lesenswerte und faszinierende Zusammenfassung der tierexperimentellen Forschung zur Inhalationstherapie, in denen alle methodischen Fragen detailliert behandelt werden:

- Rouby JJ, Bouhemad B, Monsel A, Brisson H, Arbelot C, Lu Q, Nebulized Antibiotics Study Group (2012) Aerosolized antibiotics for ventilator-associated pneumonia: lessons from experimental studies. Anesthesiology 117:1364–1180

Zustandsbeschreibung über aktuelle Anwendungen der inhaltiven antimikrobiellen Therapie. Diese zeigt erhebliche Unterschiede zwischen den Behandlungszentren:

- Solé-Lleonart C, Roberts JA, Chastre J, Poulakou G, Palmer LB, Blot S, Felton T, Bassetti M, Luyt CE, Pereira JM, Riera J, Welte T, Qiu H, Rouby JJ, Rello J, ESGCIP Investigators (2015) Global survey on nebulization of antimicrobial agents in mechanically ventilated patients: a call for international guidelines. Clin Microbiol Infect. [vor Druck]
- Startpunkt einer Renaissance der intratrachealen Applikation antimikrobieller Substanzen?
- Solé-Lleonart C, Rouby JJ, Chastre J, Poulakou G, Palmer LB, Blot S, Felton T, Bassetti M, Luyt CE, Pereira JM, Riera J, Welte T, Roberts JA, Rello J (2016) Intratracheal administration of antimicrobial agents in mechanically ventilated adults: an international survey on delivery practices and safety. Respir Care. [vor Druck]

Klinische Studien zur Inhalationstherapie:

- Lu Q, Yang J, Liu Z, Gutierrez C, Aymard G, Rouby JJ, Nebulized Antibiotics Study Group (2011) Nebulized ceftazidime and amikacin in ventilator-associated pneumonia caused by Pseudomonas aeruginosa. Am J Respir Crit Care Med 184:106–115

Die meisten Daten zur inhalativen Applikation gibt es zu Colistin. Heute ist die Hochdosistherapie anzustreben:

– Kofteridis DP, Alexopoulou C, Valachis A, et al (2010) Aerosolized plus intravenous colistin versus intravenous colistin alone for the treatment of ventilator-associated pneumonia: a matched case–control study. Clin Infect Dis 51:1238–1244
– Korbila IP, Michalopoulos A, Rafailidis PI, Nikita D, Samonis G, Falagas ME (2010) Inhaled colistin as adjunctive therapy to intravenous colistin for the treatment of microbiologically documented ventilator-associated pneumonia: a comparative cohort study. Clin Microbiol Infect 16(8):1230–1236
– Tumbarello M, De Pascale G, Trecarichi EM, et al (2013) Effect of aerosolized colistin as adjunctive treatment on the outcomes of microbiologically documented ventilator-associated pneumonia caused by colistin-only susceptible gram-negative bacteria. Chest 144:1768–1775
– Kwa AL, Loh C, Low JG, Kurup A, Tam VH (2005) Nebulized colistin in the treatment of pneumonia due to multidrug-resistant *Acinetobacter baumannii* and *Pseudomonas aeruginosa*. Clin Infect Dis 41:754–757
– Berlana D, Llop JM, Fort E, Badia MB, Jódar R (2005) Use of colistin in the treatment of multiple-drug-resistant gram-negative infections. Am J Health Syst Pharm 62:39–47
– Dalfino L, Puntillo F, Mosca A, Monno R, Spada ML, Coppolecchia S, Miragliotta G, Bruno F, Brienza N (2012) High-dose, extended-interval colistin administration in critically ill patients: is this the right dosing strategy? A preliminary study. Clin Infect Dis 54:1720–1726
– Lu Q, Luo R, Bodin L, Yang J, Zahr N, Aubry A, Golmard JL, Rouby JJ, Nebulized Antibiotics Study Group (2012) Efficacy of high-dose nebulized colistin in ventilator-associated pneumonia caused by multidrug-resistant *Pseudomonas aeruginosa* and *Acinetobacter baumannii*. Anesthesiology 117:1335–1347

Pilotstudie zu inhalativer antimikrobieller Therapie bei Ventilator-assoziierter Tracheobronchitis:

– Palmer LB, Smaldone GC, Chen JJ, Baram D, Duan T, Monteforte M, Varela M, Tempone AK, O'Riordan T, Daroowalla F, Richman P (2008) Aerosolized antibiotics and ventilator-associated tracheobronchitis in the intensive care unit. Crit Care Med 36:2008–2013

Santiago Ewig

1 Allgemeines

Aufgeführt werden hier die wichtigsten unerwünschten Wirkungen, Interaktionen und Kontraindikationen der bei Patienten mit nosokomialer Pneumonie eingesetzten antimikrobiellen Substanzen. Zusätzliche, sehr seltene unerwünschte Wirkungen sind nur berücksichtigt, wenn diese eine hohe klinische Relevanz haben.

Grundsätzlich können alle antimikrobiellen Substanzen zu einer pseudomembranösen Clostridium-difficile-Kolitis bis hin zum toxischen Megakolon führen.

Zudem wird man aktuell auch alle „Kollateralschäden", also die ökologischen Folgen der Gabe bestimmter antimikrobieller Substanzklassen, zu den unerwünschten Wirkungen zählen müssen. Diese haben eine solche Wichtigkeit bekommen, dass sie gesondert dargestellt werden.

Insgesamt sind alle aufgeführten Substanzklassen gut verträglich. Dennoch besteht ein Potenzial von unerwünschten Wirkungen, das bei der Therapieplanung und Beratung des Patienten Berücksichtigung finden muss.

S. Ewig (✉)
Thoraxzentrum Ruhrgebiet, Kliniken für Pneumologie und Infektiologie, EVK Herne und Augusta-Kranken-Anstalt, Bochum, Deutschland
E-Mail: sewig@outlook.de

© Springer-Verlag GmbH Deutschland 2017
S. Ewig (Hrsg.), *Nosokomiale Pneumonie*,
DOI 10.1007/978-3-662-49821-7_49

Alle Substanzen sind bei bekannter Allergie kontraindiziert.

2 „Kollateralschäden" antimikrobieller Substanzen

Grundsätzlich geht jede antimikrobielle Therapie mit dem Risiko von „Kollateralschäden" einher, d. h. sie fördert die Resistenzentwicklung und -verbreitung.

Dafür sind folgende beiden Mechanismen verantwortlich:

- **Resistenzentstehung bei sensiblen Wildtypen:** Dies kann spontan entstehen oder eben unter Einfluss einer antimikrobiellen Therapie. Dieser Mechanismus ist eher selten. Das Paradebeispiel ist die Resistenzentwicklung von Rifampicin in der (kontraindizierten) Monotherapie der Tuberkulose: Die Mutationswahrscheinlichkeit in einer bestimmten Keimzahl reicht aus, dass unter der Monotherapie einzelne (durch Spontanmutation entstandene resistente) Klone selektiert werden. Für die Behandlung der nosokomialen Pneumonie relevante Beispiele für diesen Mechanismus sind in Tab. 1 aufgelistet. Auch wenn Resistenzentstehungen unter antimikrobieller Therapie der individuellen Patienten auf bestimmte Substanzklassen bzw. Mechanismen

Tab. 1 Klinisch relevante Beispiele für Mechanismen der Resistenzentstehung unter antimikrobieller Therapie (nach Harbarth 2007)

Erreger	Antimikrobielle Substanz	Mechanismus
Staphylococcus aureus	Ciprofloxacin	Hochregulierter Efflux
Enterobacter spp.	Ceftriaxon	Dereprimierung der chromosomalen Amp-C-Betalaktamase
Pseudomonas aeruginosa	Imipenem	Porinverlust

beschränkt und somit selten bleiben, können sich solche Resistenzen gegenüber bestimmten Substanzen innerhalb einer Population über die Zeit sehr wohl entwickeln. Diese Zeit kann kurz oder länger ausfallen, die Häufigkeit der Gabe antimikrobieller Substanzen entscheidet letztlich, ob diese sich ausbilden. Der Austausch von mobilen Resistenzelementen (z. B. Plasmiden) vollzieht sich besonders in klinischen Settings mit schwerkranken Patienten und häufigem Einsatz antimikrobieller Substanzen, also solchen mit einer hohen Dichte bestimmter Erreger bzw. ihrer Resistenzelemente, typischerweise auf Intensivstationen.

- **Resistenzselektion resistenter Stämme:** Dies ist der häufige Mechanismus. Durch Reduktion der kommensalen Mischflora kommt es zur Verschiebung des Gleichgewichts zugunsten resistenter Stämme auf der Haut, im Nasen-Rachen-Raum oder im Darmtrakt. Dies kann auf individueller Ebene stattfinden, aber auch auf der Ebene einer Station, Region oder eines Landes. Nach dem Erwerb resistenter Erreger (z. B. MRSA) führen erneute Gaben von antimikrobiellen Substanzen, die die endogene Flora reduzieren, auch zu einer Erhöhung der Übertragungswahrscheinlichkeit dieser resistenten Erreger, da diese kaum mehr durch Rekonstitution dieser Flora eliminiert werden. In diesem Zusammenhang ist besonders die Gabe von Fluorchinolonen zu nennen, die die Selektion von MRSA begünstigen, grundsätz-

lich aber auch jede Substanz mit breitem Wirkspektrum.

Die antimikrobielle Therapie ist allerdings nur eine Ursache der Resistenzausbreitung auf einer (Intensiv-)Station. Hinzu kommt die Übertragung zwischen Patienten sowie der Import von Resistenzen aus anderen Behandlungssettings.

3   ß-Laktame

ß-Laktame haben allgemein eine große therapeutische Breite. Es besteht eine lange Erfahrung mit dieser Substanzklasse.

3.1   Unerwünschte Wirkungen

Allergie Die häufigste unerwünschte Wirkung betrifft die Sensibilisierung. Sie ist bei Penicillinen am häufigsten (ca. 1 % der Fälle). Penicillin wirkt dabei als Hapten (unvollständiges Antigen); erst die Bildung von Hapten-Protein-Komplexen ruft eine immunologische Reaktion hervor.

Als häufigste (Major) Haptene wirken: Penicilloylsäure, Penicillinsäure; seltener (Minor-Haptene): Benzylpenicilloat, Benzylpenilloat.

Dabei sind folgende Reaktionen zu unterscheiden:

- Typ-I-Reaktion (IgE-vermittelt): eine vital bedrohliche Sofortreaktion binnen einer Stunde im Sinne einer Anaphylaxie. Diese wird in ca. 0,05 % der Fälle beobachtet.
- Typ-II-Reaktion (IgG-, IgM-vermittelt): Zytotoxische Reaktionen können sich manifestieren als Hämolyse, Neutro- und Thrombozytopenie, interstitielle Nephritis.
- Typ-III-Reaktion (lösliche Immunkomplexe): Serumkrankheit
- Typ-V-Reaktion: idiopathische Reaktionen. Zu diesen gehört auch das Ampicillin-Exanthem.

Sehr selten kann ein Stevens-Johnson- oder ein Lyell-Syndrom auftreten.

Die Penicillinallergie betrifft alle Penicilline. In ca. 5 % der Fälle besteht eine Kreuzallergie gegen Cephalosporine, noch seltener gegen Carbapeneme. Keine Kreuzallergie besteht gegen Monobactame. Sie ist sehr selten bei nicht-IgE-vermittelten allergischen Reaktionen.

Allergien müssen unterschieden werden von Pseudo-Allergien. In bis zur Hälfte der Fälle besteht bei anamnestischer Angabe einer Penicillinallergie lediglich eine Pseudoallergie.

Unter der Therapie mit Aminopenicillinen kommt es in bis zu 20 % der Fälle nach 6–10 Tagen zu einem pseudoallergischen morbilliformen Exanthem (bei Vorliegen einer infektiösen Mononukleose in der Mehrzahl der Fälle).

Manche Autoren haben gefordert, Penicillin-Allergien allergologisch zu überprüfen, um zu vermeiden, dass zu viele Patienten trotz gegebener Indikation fälschlich kein Penicillin bekommen. Eine solche Testung erscheint jedoch nur außerhalb einer akuten Infektion realistisch durchführbar.

Neurotoxizität Ein neurotoxisches Potenzial bis hin zur Auslösung von Krampfanfällen besteht bei Gabe von > 30 Mega Penicillin G/Tag, insbesondere bei vorbestehender Epilepsie, Meningitis und Urämie.

Hämostasestörungen Hier sind Thrombozytenfunktionsstörungen zu nennen. Diese treten bevorzugt bei Patienten mit einer Gerinnungsstörung auf.

Besonderheiten der Cephalosporine Allergische Neutropenie, die nach Absetzen in der Regel rasch reversibel ist.

Besonderheiten der Carbapeneme Hämatotoxizität und Lebertoxizität, zudem Nierenfunktionsstörungen, jeweils selten.

3.2 Interaktionen

Penicilline: Diese betreffen in erster Linie das Gerinnungssystem im Sinne einer Verminderung der Wirksamkeit von Antikoagulantien und Thrombozytenaggregationshemmern.

3.3 Kontraindikationen

Keine.

4 ß-Laktamasehemmer

4.1 Unerwünschte Wirkungen

ß-Laktamasehemmer (insbesondere Clavulansäure) können unerwünschte gastrointestinale Wirkungen (Übelkeit, Erbrechen, Diarrhoe, Oberbauchbeschwerden) verursachen. Auch ein cholestatischer Ikterus und Leberfunktionsstörungen bis hin zum Leberversagen mit Notwendigkeit der Transplantation kommen vor, in Einzelfällen sind letale Ausgänge berichtet worden.

Die Lebertoxizität betrifft vor allem die Calvulansäure, weniger Sulbactam und Tazobactam. Die Erfahrungen mit Avibactam sind noch sehr begrenzt.

▶ **Cave** Leberfunktionsstörungen beschränken sich nicht auf die Zeit der Therapie, sondern können auch Tage bis Wochen nach Therapie auftreten.

4.2 Interaktionen

Gehäuft Exantheme bei gleichzeitiger Gabe von Allopurinol.

4.3 Kontraindikationen

1. Schwangerschaft (keine ausreichenden Erfahrungen)
2. Vorbestehende Hepatopathien (relativ)

5   Fluorchinolone

5.1   Unerwünschte Wirkungen

Gastrointestinale unerwünschte Wirkungen - Diese können umfassen: Übelkeit, Erbrechen, Oberbauchbeschwerden, Diarrhöen.

Lebertoxizität Die Lebertoxizität von Moxifloxacin hat zu einer Zulassungsbeschränkung der EMEA geführt. Diese ist jedoch erwiesenermaßen sehr gering, jedenfalls mindestens vergleichbar mit der von Clavulansäure und Makroliden. Mittlerweile gilt diese Zulassungsbeschränkung auch für Levofloxacin. Tatsächlich dürfte es sich bei der (beschränkten) Lebertoxizität um einen Gruppeneffekt der Chinolone handeln.

Neurotoxizität Häufiger sind Unruhe, Schlafstörungen, Benommenheit, Schwindel. Schwere neurotoxische Störungen kommen vor, besonders bei älteren Patienten und Patienten mit hirnorganischer Grunderkrankung, psychische Alterationen bis hin zur Psychose und Krämpfe. Das Reaktionsvermögen im Straßenverkehr kann beeinträchtigt sein. Schließlich wurden vorübergehende Sehstörungen berichtet.

Phototoxizität Diese besteht bei allen Substanzen, allerdings in sehr unterschiedlichem Ausmaße. Diese mögliche unerwünschte Wirkung muss jedem Patienten mitgeteilt werden, der ambulant mit diesen Substanzen behandelt wird.

Kardiotoxizität Über eine QT-Zeit-Verlängerung können lebensbedrohliche Rhythmusstörungen hervorgerufen werden (ventrikuläre Arrhythmie bzw. Tachykardien und Torsade de pointes Tachykardien).

Chondrotoxizität und Tendopathien Grundsätzlich besteht ein gewisses chondropathisches Potenzial, das jedoch bei den im Rahmen von Atemwegsinfektionen eingesetzten Substanzen

sehr gering ist. Tendopathien im Sinne einer Tendinitis bzw. Achillessehnenruptur sind vor allem bei älteren Patienten und unter gleichzeitiger Therapie mit Steroiden möglich. Diese unerwünschte Wirkung ist vor allem bei Sportlern relevant.

Seltene unerwünschte Wirkungen Diese betreffen Hörverlust, Blutbildungsstörungen sowie allergische Reaktionen (Douros et al. 2015).

5.2   Interaktionen

1. Mineralische Antacida
2. Verzögerung der hepatischen Elimination von Theophyllin (durch Ciprofloxacin)
3. Glibenclamid (Hypoglykämien)

5.3   Kontraindikationen

1. Schwangerschaft und Stillzeit (Chrondropathie) (Yfet et al. 2014)
2. Kinder und Jugendliche bis 16 jahre (Chondropathie); nach neueren Daten zumindest für Ciprofloxacin relativiert
3. Manifeste ZNS-Komorbidität (z. B. Anfallsleiden)

6   Aminoglykoside

6.1   Unerwünschte Wirkungen

Aminoglykoside haben grundsätzlich eine geringe therapeutische Breite. Das Toxizitätsrisiko hängt mit der Höhe der Plasmakonzentrationen und – über eine Kumulation in der Nierenrinde – mit der Dauer der Therapie zusammen.

Nephrotoxizität Die (meist reversible) Nephrotoxizität begünstigt durch Kumulation auch andere Toxizitäten. Das Risiko der Nephrotoxizität erhöht sich bei Kombination mit bestimmten Substanzen (siehe Interaktionen).

Ototoxizität Hörverlust und Vestibularisschädigung können auftreten. Gefährdet sind insbesondere Intensivpatienten, die aufgrund einer bestehenden Sedation keine Auskunft über Hörstörungen geben können.

Maßnahmen zur Prävention der Toxizität
1. Einmaldosierung
2. Kontrolle der Infusionsgeschwindigkeit; die Infusionsdauer sollte 1 h nicht unterschreiten.
3. Vermeidung der Gabe bei vorbestehender Niereninsuffizienz
4. Blutspiegel-Monitoring; dieses wird ab dem 3. Behandlungstag erforderlich und sollte 2 bis 3×/Woche durchgeführt werden. Relevant sind die Talspiegel (Gentamicin, Tobramycin: < 2 µg/ml Plasma; Amikacin < 5 µg/l Plasma).

Seltene unerwünschte Wirkungen Neuromuskuläre Blockade, Allergien

6.2 Interaktionen

1. Zunahme der Nephrotoxizität durch Schleifendiuretika, Vancomycin, Amphotericin B, Ciclosporin A
2. Verstärkung der neuromuskulären Blockade durch Muskelrelaxantien

6.3 Kontraindikationen

1. Schwangerschaft
2. Vorbestehende Niereninsuffizienz
3. Vorschädigungen des Innenohrs

7 Lincosamide

7.1 Unerwünschte Wirkungen

Gastrointestinale unerwünschte Wirkungen Durch Störung der physiologischen anaeroben Darmflora mit Selektion des resistenten Erregers Clostridium difficile kann eine schwere pseudomembranöse Enterokolitis in Folge des Clostridium-difficile-Enterotoxins auftreten. Das Potenzial für diese Toxizität gilt prinzipiell für alle antimikrobiellen Substanzen, wird aber Clindamycin im Besonderen zugeschrieben.

Unabhängig davon kann es zu leichten Anstiegen des Bilirubins und der Transaminasen kommen.

Überempfindlichkeitsreaktionen Morbilliformes Exanthem und drug fever.

Hämatologische unerwünschte Wirkungen - Leukozytopenie, Thrombozytopenie

7.2 Interaktionen

Muskelrelaxantien.

7.3 Kontraindikationen

Schwangerschaft und Stillzeit.

8 Glykopeptide

8.1 Vancomycin

8.1.1 Unerwünschte Wirkungen
Die Wahrnehmung der Toxizität des Vancomycins unterliegt einigen Mythen. Daher lohnt ein Rückblick auf die Geschichte der Substanz.

Vancomycin wurde isoliert aus einer Bodenprobe aus dem Dschungel von Borneo. Die Namensgebung leitet sich aus „vanquish" ab („bezwingen"). Die Originalpräparation beinhaltete eine Reihe von Verunreinigungen, war braun gefärbt und erhielt daher die Bezeichnung als „Mississippi mud" (mud = Dreck). Aus dieser Zeit rührt der Ruf der ausgeprägten Nephro- und Ototoxizität, der den Einsatz der Substanz fast zum Erliegen gebracht hätte.

Eine Nachprüfung der Toxizitäten ergab, dass die Rate der unerwünschten Wirkungen in neueren gereinigten Präparationen deutlich geringer ausfiel (Levine 2006).

Die Toxizität kann weiter reduziert werden, wenn die Infusionsgeschwindigkeit reduziert wird, Spiegelbestimmungen zur Vermeidung toxischer Serumspiegel vorgenommen werden und (▶ Kap. 15, „Antimikrobielle Therapie: Wirkspektrum, Dosierung und Applikation antimikrobieller Substanzen") die gleichzeitige Gabe nephrotoxischer Medikamente vermieden wird (Moellering 2006; Cano et al. 2012).

Infusionsassoziierte unerwünschte Wirkungen Venöse Reizungen, Schüttelfrost, Ausschlag. „Red man" bzw. „red neck" Syndrom (Erythem, Pruritus, Hypotension, Angioödem). Interessanterweise häufiger bei Gesunden als bei Erkrankten, die Vancomycin erhalten.

Nephrotoxizität Die Nephrotoxizität von Vancomycin ist geringer als verbreitet angenommen, vorausgesetzt, die Regeln der Applikation werden eingehalten. Insbesondere die gleichzeitige Gabe von Aminoglykosiden erhöht die Toxizität.

Die exakte Rate hängt von der Definition ab; sie beträgt zwischen 5 und 10 %. In der Zephyr-Studie betrug diese 7,3 % (Wunderink et al. 2012). In einer Metanalyse konnte im Vergleich zu Linezolid kein Unterschied in der Rate der Nephrotoxizität gefunden werden (Kalil et al. 2010). Die Nephrotoxizität ist häufig reversibel. Eine interstitielle Nephritis ist selten.

Ototoxizität Vor allem Tinnitus, Hörverlust. Sehr selten bei Beachtung o. g. Regeln der Applikation.

Hämatotoxizität Selten Neutropenie, Thrombozytopenie.

8.1.2 Interaktionen
Keine.

8.1.3 Kontraindikationen
1. Chronische Niereninsuffizienz
2. Vorsicht bei vorbestehender Hörschädigung

8.2 Teicoplanin

Teicoplanin ist gut verträglich. Juckreiz, Urtikaria und Exanthem können auftreten, ebenso, selten, eine Ototoxizität. Ansonsten wie Vancomycin.

9 Oxazolidinone

Nach bisherigen Erfahrungen sind Toxizität, Interaktionen und Kontraindikationen bei Linezolid und Tedizolid ähnlich zu bewerten.

9.1 Unerwünschte Wirkungen

Generell sollte die Gabe auf maximal 28 Tage beschränkt werden.

Hemmung der Monoaminooxidase Hypertonien, Hyperthermie und ZNS-Störungen können durch Hemmung der Monoaminooxidase entstehen.

Hämatotoxizität Reversible Penie aller drei Blutzellreihen. In der Zephyr-Studie Anämie in 5,2 %, Thrombozytopenie in 1,3 % (Wunderink et al. 2012).

Nephrotoxizität Diese fiel in einer kontrollierten Studie in 3,7 % der Fälle auf (Wunderink et al. 2012).

Gastrointestinale Wirkungen Übelkeit, Erbrechen, Diarrhoe.

ZNS-Wirkungen Kopfschmerzen

Neurotoxizität Polyneuropathie, kann auch den N. opticus einbeziehen

9.2 Interaktionen

Vorsichtiges Titrieren von vasoaktiven Substanzen, einschließlich Dopaminergika.

9.3 Kontraindikationen

Besondere Vorsicht und Kontrollen bei

- Leberinsuffizienz,
- Patienten mit unkontrollierter Hypertonie, Phäochromozytom, Karzinoid, Thyreotoxikose, bipolarer Depression, schizoaffektiver Psychose, akuten Verwirrtheitszuständen,
- Serotonin-Wiederaufnahmehemmern, trizyklischen Antidepressiva, Serotonin-5HT1-Rezeptoragonisten (Triptane),
- direkt oder indirekt wirkenden Sympathomimetika (einschließlich adrenerger Bronchodilatatoren, Pseudoephedrin oder Phenylpropanolamin),
- vasopressorischen Mitteln (z. B. Adrenalin, Noradrenalin),
- dopaminergen Mitteln (z. B. Dopamin, Dobutamin), Pethidin oder Buspiron.

10 Andere

10.1 Fosfomycin

10.1.1 Unerwünschte Wirkungen

Fosfomycin-Präparationen gehen mit einem hohen Natriumgehalt einher (14,5 mmol Natrium pro Gramm bei Fosfomycin Sandoz). Die mit Fosfomycin verbundene Natriumzufuhr kann über Erhöhung der Kaliumausscheidung auch Kaliumverluste verursachen. Daher wird eine kochsalzarme Diät während der Behandlung empfohlen. Eventuell ist eine Substitution von Kalium erforderlich. Kontrollen des Natrium-Spiegels sind erforderlich.

Allergien bis hin zur Anaphylaxie sind möglich.

10.1.2 Interaktionen

Keine.

10.1.3 Kontraindikationen

1. Vorbestehende Hypernatriämie
2. Schwere Herzinsuffizienz
3. Unkontrollierte Hypertonie

10.2 Colistin

10.2.1 Unerwünschte Wirkungen

Nephrotoxizität Colistin ist ein wiederaufgelegtes älteres Substanzgemisch, dem eine hohe Nephrotoxizität nachgesagt wurde. Neuere Daten bestätigen eine Nephrotoxizität von ca. 30 % bei Patienten mit vorbestehender Niereninsuffizienz, die aber meist reversibel ist. Bei nierengesunden Patienten betrug die Nephrotoxizität nur 3 %.

Wie bei anderen potenziell nephrotoxischen Substanzen auch, sollte die gleichzeitige Gabe von Colistin mit anderen Substanzen, die ein nephrotoxisches Potenzial aufweisen, vermieden werden. Des Weiteren ist das Risiko erhöht bei vorbestehender Niereninsuffizienz und arterieller Hypertonie (Doshi et al. 2011).

Neurotoxizität Fazial-, oral- oder periorale Parästhesie, Kopfschmerzen und Muskelschwäche. Neuromuskuläre Blockade bis zum Atemstillstand.

10.2.2 Interaktionen

Verstärkung der neuromuskulären Hemmung bei gleichzeitiger Gabe von Muskelrelaxantien.

10.2.3 Kontraindikationen

1. Myasthenia gravis
2. Schwangerschaft und Stillzeit

10.3 Cotrimoxazol

10.3.1 Unerwünschte Wirkungen

Gastrointestinale unerwünschte Wirkungen Übelkeit, Erbrechen, Durchfall, Bauchschmerzen, Anorexie. Lebertoxizität.

Kutane Wirkungen Erythematöse oder makulopapulöse Ausschläge, Stevens-Johnson-Syndrom, Lyell-Syndrom.

Hämatotoxizität Anämie, Leukozytopenie (Agranulozytose), Thrombozytopenie.

10.3.2 Interaktionen
1. Verstärkung der Kumarinwirkung
2. Verstärkung der Wirkung der Sulfonylharnstoffe
3. Erhöhung der Digitalisspiegel
4. Erhöhung der Phenytoinspiegel

10.3.3 Kontraindikationen
1. Niereninsuffizienz (relativ)
2. Leberinsuffizienz
3. Glucose-6-Phosphat-Dehydrogenase-Mangel
4. Cave Anämien, Leukozytopenien, Thrombozytopenien
5. Porphyrie
6. Erythema exsudativum multiforme

10.4 Tigecyclin

10.4.1 Unerwünschte Wirkungen

Gastrointestinale unerwünschte Wirkungen Übelkeit, Erbrechen, Durchfall, Bauchschmerzen, Anorexie.

Erhöhung von Transaminasen und Bilirubin (auch nach Therapieende möglich). Cholestase. Erhöhung der Amylase, Pankreatitis.

Kutane Wirkungen Pruritus, Ausschlag, Phlebitis. Photosensititvität.

Allergie Anaphylaktoide Reaktionen, Anaphylaxie.

10.4.2 Interaktionen
Eventuell Reduktion der Clearance von oralen Antikoagulantien, daher Kontrolle während der Therapie erforderlich.

10.4.3 Kontraindikationen
Keine.

Weiterführende Literatur

Grundsätzlich sind für alle Substanzen die Fachinformationen online abrufbar und sicher die exakteste Quelle, um sich über unerwünschte Wirkungen zu informieren.

Deutschsprachiges Standardwerk zur antimikrobiellen Therapie:

- Stille W, Brodt HR, Groll AH, Just-Nübling G (2005) Antibiotika-Therapie. Klinik und Praxis der antiinfektiösen Behandlung, 11. Aufl. Schattauer Verlag

Übersicht zu „Kollateralschäden" antimikrobieller Substanzen:

- Harbarth S (2007) Antibiotikaanwendung – Einfluss auf Resistenzbildung und Selektion. Krankenhaushygiene Up2date 2:357–363

Übersicht über unerwünschte Wirkungen der Fluorchinolone; zeigt auf, wie diese weitgehend vermieden werden können:

- Douros A, Grabowski K, Stahlmann R (2015) Safety issues and drug-drug interactions with commonly used quinolones. Expert Opin Drug Metab Toxicol 11:25–39

Übersicht zur Toxizität der Fluorchinolone in der Schwangerschaft:

- Yefet E, Salim R, Chazan B, Akel H, Romano S, Nachum Z (2014) The safety of quinolones in pregnancy. Obstet Gynecol Surv 69:681–694

Zwei lesenswerte Artikel zur Geschichte des Vancomycins sowie der Rezeption in der medizinischen Gemeinde:

- Moellering RC Jr (2006) Vancomycin: a 50-year reassessment. Clin Infect Dis 42(Suppl 1):3–4
- Levine DP (2006) Vancomycin: a history. Clin Infect Dis 42 (Suppl 1):5–12

Gründliche Studie zur Vancomycin-Nephrotoxizität. Die Prädiktoren waren Serumspiegel $\geq$ 15 mg/L, die gleichzeitige Gabe nephrotoxischer Medikamente sowie die Dauer der Gabe:

– Cano EL, Haque NZ, Welch VL, Cely CM, Peyrani P, Scerpella EG, Ford KD, Zervos MJ, Ramirez JA, Kett DH, Improving Medicine through Pathway Assessment of Critical Therapy of Hospital-Acquired Pneumonia (IMPACT-HAP) Study Group (2012) Incidence of nephrotoxicity and association with vancomycin use in intensive care unit patients with pneumonia: retrospective analysis of the IMPACT-HAP Database. Clin Ther 34:149–157

Zwei Studien, die die Toxizität des Vancomycins im Vergleich zu Linezolid aufzeigen (erstere ist die sog. Zephyr-Studie):

– Wunderink RG, Niederman MS, Kollef MH, Shorr AF, Kunkel MJ, Baruch A, McGee WT, Reisman A, Chastre J (2012) Linezolid in methicillin-resistant Staphylococcus aureus nosocomial pneumonia: a randomized, controlled study. Clin Infect Dis 54:621–629
– Kalil AC, Murthy MH, Hermsen ED, Neto FK, Sun J, Rupp ME (2010) Linezolid versus vancomycin or teicoplanin for nosocomial pneumonia: a systematic review and meta-analysis. Crit Care Med 38:1802–1808

Die Nephrotoxizität des Colistins ist im Allgemeinen reversibel:

– Doshi NM, Mount KL, Murphy CV (2011) Nephrotoxicity associated with intravenous colistin in critically ill patients. Pharmacotherapy 31(12):1257–1264

Antimikrobielle Therapie: kalkulierte und gezielte Therapie 17

Santiago Ewig und Sören Gatermann

1   Allgemeines

Im Fall des Verdachts auf eine Pneumonie ist eine kalkulierte antimikrobielle Therapie immer indiziert. Andererseits muss eine antimikrobielle Therapie initial vielfach ohne Kenntnis des Erregers ausgewählt werden. Dieser Herausforderung muss in Form einer adäquaten kalkulierten Therapie begegnet werden.

Die Auswahl einer adäquaten antimikrobiellen Therapie ist von entscheidender prognostischer Bedeutung. Eine initial inadäquate antimikrobielle Therapie ist demgegenüber, wie in zahlreichen Untersuchungen belegt, zumindest bei Patienten mit schwerer Sepsis/septischem Schock prognostisch nachteilig. Dies gilt in diesen Fällen auch dann, wenn die initial inadäquate Therapie sekundär korrigiert wird; der prognostische Nachteil der zeitlichen Verzögerung bis zur adäquaten Therapie ist nicht vollständig zu kompensieren.

Wesentliche Störfaktoren in der Auswahl der korrekten Therapie sind:

- unerwartete bzw. (multi)resistente Erreger;
- zwei oder mehr Erreger; diese können selbst bei einer antimikrobiellen Kombinationstherapie immer noch zu einer inadäquaten Auswahl führen. Die Bedeutung dieser Konstellation ist jedoch eher gering. Mehrere Erreger wurden in einer Studie in 16 % der Fälle gefunden; die kalkulierte antimikrobielle Therapie war dennoch in den meisten Fällen adäquat (Ferrer et al. 2015).

Eine „one-combination-fits-all"-Option ist dennoch weder verfügbar noch indiziert. Denn die unbedachte standardisierte Gabe breiter Kombinationstherapien führt in jedem Fall unweigerlich zu einem Anstieg von unerwünschten Wirkungen, einschließlich der C.-difficile-Colitis, sowie zur Förderung resistenter Erreger.

Die initiale kalkulierte antimikrobielle Therapie sollte daher zweistufig angelegt sein. Die erste Stufe definiert einen allgemeinen Algorithmus entsprechend den zentralen Determinanten für die Therapieintensität; die zweite Stufe präzisiert diesen für die individuelle Situation entsprechend relevanter Einflussfaktoren auf die Auswahl bestimmter antimikrobieller Substanzen.

Grundsätzlich gelten die Empfehlungen zur Auswahl antimikrobieller Substanzen für spontan

S. Ewig (✉)
Thoraxzentrum Ruhrgebiet, Kliniken für Pneumologie und Infektiologie, EVK Herne und Augusta-Kranken-Anstalt, Bochum, Deutschland
E-Mail: sewig@outlook.de

S. Gatermann (✉)
Institut für Hygiene und Mikrobiologie, Abteilung für Medizinische Mikrobiologie, Ruhr-Universität Bochum, Bochum, Deutschland
E-Mail: soeren.gatermann@rub.de

© Springer-Verlag GmbH Deutschland 2017
S. Ewig (Hrsg.), *Nosokomiale Pneumonie*,
DOI 10.1007/978-3-662-49821-7_51

Abb. 1 Formen der
kalkulierten
antimikrobiellen Therapie

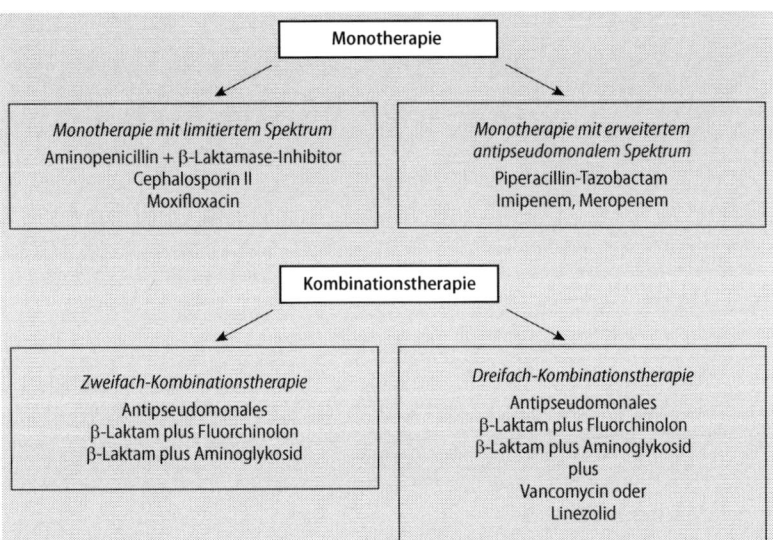

atmende wie für beatmete Patienten gleichermaßen, da wesentliche Differenzen im Erregerspektrum nicht gezeigt werden konnten (Esperatti et al.
2010).

2 Determinanten der antimikrobiellen Therapieintensität

2.1 Klassifikation

Hinsichtlich der antimikrobiellen Therapieintensität ist zu unterscheiden zwischen einer Mono-
und einer Kombinationstherapie. Zusätzlich gilt
es hinsichtlich der Monotherapie zu unterscheiden zwischen einer solchen mit limitiertem versus
breitem antipseudomonalem Spektrum und hinsichtlich der Kombinationstherapie zwischen
einer (antipseudomonalen) Zweifach- versus
einer (zusätzlich anti-MRSA) Dreifachtherapie
(Abb. 1).

2.2 Indikationen für Mono- bzw. Kombinationstherapie

2.2.1 Kombinationstherapie

Grundsätzlich weist eine Kombinationstherapie
nur den einen Vorteil auf, das Spektrum der kal-

kulierten antimikrobiellen Therapie derart zu
erweitern, dass die Wahrscheinlichkeit einer adäquaten Therapie erhöht wird, d. h. dass mindestens eine Substanz gegen den oder die ursächlichen Erreger wirksam ist. Dies konnte
insbesondere für Pneumonien durch P. aeruginosa
(Garnacho-Montero et al. 2007; Morata et al.
2012; Park et al. 2012) sowie für Patienten mit
septischem Schock (Kumar et al. 2010) gezeigt
werden. Es ist nicht nachgewiesen, dass der
manchmal als Argument gebrachte Synergismus
zwischen antimikrobiellen Substanzen in vivo
tatsächlich eine Relevanz hat.

▶ **Merke** Kombinationstherapien bei Pneumonie werden einzig wegen der dadurch
erzielten Erweiterung des antimikrobiellen
Spektrums eingesetzt; andere Aspekte wie
Synergismus zwischen den Substanzen
oder Vermeidung von Resistenzentwicklung gegen einen Partner spielen keine
oder eine nur untergeordnete Rolle.

Dies impliziert:

- Die Kombinationstherapie wird umso nötiger,
  je höher das Risiko für MRE tatsächlich ist und
  umgekehrt; daher erklären sich manche Studien zur Pneumonie bzw. zur Sepsis, die keinen Vorteil einer Kombinationstherapie gefun-

den haben (Safdar et al. 2004; Aarts et al. 2008; Heyland et al. 2008; Brunkhorst et al. 2012).

- Eine solche Kombinationstherapie ist nur sinnvoll, wenn der Kombinationspartner relevant zur Erweiterung des Spektrums beiträgt.
- Entsprechend ist die Wahrscheinlichkeit einer Überlegenheit der Kombinationstherapie umso geringer, je breiter das Wirkspektrum der als Monotherapie eingesetzten Substanz ausfällt bzw. je weniger Resistenzen gegen die häufigsten Erreger vorkommen (Fink et al. 1994; Brunkhorst et al. 2012).
- Ist der Erreger identifiziert, soll in jedem Fall auf eine Monotherapie mit der nach Resistogramm wirksamsten Substanz umgestellt werden.

Mögliche Ausnahmen beschränken sich auf folgende Situationen:

- mehrere Erreger, die nicht mit einer Substanz gleichzeitig wirksam behandelt werden können;
- Notwendigkeit einer Kombinationstherapie bei bestimmten MRE, die nicht mehr sensibel auf Standardsubstanzen sind.

Die klinische Kondition, in der die Sicherstellung einer adäquaten kalkulierten antimikrobiellen Therapie die höchste Relevanz hat, ist die schwere Sepsis bzw. der septische Schock. Daher ist bei dieser eine Kombinationstherapie immer indiziert.

Invasiv beatmete Patienten haben ein hohes Risiko eines Therapieversagens; daher ist bei diesen Patienten eine Kombinationstherapie indiziert, wenn sie zusätzlich Risikofaktoren für MRE aufweisen.

Das individuelle Patientenprofil entscheidet darüber, ob ein erhöhtes Risiko für das Vorliegen von multiresistenten Erregern besteht. Hier sind chronische Komorbiditäten sowie Behandlungsfaktoren wie prolongierter Krankenhaus- bzw. Intensivstationsaufenthalt, prolongierte invasive Beatmung sowie eine vorbestehende und/oder prolongierte antimikrobielle Therapie (Art und Dauer) zu beachten.

In dieser Systematik wird die „early onset" Pneumonie nicht als Determinante des Therapiealgorithmus berücksichtigt, sondern als ein Risikofaktor. Dies begründet sich aus der Erwägung, dass ansonsten zwei Gruppen „early onset" gebildet werden müssen, die je nach dem Vorliegen weiterer Risikofaktoren definiert werden müssen (Tab. 1).

Wirksame Substanzen bzw. Substanzgruppen für eine kalkulierte Kombinationstherapie umfassen Piperacillin/Tazobactam, antipseudomonale Cephalosporine (Ceftazidim, Cefepim), antipseudomonale Fluorchinolone (Levofloxacin, Ciprofloxacin) sowie antipseudomonale Carbapeneme (Imipenem, Meropenem). Als Kombinationspartner kommen auch Aminoglykoside in Betracht (Gentamicin, Tobramycin, Amikacin). Wird eine Kombinationstherapie gewählt, so eignen sich

Tab. 1 Risikofaktoren für das Vorliegen multiresistenter Erreger (MRE)

Risikofaktoren	Kommentar
Komorbidität	
Schwere strukturelle Lungenerkrankung	COPD III/IV, Bronchiektasen
Behandlungsassoziierte Faktoren	
Prolongierte Hospitalisation („early" vs. „late onset" Pneumonie)	Cave: „early onset" bedeutet: <5 Tage Hospitalisation und keine sonstigen Risikofaktoren; alles andere wird wie eine „late onset" Pneumonie angesehen (▶ Kap. 1, „Definitionen")
Prolongierte Behandlung auf der Intensivstation	Faktoren begründen sich aus dem täglich sich erhöhenden kumulativen Risiko, MRE zu erwerben
Prolongierte invasive Beatmung	
Vorbestehende und/oder prolongierte antimikrobielle Therapie	Entweder zum Zeitpunkt der Diagnose Pneumonie oder auch früher (bis zu 3 Monate) Die Art und Dauer einer solchen Therapie unterscheidet sich hinsichtlich des Risikos, MRE zu begünstigen

Kombinationen aus ß-Laktam und Fluorchinolonen oder aus ß-Laktam und Aminoglykosid.

Ein Vorteil in der Behandlung der nosokomialen Pneumonie einer der genannten Substanzen bzw. Kombinationen über eine andere ist nicht belegt. Eine Ausnahme sind antipseudomonale Carbapeneme; ihre Gabe ist nach Metanalysen mit einer geringeren Krankenhausletalität assoziiert. Ein regelhafter kalkulierter Einsatz von Carbapenemen führt jedoch mit Sicherheit zu Resistenzen gegen diese (Luyt et al. 2014). Daher sollten Carbapeneme nicht regelhaft in der initialen Kombinationstherapie eingesetzt werden.

Eine Dreifach-Kombinationstherapie (unter Einschluss einer MRSA-wirksamen Substanz) ist indiziert, wenn ein relevantes Risiko für MRSA als Erreger der Pneumonie besteht. Zur Definition des erhöhten Risikos in einer Behandlungseinheit werden in Leitlinien häufig MRSA-Prävalenzen in Prozent angegeben (z. B. $\geq$ 20 %), ohne jedoch Kolonisation und Infektion zu unterscheiden. Der Nachweis einer nasalen MRSA-Kolonisation scheint kein verlässlicher Prädiktor für eine Pneumonie durch MRSA zu sein.

Es scheint daher naheliegend, eine regelhafte kalkulierte Dreifach-Kombinationstherapie auf Patienten mit schwerer Sepsis bzw. septischem Schock zu beschränken, sofern das Risiko für MRSA in der jeweiligen Behandlungseinheit als relevant eingeschätzt wird. Diese Einschätzung wird mangels validierter Kriterien subjektiv geprägt bleiben müssen; Prozentangaben der Prävalenz als Entscheidungskriterium für eine Relevanz scheinen jedenfalls eine Objektivität zu insinuieren, die nicht gegeben ist.

Mögliche MRSA-wirksame Substanzen sind Vancomycin und Linezolid.

Für Ceftobiprol liegen nur begrenzte Daten vor; für eine Bewertung ihres klinischen Stellenwerts ist es daher noch zu früh. EUCAST listet Ceftobiprol aktuell bei P. aeruginosa als „insufficient evidence"; somit stehen noch keine Trennwerte der Wirksamkeit zur Verfügung. Es ist die zurzeit einzige Substanz mit potenziell antipseudomonaler Wirksamkeit, die auch gegen MRSA wirksam sein kann. Ihr Einsatz innerhalb einer Kombinationstherapie macht daher eine dritte MRSA-wirksame Substanz überflüssig. Dennoch sollte eine antipseudomonal wirksame Kombinationstherapie mit Ceftobiprol aufgrund seiner MRSA-Wirksamkeit als Dreifach-Kombination klassifiziert werden.

Die Bewertung von Vancomycin versus Linezolid ist kontrovers (Wunderink et al. 2008; Kalil et al. 2013, 2014). Theoretisch weist Linezolid Vorteile in der Gewebegängigkeit und geringeren Nephrotoxizität auf. Die Zephyr-Studie konnte jedoch keinen Überlebensvorteil belegen, sondern lediglich eine schnellere klinische Stabilisierung (Wunderink et al. 2012); dieser Vorteil wird allerdings in Frage gestellt durch einige schwerwiegende methodische Fehler (Lahey 2012). Wird Vancomycin adäquat eingesetzt, d. h. in korrekter Dosierung, Applikation, mit Talspiegel-Bestimmung und Vermeidung zusätzlich nephrotoxischer Substanzen, ebnen sich auch die Unterschiede in der Toxizität ein.

Eine Ausnahme stellen Patienten mit schwerer Niereninsuffizienz dar; bei diesen ist Linezolid zu bevorzugen.

2.2.2 Monotherapie

Zu unterscheiden ist eine Monotherapie mit limitiertem und mit erweitertem antipseudomonalen Spektrum.

Monotherapie mit limitiertem Spektrum Eine Monotherapie mit limitiertem Spektrum ist bei Patienten indiziert, die hämodyamisch stabil sind und/oder keine Risikofaktoren für MRE aufweisen.

Mögliche Substanzen mit begrenztem Spektrum umfassen dabei: Aminopenicilline + ß-Laktamasehemmer, Cephalosporine II und (als Reservesubstanzen) Moxifloxacin und Ertapenem. Moxifloxacin und Ertapenem sollten dabei als Monotherapie mit breitem Spektrum angesehen werden; sie sind jedoch nicht antipseudomonal wirksam.

Ein Vorteil in der Behandlung der nosokomialen Pneumonie einer der genannten Substanzen über eine andere ist nicht belegt. Eine Monotherapie mit limitiertem Spektrum sollte daher bevorzugt werden. Moxifloxacin bietet sich an, wenn Allergien oder Intoleranzen auf ß-Laktame bestehen. Die Gabe von Ertapenem sollte zur Schonung der Klasse der Carbapeneme zurückhaltend erfolgen.

Monotherapie mit erweitertem antipseudomonalen Spektrum Andere Schweregradkriterien als schwere Sepsis und Schock spielen keine Rolle als Determinanten der Therapieintensität (Di Pasquale et al. 2014). Allerdings besteht nur für diese Konditionen der eindeutige Zusammenhang von inadäquater initialer antimikrobieller Therapie und prognostischem Nachteil mit erhöhter Letalität, die sich auch nach Korrektur nicht mehr vollständig ausgleichen lässt. Hämodynamisch stabile, nicht beatmete Patienten können daher auch bei bestehendem Risiko für MRE mit einer Monotherapie mit erweitertem antipseudomonalen Spektrum behandelt werden.

3 Einflussfaktoren auf die Auswahl der initialen kalkulierten antimikrobiellen Therapie

3.1 Lokales Erreger- und Resistenzspektrum, Surveillance, Ausbruchssituation, Schnelldiagnostik

Faktoren, die für die Auswahl der individuellen antimikrobiellen Therapie Berücksichtigung finden sollten, sind die folgenden:

- Das allgemeine Erreger- und Resistenzspektrum von nosokomialen Pneumonien auf der Station bzw. Behandlungseinheit: Das Erreger- und Resistenzspektrum kann nicht nur von Krankenhaus zu Krankenhaus, sondern auch von Station zu Station in demselben Krankenhaus in Abhängigkeit von den zuletzt behandelten Patienten und ihren Erkrankungen sowie der verabreichten antimikrobiellen Therapie variieren (Rello et al. 1999). Demgegenüber sind entsprechende internationale, nationale oder regionale Daten nur von allge-

meinem bzw. orientierendem Interesse. Es gilt hier also die Forderung der Orientierung an einer lokalen Erreger- und Resistenzstatistik mit Angabe der Resistenzraten der wichtigsten Erreger gegenüber den relevanten antimikrobiellen Substanzen (Beardsley et al. 2006). Darüber hinaus sollte die Statistik möglichst diagnosebezogen sein, in diesem Fall also Fälle mit nosokomialer Pneumonie differenzieren (Fridkin et al. 2001).

- Ggf. Daten aus der Surveillance: Dabei gilt: Je näher die Abnahme der Surveillance-Kulturen aus dem Tracheobronchialsekret dem Tag der Diagnose einer Pneumonie liegt (d. h. kürzerer Abstand als 72 h), desto eher entsprechen die Isolate der Surveillance denen der Pneumoniediagnostik.
- In diesem Zusammenhang sind auch Ausbruchssituationen zu nennen; in diesen sollte der Ausbruchserreger bis zur Kontrolle der Ausbruchssituation im Spektrum der gegebenen antimikrobiellen Therapie eingeschlossen sein.
- Ergebnisse der Schnelldiagnostik (Gramfärbung, intrazelluläre Organismen, molekulare Diagnostik) (▶ Kap. 10, „Diagnose der nosokomialen Pneumonie").

3.2 Dosis und Applikationsform

Grundsätzlich gilt es, eine Substanz in ausreichend hoher Dosis zu applizieren, sodass hohe therapeutische Indizes nach PK/PD erreicht werden (▶ Kap. 12, „Grundlagen der antimikrobiellen Therapie – PK/PD").

3.3 Allergien und Toxizität

Selbstverständlich sind Allergien und Unverträglichkeiten bzw. potenzielle Toxizitäten zudem zu berücksichtigen. Beispiele sind: Penicillin-Allergie einerseits und hepatische Toxizitäten von Fluorchinolonen andererseits. Ein wesentliches Problem ist auch die Assoziation der antimikrobiellen Therapie mit Diarrhoen durch Clostridium difficile.

3.4 Übergeordnete ökologische Perspektiven

Für die Auswahl von Substanzen sind auch übergeordnete ökologische Perspektiven relevant. So haben gerade einige Substanzen mit breitem Spektrum wie Cephalosporine, Fluorchinolone und Carbapeneme ein hohes Potenzial, resistente Stämme zu selektieren; der Einsatz dieser Substanzen sollte sich auf diejenigen Fälle beschränken, in denen es keine andere gleich wirksame Option gibt.

4 Frühzeitiger umgehender Beginn der antimikrobiellen Therapie

Über das Ergebnis der antimikrobiellen Therapie entscheidet nicht nur die richtige Auswahl der antimikrobiellen Substanzen, sondern auch der frühzeitige umgehende Beginn der Therapie. Dies gilt in eindrucksvoller Weise für Patienten mit septischem Schock (Kumar et al. 2006).

5 Allgemeiner Therapiealgorithmus

Für den allgemeinen Therapiealgorithmus, der die Intensität der antimikrobiellen Therapie reflektiert, sind die Faktoren der hämodynamischen Situation, des Risikos für MRE und der Beatmung entscheidend (Abb. 2).

Entsprechend lassen sich vier Gruppen unterscheiden:

1. die Gruppe mit hämodynamischer Stabilität und ohne erhöhtes Risiko für MRE, unabhängig von der Art der Beatmung;
2. die Gruppe mit hämodynamischer Stabilität ohne invasive Beatmung mit erhöhtem Risiko für MRE;
3. die Gruppe mit invasiver Beatmung und erhöhtem Risiko für MRE;
4. die Gruppe mit schwerer Sepsis/septischem Schock.

Die Datenbasis für den hier vorgestellten Therapiealgorithmus ist schmal und beruht überwiegend auf einer Gewichtung von Risikosituationen. Dies gilt insbesondere für die

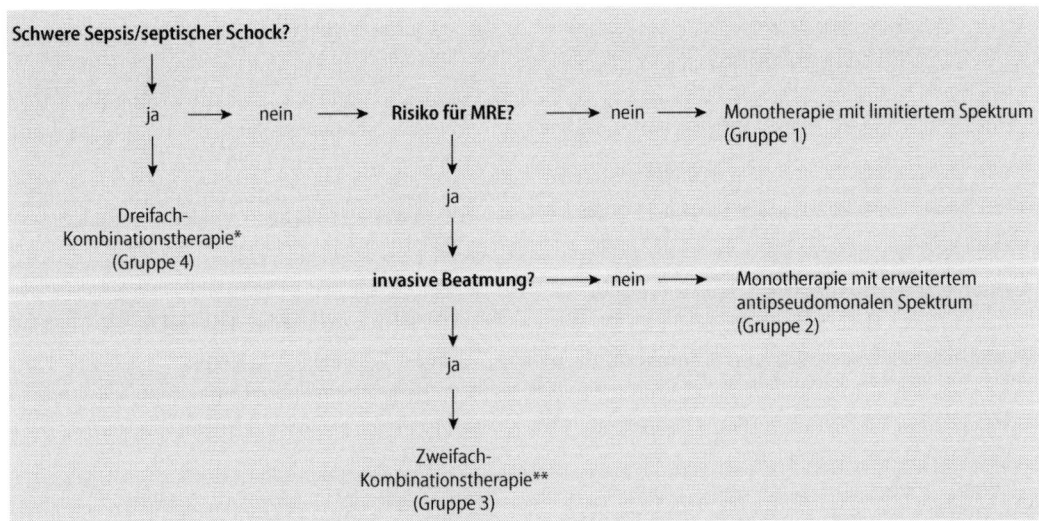

Abb. 2 Algorithmus zur kalkulierten antimikrobiellen Therapie der nosokomialen Pneumonie (* in Behandlungseinheiten mit als relevant eingeschätztem MRSA-Risiko; ** je nach Behandlungseinheit und in Einzelfällen kann auch in dieser Gruppe eine Dreifach-Kombinationstherapie erfolgen)

Tab. 2 Initiale kalkulierte antimikrobielle Therapie von Patienten mit Verdacht auf eine Pneumonie: mögliche antimikrobielle Substanzen. Hinsichtlich Dosierungen siehe ▶ Kap. 15, „Antimikrobielle Therapie: Wirkspektrum, Dosierung und Applikation antimikrobieller Substanzen"

Substanzklasse	Substanz
Gruppe 1	
Penicillin plus ß-Laktamase-Inhibitor	Ampicillin/Sulbactam
	Amoxicillin/Clavulansäure
Cephalosporin II	Cefuroxim
Fluorochinolon IV	Moxifloxacin
Gruppen 2, 3 und 4	
Penicillin plus ß-Laktamase-Inhibitor	Piperacillin/Tazobactam
Cephalosporin IV	Ceftazidim*
	Cefepim
Carbapeneme	Imipenem/Cilastatin
	Meropenem
Fluorchinolon II und III	Ciprofloxacin
	Levofloxacin
Aminoglykoside**	Gentamicin
	Tobramycin
	Amikacin
Gruppe 4	
Glykopeptid	Vancomycin
Oxazolidinon	Linezolid

* Schwäche im grampositiven Bereich, ggf. Ampicillin hinzufügen
** nicht zur Monotherapie geeignet

Unterscheidung der Gruppen 2 und 3. Tatsächlich unterscheiden sich die beiden Gruppen nicht wesentlich hinsichtlich der Leitkeime, sondern in ihrem prognostischen Risiko: Die Pneumonie unter invasive Beatmung stellt ein höheres Risiko als eine unter Spontanatmung dar (Kollef et al. 2005).

5.1 Gruppe 1

Die Auswahl der initialen kalkulierten antimikrobiellen Therapie beruht im Wesentlichen auf den oben ausgeführten Erwägungen. Konfirmatorische klinische Studien gibt es nur wenige. Diese bestätigen jedoch, dass in dieser Gruppe antimikrobielle Substanzen mit begrenztem Wirkspektrum, die gegen die Haupterreger gerichtet sind, eine ausreichende Wirksamkeit haben.

Leitkeime dieser Gruppe sind: S. aureus (MSSA), Haemophilus influenzae, Streptococcus pneumoniae und einige nicht-multiresistente Enterobakterien wie z. B. E. coli.

Für diese Gruppe kommt eine antimikrobielle Monotherapie mit limitiertem Spektrum, vorzugsweise mit Ampicillin/Sulbactam und Cefuroxim in Frage (Tab. 2).

5.2 Gruppe 2

In dieser Gruppe ist eine Monotherapie mit erweitertem antipseudomonalen Spektrum möglich.

Leitkeime dieser Gruppe sind: S. aureus (MSSA und MRSA), Enterobakterien (auch multiresistent), Nonfermenter (P. aerugionosa und [in Deutschland viel seltener als in anderen europäischen Ländern, USA und weltweit] Acinetobacter baumannii, häufig multiresistent).

Die Basissubstanzen sind Piperacillin-Tazobactam und Imipenem bzw. Meropenem. Initial sind Carbapeneme aus oben genannten Erwägungen heraus zu vermeiden. Die Cephalosporine Ceftazidim und Cefepim sollten aus ökologischen Gründen nicht als Basissubstanzen eingesetzt werden.

5.3   Gruppen 3 und 4

In diesen beiden Gruppen ist eine initiale antimikrobielle Kombinationstherapie erforderlich.

Die Leitkeime entsprechen denen der Gruppe 2.

Die Basissubstanzen entsprechen Gruppe 2. Ciprofloxacin, Levofloxacin, aber auch Aminoglykoside wie Gentamicin, Tobramycin oder Amikacin eignen sich als Kombinationspartner.

Ceftazidim und Ciprofloxacin sind ungenügend wirksam im grampositiven Spektrum (S. pneumoniae, S. aureus).

In der Gruppe 3 ist eine Zweifach-Kombinationstherapie wahrscheinlich ausreichend. Je nach Behandlungseinheit und in Einzelfällen kann jedoch auch in dieser Gruppe eine Dreifach-Kombinationstherapie mit MRSA im Spektrum erfolgen. In der Gruppe 4 mit schwerer Sepsis bzw. septischem Schock ist eine Dreifach-Kombinationstherapie immer indiziert, wenn das MRSA-Risiko als relevant eingeschätzt wird.

Eine Wirksamkeit gegen MRSA kann nur durch Hinzugabe einer weiteren MRSA-wirksamen Substanz erreicht werden (Dreifach-Kombinationstherapie). Hierfür kommen Vancomycin und Linezolid in Frage. Eine Ausnahme ist gegeben, wenn Ceftobiprol eingesetzt wird (Tab. 2).

6   Lokal definierte antimikrobielle Therapie auf dem Boden des allgemeinen Algorithmus

6.1   Allgemeines Erreger- und Resistenzspektrum von nosokomialen Pneumonien auf der Station bzw. Behandlungseinheit

Je nach Behandlungseinheit können bestimmte Optionen der kalkulierten antimikrobiellen Therapie aufgrund hoher, auch extremer Resistenzraten regelrecht „verbrannt" sein. Während ein standardisierter Wechsel von Substanzgruppen in

definierten Zeitabständen („cycling" bzw. „rotation") keine geeignete Strategie zur Prävention von Resistenzentwicklungen ist (van Loon et al. 2005), kann in Situationen hoher Resistenzraten einer bestimmten Substanz eine Vermeidung von bestimmten Substanzgruppen sinnvoll sein. Diese können sich dann in der Zwischenzeit „erholen" (Pena et al. 2007; Pakyz et al. 2009; Miyawaki et al. 2012).

Es ist dabei auch damit zu rechnen, dass sich das Erreger- bzw. Resistenzspektrum ändert. So reflektiert beispielsweise ein hoher Anteil von Stenotrophomonas maltophilia einen hohen Gebrauch von Carbapenemen; dieser wird bei restriktivem Einsatz von Carbapenemen rückläufig sein. Ein hoher Gebrauch von Cephalosporinen geht mit einer Selektion von ESBL-bildenden E. coli und Klebsiella spp. einher; die Rate an ESBL kann sinken, wenn diese eine Zeitlang gemieden werden.

6.2   Surveillance und Ausbruchssituationen

In der Auswahl der spezifischen Substanzgruppe sollten Isolate und ihr Resistogramm aus der Surveillance Berücksichtigung finden, sofern diese nicht älter als 48–72 h vor der Pneumonie-Episode sind (Hayon et al. 2002; Michel et al. 2005; Luna et al. 2013), ggf. auch dann, wenn diese älter sind, aber wiederholt nachgewiesen wurden. In Ausbruchssituationen sollte der jeweilige Erreger des Ausbruchs sicher erfasst sein.

6.3   Gramfärbung und intrazelluläre Organismen (ICOs)

Sofern mit den Ergebnissen dieser Untersuchungen binnen 4 h nach Diagnosestellung gerechnet werden kann, dürfen diese noch als Faktoren der Auswahl der kalkulierten antimikrobiellen Therapie gelten. Dabei geht es darum, den wahrscheinlichen Erreger im Spektrum zu erfassen, nicht aber schon um eine gezielte Therapie (O'Horo et al. 2012).

7   Bewertung des klinischen Verlaufs

Im Falle eines klinischen Ansprechens nach 72 h antimikrobieller Therapie ohne Erregernachweis erfolgt eine Deeskalation einer etwaigen Kombinations- auf eine Monotherapie. Im Falle eines Therapieversagens erfolgt eine kalkulierte Umstellung der Therapie (▶ Kap. 18, „Therapieversagen").

Im Falle eines Erregernachweises mit Resistogramm soll eine Bewertung der kalkulierten antimikrobiellen Therapie erfolgen (Rello et al. 2004). Folgende Konstellationen sind möglich:

- Therapie ist adäquat: Möglichkeit der Deeskalation bzw. Fokussierung
- Therapie ist inadäquat:
  - Umstellung auf eine wirksame Monotherapie
  - entsprechend Erregernachweis und Resistogramm adjustierte Kombinationstherapie bei schwerer Sepsis/septischem Schock bis zur klinischen Stabilisierung, anschließend Deeskalation bzw. Fokussierung

Eine Deeskalation ist definiert als eine Verschmälerung des antimikrobiellen Wirkspektrums. Demgegenüber ist unter einer Fokussierung konkreter eine gezielte antimikrobielle Therapie zu verstehen; diese kann je nach Erregernachweis sogar eine Eskalation, also eine Verbreiterung des Wirkspektrums implizieren.

Eine interessante Form der Deeskalation ergibt sich aus der Unsicherheit der Diagnose einer VAP. Patienten werden demnach in Hoch- und Niedrigrisiko-Patienten eingeteilt. Letztere erhalten eine Monotherapie über drei Tage. Besteht unverändert ein Niedrig-Risiko, wird die Therapie abgesetzt, ansonsten standardmäßig fortgesetzt

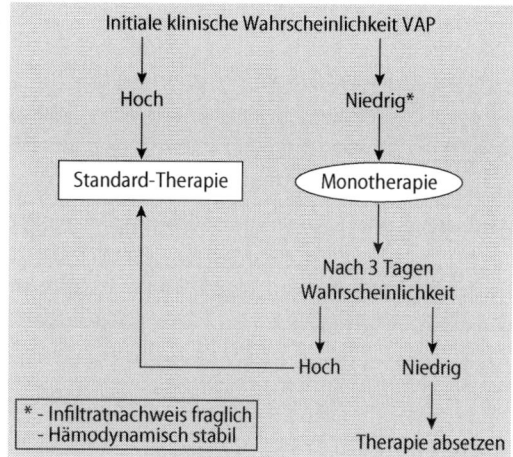

Abb. 3 Deeskalation der antimikrobiellen Therapie bei niedriger Wahrscheinlichkeit einer Pneumonie

(Singh et al. 2000) (Abb. 3). Dieses Schema trifft allerdings heute auf die Schwierigkeit einer viel häufigeren Prävalenz von MRE als zum Zeitpunkt seiner Formulierung.

8   Gezielte antimikrobielle Therapie

Die gezielte antimikrobielle Therapie geht aus Tab. 3 und 4 hervor. Demnach ist zu unterscheiden zwischen häufigen unkomplizierten non-MRE-Erregern und komplizierten und/oder MRE-Erregern.

Besondere Herausforderungen ergeben sich naturgemäß in der Therapie der MRE. Während allerdings die Therapie von MRSA keine wesentlichen Probleme darstellt, ist die von (multi)resistenten Enterobakterien, P. aeruginosa und Acinetobacter baumanii umso anspruchsvoller.

8.1   ESBL-produzierende Enterobakterien

Mittel der Wahl sind Carbapeneme (Paterson et al. 2004).

Tab. 3 Gezielte antimikrobielle Therapie häufiger und unkomplizierter (non-MRE) Erreger der nosokomialen Therapie

Erreger	Standardtherapie	Alternativen
Staphylococcus aureus (MSSA)	Flucloxacillin	Cefazolin, Clindamycin
Haemophilus influenzae	Amoxicillin/Clavulansäure oder Ampicillin/Sulbactam	Cefuroxim, Ceftriaxon Moxifloxacin
Streptococcus pneumoniae	Penicillin G	Cefuroxim, Ceftriaxon Moxifloxacin
Escherichia coli	Ampicillin/Sulbactam Amoxicillin/Clavulansäure Levofloxacin oder Ciprofloxacin	Ceftriaxon, Cefotaxim
Klebsiella pneumoniae	Ceftriaxon oder Cefotaxim	Levofloxacin, Ciprofloxacin
Pseudomonas aeruginosa	Piperacillin/Tazobactam	Ceftazidim Meropenem Ciprofloxacin

Tab. 4 Gezielte antimikrobielle Therapie komplizierter und/oder MRE-Erreger der nosokomialen Therapie

Erreger	Standardtherapie	Alternativen
Staphylococcus aureus (MRSA)	Vancomycin	Linezolid
Haemophilus influenzae (BLNAR)	Ceftriaxon	Moxifloxacin
Escherichia coli (ESBL)	Ertapenem, Imipenem oder Meropenem	Piperacillin/Tazobactam Levofloxacin, Ciprofloxacin
Klebsiella pneumoniae (ESBL)	Ertapenem, Imipenem oder Meropenem	Levofloxacin, Ciprofloxacin
Enterobacter spp.	Levofloxacin oder Ciprofloxacin	Imipenem, Meropenem
Serratia marcescens	Ceftriaxon oder Ceftazidim	Imipenem, Meropenem
	Mögliche Optionen	**Alternativen**
Escherichia coli, Klesbiella pneumoniae, Enterobacter spp. (Carbapenem-Resistenz)	Colistin (systemisch und inhalativ)	Ggf. Ceftazidim/Avibactam
Pseudomonas aeruginosa (Carbapenem-Resistenz)	Optionen abhängig von Resistenzmechanismus; zum Beispiel: • Porindefekt: sensibel auf alles, was entsprechend getestet • Porindefekt plus hochexprimierte AmpC: Cefepim Carbapenemase: Colistin (systemisch und inhalativ)	Falls keine Carbapenemase: Ceftolozan/Tazobactam
Acinetobacter baumannii	Ampicillin/Sulbactam Sulbactam Ciprofloxacin	Imipenem, Meropenem
Acinetobacter baumannii (Carbapenem-Resistenz)	Colistin (systemisch und inhalativ)	Tigecyclin (nur hämodynamisch stabile Patienten)
Stenotrophomonas maltophilia	Cotrimoxazol	Ticarcillin/Clavulansäure Moxifloxacin Tigecyclin (nur hämodynamisch stabile Patienten) Ggf. in Kombination

8.2 Carbapenem-resistente Enterobakterien und Pseudomonas aeruginosa

Für diese Erreger kommen nur noch wenige Optionen in Betracht. Colistin ist die häufigste in dieser Indikation zum Einsatz kommende Substanz. Sie wird häufig in systemischer und inhalativer Kombination gegeben (Korbila et al. 2010; Tumbarello et al. 2013), bei hämodynamisch stabilen Patienten aber auch inhalativ alleine in hoher Dosis (Lu et al. 2012). Die Datenlage ist allerdings sehr schmal.

Je nach Resistogramm kann Fosfomycin noch eine Option darstellen. Mit Ceftazidim/Avibactam zeichnet sich eine weitere Option ab, auch für Carbapenemase-produzierende Klebsiella pneumoniae-Stämme (KPC). Eine mögliche Alternative insbesondere für P. aeruginosa ist Ceftolozan/Tazobactam (Liscio et al. 2015).

8.3 Acinetobacter baumannii

Diese sind grundsätzlich schwierig zu behandeln. Zu unterscheiden sind Carbapenem-sensible und -resistente Stämme. Carbapenem-sensible Stämme sind meist zusätzlich empfindlich auf Ampicillin/Sulbactam (mit Sulbactam als aktiver Substanz) (Wood et al. 2002), Ciprofloxacin und Colistin. Eine Therapie mit systemischem Colistin scheint der mit Imipenem gleichwertig zu sein (Garnacho-Montero et al. 2003).

Für Carbapenem-resistente Stämme kommen, falls sensibel getestet, Ampicillin/Sulbactam in Hochdosis (3 × 9 g/Tag) (Betrosian et al. 2007, 2008; Kalin et al. 2014) oder Sulbactam als Monotherapie (4 bis 6 × 2 g) sowie Colistin in Frage (ebenfalls systemisch und inhalativ kombiniert). Für die Kombination aus Colistin und Rifampicin wurden bessere klinische Ansprechraten und Eradikationen berichtet, nicht jedoch ein besseres Überleben (Aydemir et al. 2013; Durante-Mangoni et al. 2013). Bei hämodynamisch stabilen Patienten kann ein Versuch mit Colistin inhalativ (Lu et al. 2012) sowie Tigecyclin systemisch (Chuang et al. 2014) erfolgen; die Ergebnisse für Tigecyclin (in Standarddosis) scheinen schlechter als die mit systemischem Colistin auszufallen.

9 Therapiedauer

Die Standardtherapiedauer der Pneumonie unter Beatmung beträgt sieben Tage (Dimopoulos et al. 2013; Pugh et al. 2015). Eine prolongierte antimikrobielle Therapie mit ein und derselben antimikrobiellen Substanz bzw. Substanzgruppe prädisponiert für eine Entwicklung von MRE (Mentzelopoulos et al. 2007).

In einer wegweisenden Studie konnte gezeigt werden, dass bei Patienten mit Therapieansprechen acht Tage genauso wirksam waren wie 15 Tage (Chastre et al. 2003). Weitere Studien konnten dies in der Folge bestätigen (Hedrick et al. 2007; Fekih Hassen et al. 2009; Capellier et al. 2012). Offen blieb lediglich die optimale Therapiedauer von Pneumonien durch Nonfermenter. Hier zeigte sich bei einer Therapiedauer von sieben Tagen eine erhöhte Rezidivrate. Diese ist Folge der Schwierigkeit bzw. Unmöglichkeit, diese Erreger zu eliminieren. Die Folgerung aus diesem Befund ist allerdings umstritten. Auf der einen Seite können die Befürworter einer Therapiedauer über 15 Tage die geringere Rezidivrate ins Feld führen. Dafür nehmen diese allerdings einen erheblichen Selektionsdruck und eine zusätzliche Toxizität in Kauf; tatsächlich steigt die unter Therapie selektierte Resistenz von P. aeruginosa ab etwa dem fünften Tag der Therapie erheblich an. Daher erscheint es folgerichtig, die Therapiedauer bei sieben Tagen zu belassen und den Patienten täglich auf ein Rezidiv hin zu untersuchen. Für den Fall eines solchen Rezidivs sollte auf eine andere wirksame Substanzgruppe umgestellt werden, und zwar auch dann, wenn die letzte Therapie erfolgreich war.

Eine Folgestudie konnte überhaupt die erhöhte Rezidivrate nicht bestätigen (Hedrick et al. 2007).

▶ **Merke** Nach erfolgreicher antimikrobieller Therapie einer Pneumonie durch

P. aeruginosa sollte engmaschig nach Rezidiven gefahndet werden. Dies vorausgesetzt, ist auch bei Pneumonien durch Nonfermenter eine Therapiedauer von sieben
Tagen möglich und zu empfehlen.

Eine Alternative zu dieser regelhaften Festset-
zung der Therapiedauer besteht in ihrer Steuerung
durch serielle Bestimmungen des Procalcitonins
(PCT). Der Nachweis einer Verkürzung der Therapiedauer gegenüber klinischer Einschätzung
ohne nachteilige Effekte, in einer Studie gar mit
einem Überlebensvorteil, wurde mehrfach geführt. Allerdings ist nicht belegt, dass eine PCT
als Instrument der Therapiezeitverkürzung in nen-
nenswertem Umfang eine Therapiedauer von
weniger als sieben Tagen eröffnet (Stolz et al.
2009; Bouatma et al. 2010; Schütz et al. 2012a, b)
(▶ Kap. 11, „Biomarker").

> ▶ **Merke** Eine Therapiesteuerung der Thera-
> piedauer der VAP durch Procalcitonin hat
> nur ein geringes Potenzial, eine Standard-
> therapiedauer von sieben Tagen zu unter-
> bieten.

Eine Strategie der standardisierten Beendigung
der antimikrobiellen Therapie ist einer nach klinischem Urteil um ca. zwei Tage überlegen (sechs
vs. acht Tage) (Micek et al. 2004).

10   Elemente der adäquaten Therapie

Die wesentlichen Elemente der adäquaten Therapie erscheinen somit herausgearbeitet. Diese
umfassen:

- Diagnostik auf dem Boden quantitativer Kulturen;
- initiale kalkulierte antimikrobielle Therapie
  vor dem Hintergrund der internen Erreger-
  und Resistenzstatistik;
- Deeskalation und Fokussierung entsprechend
  den Ergebnissen der Diagnostik;
- Begrenzung der Therapiedauer.

In einer großen Untersuchung wurden in einer
internen Leitlinie diese Elemente zusammenge-
führt und hinsichtlich der Therapieergebnisse ana-
lysiert. Es zeigte sich, dass die Qualität der antimikrobiellen Therapie gemessen an der Rate
adäquater antimikrobieller Therapie und kürzerer
Therapiedauer signifikant gesteigert werden
konnte (Dellit et al. 2008).

Weiterführende Literatur

- Aarts MA, Hancock JN, Heyland D, McLeod
  RS, Marshall JC (2008) Empiric antibiotic therapy for suspected ventilator-associated pneumonia: a systematic review and meta-analysis
  of randomized trials. Crit Care Med
  36:108–117
- Aydemir H, Akduman D, Piskin N, Comert F,
  Horuz E, Terzi A, Kokturk F, Ornek T, Celebi
  G (2013) Colistin vs. the combination of colistin and rifampicin for the treatment of
  carbapenem-resistant Acinetobacter baumannii ventilator-associated pneumonia. Epidemiol Infect 141:1214–1222
- Beardsley JR, Williamson JC, Johnson JW,
  Ohl CA, Karchmer TB, Bowton DL (2006)
  Using local microbiologic data to develop
  institution-specific guidelines for the treatment
  of hospital-acquired pneumonia. Chest
  130:787–793
- Betrosian AP, Frantzeskaki F, Xanthaki A,
  Georgiadis G (2007) High-dose ampicillin-sulbactam as an alternative treatment of late-onset
  VAP from multidrug-resistant Acinetobacter
  baumannii. Scand J Infect Dis 39:38–43
- Betrosian AP, Frantzeskaki F, Xanthaki A,
  Douzinas EE (2008) Efficacy and safety of
  high-dose ampicillin/sulbactam vs. colistin as
  monotherapy for the treatment of multidrug
  resistant Acinetobacter baumannii ventilator-
  associated pneumonia. J Infect 56:432–436
- Bouadma L, Luyt CE, Tubach F, Cracco C,
  Alvarez A, Schwebel C, Schortgen F,
  Lasocki S, Veber B, Dehoux M, Bernard M,
  Pasquet B, Régnier B, Brun-Buisson C,
  Chastre J, Wolff M, PRORATA trial group

(2010) Use of procalcitonin to reduce patients' exposure to antibiotics in intensive care units (PRORATA trial): a multicentre randomised controlled trial. Lancet 375:463–474

– Brunkhorst FM, Oppert M, Marx G, Bloos F, Ludewig K, Putensen C, Nierhaus A, Jaschinski U, Meier-Hellmann A, Weyland A, Gründling M, Moerer O, Riessen R, Seibel A, Ragaller M, Büchler MW, John S, Bach F, Spies C, Reill L, Fritz H, Kiehntopf M, Kuhnt E, Bogatsch H, Engel C, Loeffler M, Kollef MH, Reinhart K, Welte T, German Study Group Competence Network Sepsis (SepNet) (2012) Effect of empirical treatment with moxifloxacin and meropenem vs meropenem on sepsis-related organ dysfunction in patients with severe sepsis: a randomized trial. JAMA 307:2390–2399

– Capellier G, Mockly H, Charpentier C, Annane D, Blasco G, Desmettre T, Roch A, Faisy C, Cousson J, Limat S, Mercier M, Papazian L (2012) Early-onset ventilator-associated pneumonia in adults randomized clinical trial: comparison of 8 versus 15 days of antibiotic treatment. PLoS One 7, e41290

– Chastre J, Wolff M, Fagon JY, Chevret S, Thomas F, Wermert D, Clementi E, Gonzalez J, Jusserand D, Asfar P, Perrin D, Fieux F, Aubas S, Pneum A Trial Group (2003) Comparison of 8 vs 15 days of antibiotic therapy for ventilator-associated pneumonia in adults: a randomized trial. JAMA 290:2588–2598

– Chuang YC, Cheng CY, Sheng WH et al (2014) Effectiveness of tigecycline-based versus colistin- based therapy for treatment of pneumonia caused by multidrug-resistant Acinetobacter baumannii in a critical setting: a matched cohort analysis. BMC Infect Dis 14:102

– Dellit TH, Chan JD, Skerrett SJ, Nathens AB (2008) Development of a guideline for the management of ventilator-associated pneumonia based on local microbiologic findings and impact of the guideline on antimicrobial use practices. Infect Control Hosp Epidemiol 29:525–533

– Di Pasquale M, Ferrer M, Esperatti M, Crisafulli E, Giunta V, Li Bassi G, Rinaudo M, Blasi F, Niederman M, Torres A (2014) Assessment of severity of ICU-acquired pneumonia and association with etiology. Crit Care Med 42:303–312

– Dimopoulos G, Poulakou G, Pneumatikos IA, Armaganidis A, Kollef MH, Matthaiou DK (2013) Short- vs long-duration antibiotic regimens for ventilator-associated pneumonia: a systematic review and meta-analysis. Chest 144:1759–1767

– Durante-Mangoni E, Signoriello G, Andini R, Mattei A, De Cristoforo M, Murino P, Bassetti M, Malacarne P, Petrosillo N, Galdieri N, Mocavero P, Corcione A, Viscoli C, Zarrilli R, Gallo C, Utili R (2013) Colistin and rifampicin compared with colistin alone for the treatment of serious infections due to extensively drug-resistant Acinetobacter baumannii: a multicenter, randomized clinical trial. Clin Infect Dis 57:349–358

– Esperatti M, Ferrer M, Theessen A, Liapikou A, Valencia M, Saucedo LM, Zavala E, Welte T, Torres A (2010) Nosocomial pneumonia in the intensive care unit acquired by mechanically ventilated versus nonventilated patients. Am J Respir Crit Care Med 182:1533–1539

– Fekih Hassen M, Ayed S, Ben Sik Ali H, Gharbi R, Marghli S, Elatrous S (2009) Duration of antibiotic therapy for ventilator-associated pneumonia: comparison of 7 and 10 days. A pilot study. Ann Fr Anesth Reanim 28:16–23

– Ferrer M, Difrancesco LF, Liapikou A, Rinaudo M, Carbonara M, Li Bassi G, Gabarrus A, Torres A (2015) Polymicrobial intensive care unit-acquired pneumonia: prevalence, microbiology and outcome. Crit Care 19:450

– Fink MP, Snydman DR, Niederman MS, Leeper KV Jr, Johnson RH, Heard SO, Wunderink RG, Caldwell JW, Schentag JJ, Siami GA (1994) Treatment of severe pneumonia in hospitalized patients: results of a multicenter, randomized, double-blind trial comparing intravenous ciprofloxacin with imipenem-cilastatin. The Severe Pneumonia Study Group. Antimicrob Agents Chemother 38:547–557

– Fridkin SK, Edwards JR, Tenover FC, Gaynes RP, McGowan JE Jr (2001) Antimicrobial resistance prevalence rates in hospital antibiograms reflect prevalence rates among pathogens associated with hospital-acquired infections. Clin Infect Dis 33:324–330

– Garnacho-Montero J, Ortiz-Leyba C, Jimenez-Jimenez FJ, Barrero-Almodóvar AE, García-Garmendia JL, Bernabeu-WittelI M, Gallego-Lara SL, Madrazo-Osuna J (2003) Treatment of multidrug-resistant Acinetobacter baumannii ventilator-associated pneumonia (VAP) with intravenous colistin: a comparison with imipenem-susceptible VAP. Clin Infect Dis 36:1111–1118

– Garnacho-Montero J, Sa-Borges M, Sole-Violan J et al (2007) Optimal management therapy for Pseudomonas aeruginosa ventilator-associated pneumonia: an observational, multicenter study comparing monotherapy with combination antibiotic therapy. Crit Care Med 35(8):1888–1895

– Hayon J, Figliolini C, Combes A, Trouillet JL, Kassis N, Dombret MC, Gibert C, Chastre J (2002) Role of serial routine microbiologic culture results in the initial management of ventilator-associated pneumonia. Am J Respir Crit Care Med 165:41–46

– Hedrick TL, McElearney ST, Smith RL, Evans HL, Pruett TL, Sawyer RG (2007) Duration of antibiotic therapy for ventilator-associated pneumonia caused by non-fermentative gram-negative bacilli. Surg Infect (Larchmt) 8 (6):589–597

– Heyland DK, Dodek P, Muscedere J, Day A, Cook D, Canadian Critical Care Trials G (2008) Randomized trial of combination versus monotherapy for the empiric treatment of suspected ventilator-associated pneumonia. Crit Care Med 36:737–744

– Kalil AC, Klompas M, Haynatzki G, Rupp ME (2013) Treatment of hospital-acquired pneumonia with linezolid or vancomycin: a systematic review and meta-analysis. BMJ Open 3, e003912

– Kalil AC, Van Schooneveld TC, Fey PD, Rupp ME (2014) Association between vancomycin minimum inhibitory concentration and mortality among patients with Staphylococcus aureus bloodstream infections: a systematic review and meta-analysis. JAMA 312:1552–1564

– Kalin G, Alp E, Akin A, Coskun R, Doganay M (2014) Comparison of colistin and colistin/sulbactam for the treatment of multidrug resistant Acinetobacter baumannii ventilator-associated pneumonia. Infection 42:37–42

– Kollef MH, Shorr A, Tabak YP, Gupta V, Liu LZ, Johannes RS (2005) Epidemiology and outcomes of health-care-associated pneumonia: results from a large US database of culture-positive pneumonia. Chest 128:3854–3862

– Korbila IP, Michalopoulos A, Rafailidis PI, Nikita D, Samonis G, Falagas ME (2010) Inhaled colistin as adjunctive therapy to intravenous colistin for the treatment of microbiologically documented ventilator-associated pneumonia: A comparative cohort study. Clin Microbiol Infect 16:1230–1236

– Kumar A, Roberts D, Wood KE, Light B, Parrillo JE, Sharma S, Suppes R, Feinstein D, Zanotti S, Taiberg L, Gurka D, Kumar A, Cheang M (2006) Duration of hypotension before initiation of effective antimicrobial therapy is the critical determinant of survival in human septic shock. Crit Care Med 34:1589–1596

– Kumar A, Zarychanski R, Light B, Parrillo J, Maki D, Simon D, Laporta D, Lapinsky S, Ellis P, Mirzanejad Y, Martinka G, Keenan S, Wood G, Arabi Y, Feinstein D, Kumar A, Dodek P, Kravetsky L, Doucette S, Cooperative Antimicrobial Therapy of Septic Shock (CATSS) Database Research Group (2010) Early combination antibiotic therapy yields improved survival compared with monotherapy in septic shock: a propensity-matched analysis. Crit Care Med 38:1773–1785

– Lahey T (2012) Questionable superiority of linezolid for methicillin-resistant Staphylococcus aureus nosocomial pneumonia: watch where you step. Clin Infect Dis 55:159–160

- Liscio JL, Mahoney MV, Hirsch EB (2015) Ceftolozane/tazobactam and ceftazidime/avibactam: two novel beta-lactam/beta-lactamase inhibitor combination agents for the treatment of resistant Gram-negative bacterial infections. Int J Antimicrob Agents 46:266–271
- Lu Q, Luo R, Bodin L, Yang J, Zahr N, Aubry A, Golmard JL, Rouby JJ, Nebulized Antibiotics Study Group (2012) Efficacy of high-dose nebulized colistin in ventilator-associated pneumonia caused by multidrug-resistant Pseudomonas aeruginosa and Acinetobacter baumannii. Anesthesiology 117:1335–1347
- Luna CM, Sarquis S, Niederman MS et al (2013) Is a strategy based on routine endotracheal cultures the best way to prescribe antibiotics in ventilator-associated pneumonia? Chest 144(1):63–71
- Luyt CE, Aubry A, Lu Q, Micaelo M, Bréchot N, Brossier F, Brisson H, Rouby JJ, Trouillet JL, Combes A, Jarlier V, Chastre J (2014) Imipenem, meropenem, or doripenem to treat patients with Pseudomonas aeruginosa ventilator-associated pneumonia. Antimicrob Agents Chemother 58:1372–1380
- Mentzelopoulos SD, Pratikaki M, Platsouka E et al (2007) Prolonged use of carbapenems and colistin predisposes to ventilator-associated pneumonia by pandrug-resistant Pseudomonas aeruginosa. Intensive Care Med 33:1524–1532
- Micek ST, Ward S, Fraser VJ, Kollef MH (2004) A randomized controlled trial of an antibiotic discontinuation policy for clinically suspected ventilator-associated pneumonia. Chest 125:1791–1799
- Michel F, Franceschini B, Berger P, Arnal JM, Gainnier M, Sainty JM, Papazian L (2005) Early antibiotic treatment for BAL-confirmed ventilator-associated pneumonia: a role for routine endotracheal aspirate cultures. Chest 127:589–597
- Miyawaki K, Miwa Y, Seki M, Asari S, Tomono K, Kurokawa N (2012) Correlation between the consumption of meropenem or doripenem and meropenem susceptibility of Pseudomonas aeruginosa in a university hospital in Japan. Biol Pharm Bull 35:946–949
- Morata L, Cobos-Trigueros N, Martinez JA, Soriano A, Almela M, Marco F, Sterzik H, Núñez R, Hernández C, Mensa J (2012) Influence of multidrug resistance and appropriate empirical therapy on the 30-day mortality rate of Pseudomonas aeruginosa bacteremia. Antimicrob Agents Chemother 56:4833–4837
- O'Horo JC, Thompson D, Safdar N (2012) Is the gram stain useful in the microbiologic diagnosis of VAP? A meta-analysis. Clin Infect Dis 55:551–561
- Pakyz AL, Oinonen M, Polk RE (2009) Relationship of carbapenem restriction in 22 university teaching hospitals to carbapenem use and carbapenem-resistant Pseudomonas aeruginosa. Antimicrob Agents Chemother 53:1983–1986
- Park SY, Park HJ, Moon SM et al (2012) Impact of adequate empirical combination therapy on mortality from bacteremic Pseudomonas aeruginosa pneumonia. BMC Infect Dis 12:308
- Paterson DL, Ko WC, Von Gottberg A, Mohapatra S, Casellas JM, Goossens H, Mulazimoglu L, Trenholme G, Klugman KP, Bonomo RA, Rice LB, Wagener MM, McCormack JG, Yu VL (2004) Antibiotic therapy for Klebsiella pneumoniae bacteremia: implications of production of extended-spectrum beta-lactamases. Clin Infect Dis 39:31–37
- Pena C, Guzman A, Suarez C et al (2007) Effects of carbapenem exposure on the risk for digestive tract carriage of intensive care unit-endemic carbapenem-resistant Pseudomonas aeruginosa strains in critically ill patients. Antimicrob Agents Chemother 51(6):1967–1971
- Pugh R, Grant C, Cooke RP, Dempsey G (2015) Short-course versus prolonged-course antibiotic therapy for hospital-acquired pneumonia in critically ill adults. Cochrane Database Syst Rev 8, Cd007577
- Rello J, Sa-Borges M, Correa H, Leal SR, Baraibar J (1999) Variations in etiology of ventilator-associated pneumonia across four treatment sites: implications for antimicrobial prescribing practices. Am J Respir Crit Care Med 160:608–613

– Rello J, Vidaur L, Sandiumenge A, Rodríguez A, Gualis B, Boque C, Diaz E (2004) De-escalation therapy in ventilator-associated pneumonia. Crit Care Med 32:2183–2190

– Safdar N, Handelsman J, Maki DG (2004) Does combination antimicrobial therapy reduce mortality in Gram-negative bacteraemia? A meta-analysis. Lancet Infect Dis 4:519–527

– Schuetz P, Briel M, Christ-Crain M, Stolz D, Bouadma L, Wolff M, Luyt CE, Chastre J, Tubach F, Kristoffersen KB, Wei L, Burkhardt O, Welte T, Schroeder S, Nobre V, Tamm M, Bhatnagar N, Bucher HC, Mueller B (2012a) Procalcitonin to guide initiation and duration of antibiotic treatment in acute respiratory infections: an individual patient data meta-analysis. Clin Infect Dis 55:651–662

– Schuetz P, Muller B, Christ-Crain M, Stolz D, Tamm M, Bouadma L, Luyt CE, Wolff M, Chastre J, Tubach F, Kristoffersen KB, Burkhardt O, Welte T, Schroeder S, Nobre V, Wei L, Bhatnagar N, Bucher HC, Briel M (2012b) Procalcitonin to initiate or discontinue antibiotics in acute respiratory tract infections. Cochrane Database Syst Rev 9, CD007498

– Singh N, Rogers P, Atwood CW, Wagener MM, Yu VL (2000) Short-course empiric antibiotic therapy for patients with pulmonary infiltrates in the intensive care unit. A proposed solution for indiscriminate antibiotic prescription. Am J Respir Crit Care Med 162:505–511

– Stolz D, Smyrnios N, Eggimann P, Pargger H, Thakkar N, Siegemund M, Marsch S, Azzola A, Rakic J, Mueller B, Tamm M (2009) Procalcitonin for reduced antibiotic exposure in ventilator-associated pneumonia: a randomised study. Eur Respir J 34:1364–1375

– Tumbarello M, De Pascale G, Trecarichi EM, De Martino S, Bello G, Maviglia R, Spanu T, Antonelli M (2013) Effect of aerosolized colistin as adjunctive treatment on the outcomes of microbiologically documented ventilator-associated pneumonia caused by colistin-only susceptible gram-negative bacteria. Chest 144:1768–1775

– van Loon HJ, Vriens MR, Fluit AC, Troelstra A, van der Werken C, Verhoef J, Bonten MJ (2005) Antibiotic rotation and development of gram-negative antibiotic resistance. Am J Respir Crit Care Med 171:480–487

– Wood GC, Hanes SD, Croce MA, Fabian TC, Boucher BA (2002) Comparison of ampicillin-sulbactam and imipenem-cilastatin for the treatment of acinetobacter ventilator-associated pneumonia. Clin Infect Dis 34:1425–1430

– Wunderink RG, Mendelson MH, Somero MS et al (2008) Early microbiological response to linezolid vs vancomycin in ventilator-associated pneumonia due to methicillin-resistant Staphylococcus aureus. Chest 134:1200–1207

– Wunderink RG, Niederman MS, Kollef MH et al (2012) Linezolid in methicillin-resistant Staphylococcus aureus nosocomial pneumonia: a randomized, controlled study. Clin Infect Dis 54:621–629

– Yokoyama Y, Matsumoto K, Ikawa K, Watanabe E, Morikawa N, Takeda Y (2015) Population pharmacokinetic-pharmacodynamic target attainment analysis of sulbactam in patients with impaired renal function: dosing considerations for Acinetobacter baumannii infections. J Infect Chemother 21:284–289

Therapieversagen

Santiago Ewig

1 Häufigkeit

Die Häufigkeit eines Therapieversagens bei Patienten, die unter dem Verdacht auf eine nosokomiale Pneumonie behandelt werden, ist aufgrund der Unsicherheiten in der Diagnosestellung einer Pneumonie unter Beatmung schwer zu bestimmen. Offenbar sind Umstellungen von antimikrobiellen Therapien als Surrogat für ein Therapieversagen jedoch mit bis zu 30 % ein häufiges Ereignis. Für Pneumonien durch P. aeruginosa finden sich in der Literatur Versagerraten von bis zu knapp 70 %.

2 Definition des Therapieversagens

2.1 Kriterien des Therapieversagens

Eine allgemein anerkannte Definition des Therapieversagens ist nicht verfügbar. In Studien werden meist das klinische und das mikrobiologische Ansprechen unterschieden und jeweils für Studienzwecke unterschiedlich definiert.

Jeder Definition des Therapieversagens liegt naturgemäß eine Vorstellung davon zugrunde, was ein Therapieansprechen bedeutet. Verschiedene Ebenen (und entsprechend Kriterien) des therapeutischen Ansprechens können zur Beurteilung der Wirksamkeit einer antimikrobiellen Therapie herangezogen werden:

- klinische Kriterien:
  - hierzu zählen Kriterien, die zur Stellung der Verdachtsdiagnose herangezogen worden sind: Temperatur (bzw. Entfieberung), verminderte Sekretbildung, Aufklaren des Sekrets
- laborchemische Kriterien:
  - Rückgang der Leukozytose, Rückgang von Biomarkern
- radiologische Kriterien:
  - fehlende Progredienz und Rückbildung der Verschattungen
- mikrobiologische Kriterien:
  - Eradikation des Erregers/der ursächlichen Erreger
- beatmungsassoziierte Kriterien
- Stabilisierung des Gasaustauschs, Reduktion der Sauerstoffmenge (F_IO_2), Reduktion der Beatmungsintensität (PEEP, Beatmungsdrücke)

S. Ewig (✉)
Thoraxzentrum Ruhrgebiet, Kliniken für Pneumologie und Infektiologie, EVK Herne und Augusta-Kranken-Anstalt, Bochum, Deutschland
E-Mail: sewig@versanet.de

© Springer-Verlag GmbH Deutschland 2017
S. Ewig (Hrsg.), *Nosokomiale Pneumonie*,
DOI 10.1007/978-3-662-49821-7_44

- Kriterien der Hämodynamik:
  - Stabilisierung der Hämodynamik, Reduktion der Vasopressor-Dosis

Diese Kriterien sind häufig nicht streng miteinander verbunden. Insbesondere laborchemische, radiologische und mikrobiologische Kriterien können eine getrennte Dynamik aufweisen. Leukozyten und Biomarker (vor allem CRP) können eine trägere Rückbildung zeigen; Verschattungen bilden sich nahezu regelhaft erst zuletzt zurück; ein klinisches Ansprechen geht keineswegs immer mit einer bakteriellen Eradikation einer.

Eine mikrobiologische Reevaluation findet bei Therapieansprechen außerhalb von Studien selten statt. Diese sollte jedoch bei Vorliegen von Nonfermentern als schwer zu eradizierenden Erregern mit hohem Rezidivrisiko erfolgen. Bei Therapieversagen ist eine entsprechende Reevaluation obligat.

Da beatmete Patienten zumindest in der akuten Phase täglich eine Röntgen-Thorax-Liegendaufnahme erhalten, ergibt sich die Möglichkeit einer entsprechend täglichen radiologischen Evaluation des Therapieansprechens. Dabei ist zu beachten, dass eine Zunahme der Verschattungen nur dann als Therapieversagen gewertet werden kann, wenn gleichzeitig ein klinisches Therapieversagen besteht. Relevant sind dagegen immer neue Befunde wie neue Verschattungen, zunehmender Pleuraerguss, Atelektasen, Pneumothoraces und Kavitationen.

Unmittelbar klinisch relevant für ein Therapieansprechen sind klinische und laborchemische Kriterien wie solche der Beatmung und der Hämodynamik. Daher wird man allgemein davon sprechen können, dass ein Therapieversagen vorliegt, wenn

- keine Entfieberung und/oder kein Rückgang der (eitrigen) Sekretbildung vorliegt
- und/oder Biomarker keine Rückbildung zeigen (und keine anderen Gründe dafür vorliegen)
- und/oder keine Besserung des Gasaustauschs bzw. der Hämodynamik erfolgt

▶ **Merke** Eine allgemein anerkannte Definition des Therapieversagens ist nicht ver-

fügbar. Relevante Kriterien umfassen Klinik (Temperaturen), Laborchemie (Biomarker) sowie Kriterien der Beatmung bzw. Hämodynamik.

2.2 Zeitfenster der Beurteilung eines Therapieansprechens

Die erste Reevaluation des Therapieansprechens und somit der Kriterien der Temperatur, der Sekretbildung, der Laborchemie, der Beatmung und der Hämodynamik nach antimikrobieller Therapie sollte nach 72 h erfolgen. Dies ist ein Zeitfenster, in dem eine erste Beurteilung des Erfolgs einer antimikrobiellen Therapie erwartet werden kann.

Die Evaluation der mikrobiologischen Daten sollte immer unmittelbar nach Vorliegen eines Ergebnisses erfolgen.

Auf der anderen Seite kann nicht damit gerechnet werden, dass alle Kriterien der Pneumonie bzw. ihrer Rückbildung nach 72 h schon erfüllt sind.

So variabel wie die Kriterien des Therapieansprechens bzw. -versagens zeigen sich nämlich auch die Zeitfenster, innerhalb derer es zur Rückbildung dieser Kriterien kommt. So konnte in einer Studie gezeigt werden, dass die mittlere Zeit bis zur Erfüllung von vordefinierten Stabilitätskriterien für die Temperatur ($\leq 38\,°C$) fünf Tage, für Leukozyten ($\leq 10.000/\mu l$) 8 Tage, für PaO_2/F_IO_2 (≥ 250) sechs Tage und für die Keimlast (kein oder geringes Wachstum des zugrundeliegenden Erregers im Tracheobronchialsekret) zehn Tage betrug; nach diesen Definitionen betrug die mittlere Rückbildungszeit für alle vier Kriterien neun Tage, für drei Kriterien (unter Ausschluss der Keimlast) sechs Tage (Dennessen et al. 2001).

▶ **Merke** Während eine erste Reevaluation des Therapieansprechens nach 72 h erfolgen muss, weisen einige Kriterien des Therapieansprechens unterschiedliche und durchweg längere Zeitfenster der Rückbildung auf.

Als klinisch relevante Faustregel können folgende Kriterien des klinischen Therapieansprechens gelten:

- Entfieberung,
- Rückgang inflammatorischer Parameter (CRP und/oder PCT),
- Stabilisierung oder Rückgang der Beatmungsintensität (PaO$_2$/F$_1$O$_2$), PEEP-Niveau, Beatmungsdrücke,
- hämodynamische Stabilisierung.

Temperatur und Oxygenierung stellen zwei besonders einfach zu erhebende und aussagekräftige Prädiktoren in der Beurteilung des Therapieansprechens dar. Die ausbleibende Entfieberung konnte als einziger Prädiktor eines Therapieversagens bei letztlich Überlebenden gefunden werden (Shorr et al. 2008).

In einer Untersuchung wurde die serielle Bestimmung des CPIS (Tage -3, 1, 3, 5 und 7) als prädiktiv gefunden für:

- das Therapieansprechen,
- das Überleben,
- eine adäquate antimikrobielle Therapie.

Ein CPIS < 6 kann nach diesen Daten als Trennwert für ein Therapieansprechen angesehen werden (Luna et al. 2003).

2.3 Muster des Therapieversagens

Drei verschiedene Muster des Therapieversagens können modifiziert nach Wunderink (Wunderink 1995) unterschieden werden:

Die rasche Progredienz innerhalb der ersten 72 h (progressive pneumonia) Ursächlich liegt eine Ausbildung eines akuten Lungenversagens (ARDS) und/oder ein unkontrollierter septischer Schock zugrunde. Mit einer solchen fulminanten Progredienz ist in ca. 20 % der Fälle zu rechnen. Die Prognose dieser Patienten ist sehr ernst.

Das fehlende Ansprechen nach 72 h (nonresolving pneumonia) Hier bleibt eine Rückbildung wichtiger Parameter des klinischen Ansprechens aus, der Patient ist jedoch respiratorisch und hämodynamisch stabil. Dieser Verlauf ist zunächst

ambivalent; er kann ein verzögertes Ansprechen oder ein nicht fulminantes Therapieversagen bedeuten.

Wird ein Rückbildungstrend (jedwede Besserung gegenüber dem initialen Befund) als verzögertes Ansprechen gewertet, so kann die initiale (ggf. nach mikrobiologischen Befunden angepasste) antimikrobielle Therapie fortgesetzt werden. Wird jedoch ein Therapieversagen diagnostiziert (jedwede klinisch relevante Progredienz gegenüber dem initialen Befund), muss eine erneute Diagnostik erfolgen und die antimikrobielle Therapie umgestellt werden.

▶ **Merke** Klinisch muss unterschieden werden zwischen einem verzögerten Ansprechen (jenseits von 72 h) und einem Therapieversagen. Nur eine klinisch relevante Progredienz gegenüber dem initialen Befund stellt zweifelsfrei ein Therapieversagen dar.

Das Therapieversagen nach initialem Ansprechen (sekundäres Therapieversagen) Hier handelt es sich nicht um ein Versagen der Therapie gegenüber dem ursprünglichen Erreger, sondern um eine Komplikation. Diese kann infektiöser oder nichtinfektiöser Art sein.

Ein Spezialfall sind Rezidive, die durch eine erneute Pneumonie nach zwischenzeitlicher Ausheilung definiert sind. Bei schwerkranken beatmeten Patienten ist jedoch eine „Ausheilung" mitunter kaum definierbar, bei diesen geht das Rezidiv noch aus der ersten Pneumonie-Episode hervor. Rezidive kommen gehäuft durch Nonfermenter, speziell P. aeruginosa, vor.

3 Ursachen des Therapieversagens

Die vielfachen Ursachen des Therapieversagens können in vier Hauptkategorien eingeteilt werden (Meduri et al. 1994; Wunderink 1995; Ioanas et al. 2003, 2004):

- inadäquate kalkulierte antimikrobielle Therapie,
- gleichzeitig vorliegende andere Infektionsfoci,

Tab. 1 Raten der Resistenzentwicklung unter antimikrobieller Therapie in verschiedenen Studien

Studien	Imipenem/Cilastatin	Komparator	Komparator % Resistenzentwicklung
Norrby et al. 1993	5	Ceftazidim	1
Fink et al. 1994	53	Ciprofloxacin	33
Jaccard et al. 1998	25	Piperacillin-Tazobactam	5
Torres et al. 2000	33	Ciprofloxacin	7
Zanetti et al. 2003	16	Cefepim	10

- gleichzeitig vorliegende nichtinfektiöse Ursachen,
- Ursachen, die mit der Immunantwort des Wirts in Zusammenhang stehen.

3.1 Inadäquate antimikrobielle Therapie

Eine inadäquate antimikrobielle Therapie kann auf vier Ebenen bestehen:

Vorliegen resistenter Erreger Die Häufigkeit des Vorliegens resistenter Erreger hängt wiederrum von vier Faktoren ab: der Hygiene auf der jeweiligen Intensivstation, der behandelten Patientenpopulation, der antimikrobiellen Therapiepolitik und der Art und Häufigkeit der Aufnahme von Patienten aus anderen Intensivstationen.

Je präziser die Aufzeichnung von Erregern nosokomialer Pneumonien bzw. definierter Infektionen der jeweiligen Intensivstation erfolgt, desto geringer ist die Gefahr, einen resistenten Erreger einer nosokomialen Pneumonie in der initialen antimikrobiellen Therapie nicht zu erfassen.

Screening-Untersuchungen auf MRE bei Aufnahme und Isolation der aufgenommenen Patienten bis zum Vorliegen der Screeningergebnisse tragen ebenfalls dazu bei, die Rate an unerwarteten resistenten Erregern zu vermindern.

> ▶ **Merke** Durch Aufzeichnungen von Erregern nosokomialer Pneumonien bzw. Infektionen auf der jeweiligen Intensivstation sowie durch Screening und Isolation von neu aufgenommenen Patienten lässt sich die Rate an unerwarteten resistenten Erregern vermindern.

Neben bereits initial vorliegenden MRE muss auch mit Resistenzentwicklungen unter Therapie gerechnet werden. Dies gilt insbesondere für P. aeruginosa, unter diesen wiederum besonders für mukoide Stämme (Fink et al. 1994). Auch Enterobacter spp. entwickeln (über die De-Reprimierung von AmpC-ß-Laktamasen) häufig Resistenzen unter Therapie mit Penicillinen und Cephalosporinen (Chow et al. 1991) (Tab. 1).

Unerwartete/ungewöhnliche Erreger Unerwartete bzw. ungewöhnliche Erreger sind definitionsgemäß selten. Zu diesen gehören Legionella spp., Aspergillus spp., Zytomegalie und Herpes-Simplex-Viren. Legionellen kommen gehäuft im Rahmen von Ausbrüchen vor. Aspergillus spp. können Erreger von Patienten mit definierten Komorbiditäten sein (siehe unten und ▶ Kap. 6, „Mikrobiologie: Erreger der nosokomialen Pneumonie"). Zytomegalie und Herpes simplex sind sehr selten; ihre Bedeutung als tatsächliche Erreger ist noch nicht abschließend geklärt (siehe unten und ▶ Kap. 6, „Mikrobiologie: Erreger der nosokomialen Pneumonie").

Superinfektion Superinfektionen können in 10–15 % der Fälle vorkommen (Montravers et al. 1993). Diese sind der Tatsache geschuldet, dass die Risiken und Mechanismen innerhalb der Pathogenese der nosokomialen Pneumonie auch nach Ausbildung einer Pneumonie unvermindert fortbestehen und erst beseitigt sind, wenn die akute Erkrankung überwunden und der Patient extubiert bzw. dekanüliert und mobilisiert ist. So entstehen zunächst tracheobronchiale Kolonisationen mit neuen Erregern, die ihrerseits die Grundlage für die nächste Pneumonie-Episode darstellen. Dies gilt auch dann, wenn die Kolonisationserreger gegenüber der ersten antimikrobiellen Therapie empfindlich waren.

Mit Superinfektionen ist die erste Woche nach Therapiebeginn zu rechnen, Enterobakterien und P. aeruginosa werden häufig gefunden (Dennesen et al. 2001)

Inadäquate Auswahl und Dosierung der kalkulierten antimikrobiellen Therapie Auch bei strikter Einhaltung von lokalen, auf eigenen Erreger- und Resistenzmustern basierenden Leitlinien können nie alle potenziellen Erreger im Spektrum erfasst werden. Zuletzt ist deutlich geworden, dass neben diesen Lücken in der breiten kalkulierten antimikrobiellen Therapie inadäquate Therapien auch aus inadäquaten Dosierungen resultieren können; dies gilt vor allem für Patienten mit septischem Schock (▶ Kap. 15, „Antimikrobielle Therapie: Wirkspektrum, Dosierung und Applikation antimikrobieller Substanzen").

3.2 Gleichzeitig vorliegende Infektionsfoci

Eine Vielzahl gleichzeitig vorliegender Infektionsfoci sind beschrieben worden. Sie finden sich in bis zu 10 % der Fälle.

Hierzu gehören als respiratorische Foci:

- Sinusitis, Abszesse, komplizierte parapneumonische Ergüsse oder Empyeme.

Extrapulmonale Foci können sein:

- Katheter-assoziierte Infektionen, Harnwegsinfektionen, abdominale Infektionen sowie Haut- und Weichteilinfektionen.

3.3 Gleichzeitig vorliegende nichtinfektiöse Ursachen

Auch nichtinfektiöse Ursachen können Symptomen eines Therapieversagens zugrunde liegen. Diese umfassen folgende Konditionen:

- kardiovaskuläre: dekompensierte Herzinsuffizienz, Lungenarterienembolien;

- pulmonale: Lungenblutungen, organisierende Pneumonie bzw. COP, diffuser Alveolarschaden (DAD);
- andere: Medikamentenfieber.

3.4 Ursachen, die mit der Immunantwort des Wirts in Zusammenhang stehen

Offensichtlich sprechen auch bei identischem Schweregrad und Erreger nicht alle Patienten gleich gut auf dieselbe antimikrobielle Therapie an. Einige Risikofaktoren führen zu einer schlechteren lokalen und/oder systemischen Immunantwort und sind mit schlechteren Therapieergebnissen assoziiert, so das inhalative Zigarettenrauchen, Komorbiditäten wie COPD und Diabetes mellitus, Immunsuppression, Malnutrition und Alkoholismus (Mason und Nelson 1992).

Im Rahmen der sekundären Immunparalyse beim septischen Schock besteht eine erhöhte Anfälligkeit für sekundäre Infektionen.

Aber auch die überschießende Immunantwort beim septischen Schock kann den Wirt fulminant schädigen und ein Therapieversagen begründen. Beim Therapieversagen spielt neben der direkten Schädigung der Organe, wie bereits oben angeführt, eine veränderte Pharmakokinetik eine erhebliche Rolle.

In einer nach dieser Systematik angelegten Studie zu Gründen des Therapieversagens wurden Ergebnisse entsprechend Tab. 2 erzielt (Ioanas et al. 2004).

Tab. 2 Ergebnisse der systematischen Untersuchung von n = 44 Patienten mit nosokomialer Pneumonie und Therapieversagen (Ioanas et al. 2004)

Ursache des Therapieversagens	n (%)
Inadäquate antimikrobielle Therapie	10 (23)
Superinfektion	6 (14)
Gleichzeitig vorliegende Infektionsfoci	12 (27)
Gleichzeitig vorliegende nichtinfektiöse Ursache	7 (16)
Andere (ARDS, septischer Schock oder MODS)	16 (36)

MODS = Multiorgan dysfunction syndrome

4 Erregerspektrum bei Therapieversagen

4.1 Allgemeines

In einer Untersuchung zur Diagnostik des Therapieversagens konnten in 28 von 48 Fällen (58 %) bakterielle Erreger identifiziert werden, darunter am häufigsten Acinetobacter baumannii (27 %), Staphylococcus aureus (24 %), Stenotrophomonas maltophilia (15 %) und Pseudomonas aeruginosa (10 %) (Wu et al. 2002).

Diese Befunde können jedoch nicht verallgemeinert werden. Auch beim Therapieversagen wird im Wesentlichen das für die jeweilige Behandlungseinheit gegebene Erregerspektrum gefunden. Häufige Nachweise von multiresistenten Pseudomonaden und Acinetobacter baumanii können Hinweise für ein unbeherrschtes hygienisches Problem geben.

Eine Besonderheit sind Pilze und Viren.

4.2 Pilze

Fadenpilze, vor allem Aspergillus spp., können in seltenen Fällen Erreger des Therapieversagens sein. Es handelt sich bei den betroffenen Patienten um Fälle, die an der Grenze zur schweren Immunsuppression klassifiziert werden müssen, also schwergradige COPD, Leberzirrhose und Autoimmunerkrankungen. Häufig ist eine chronische Therapie mit niedrigdosierten Steroiden gegeben (Ewig et al. 1998; Meersseman et al. 2004).

Die CT des Thorax gibt typische Hinweise. Bronchoskopisch ist auf typische Pseudomembranen auf den großen Atemwegen zu achten, die vorsichtig biopsiert und hostologisch bzw. kulturell untersucht werden können (Tasci et al. 2000). Im Verdachtsfalle ist die Bestimmung des Galaktomannans in der BALF zu erwägen; dabei ist zu berücksichtigen, dass eine Vorbehandlung mit Ampicillin/ Clavulansäure und Piperacillin-Tazobactam zu falsch positiven Befunden führen kann (Meerssemann et al. 2008). In neueren Präparationen scheint dieses Risiko kaum mehr zu bestehen.

4.3 Viren

Ob Viren tatsächlich einem Therapieversagen zugrundeliegen können, ist noch nicht abschließend untersucht. Herpes-Simplex-Bronchopneumonien wurden in einer Untersuchung in 42 von 201 Fällen (21 %) gefunden (Luyt et al. 2007), Zytomegalie-Pneumonien mit 60 Autopsien und 26 offenen Lungenbiopsien in 25 Fällen (29 %) (Papazian et al. 1996).

Herpes simplex und das Zytomegalievirus sind mögliche Kandidaten. Die Diagnose erfolgt idealerweise histologisch, ersatzweise über den Nachweis zytopathischer Effekte (Einschlusskörperchen), Viruskultur und PCR in der BALF.

In beiden Fällen handelt es sich in der Regel um Ursachen des Therapieversagens im Rahmen einer prolongierten Beatmung von 14 Tagen und mehr.

5 Diagnostische Strategien bei Patienten mit Therapieversagen

5.1 Allgemeines Vorgehen

Der erste Schritt in der Evaluation des Therapieversagens ist die Überprüfung der Diagnose der nosokomialen Pneumonie sowie des Therapieversagens.

Die Überprüfung der Diagnose sollte eine Überprüfung beinhalten, ob die Kriterien für eine Verdachtsdiagnose klinisch und radiologisch gegeben waren und welche mikrobiologischen Befunde erhoben wurden. Zudem sollte die Diagnose des Therapieversagens dahingehend hinterfragt werden, ob klinische, laborchemische Kriterien und solche der Beatmung bzw. Hämodynamik erfüllt sind. Zudem sollte eine Zuordnung des Therapieversagens zu einer der drei Formen erfolgen (primär: fulminant progressiv, fehlendes Ansprechen oder sekundäres Therapieversagen).

Gleichzeitig sollte nach extrapulmonalen (infektiösen wie nichtinfektiösen) Ursachen von

Symptomen eines Therapieversagens gefahndet werden. Hierzu gehört neben einer gründlichen klinischen Untersuchung die Gewinnung von Blutkulturen und Sekreten, ggf. Urin und Stuhlproben. Gegebenenfalls müssen sämtliche Katheter erneuert werden.

Ist ein Therapieversagen gegeben bzw. wahrscheinlich, sollte eine wiederholte Gewinnung respiratorischer Sekrete erfolgen.

5.2 Respiratorische Sekretgewinnung durch Bronchoskopie

Die Unsicherheiten der Aussagekraft quantitativer Kulturen respiratorischer Sekrete sind im Grundsatz auch in der Situation eines Therapieversagens unverändert gegeben.

Im Gegensatz zur initialen Evaluation ist dennoch eine bronchoskopische Diagnostik im Rahmen des Therapieversagens immer zu bevorzugen, denn die Bronchoskopie bietet die Vorteile der Inspektion des Tracheobronchialbaums. Atelektasen, Sekretstau und Abscheidungsthromben nach Blutungen können visualisiert und gleichzeitig beseitigt werden. Gelegentlich finden sich auch unerwartete Schleimhautbefunde wie Tumore oder Aspergillus-Membranen.

Für eine optimale Ausbeute der bronchoskopischen Diagnostik ist eine strikte Adhärenz an die Vorgaben zur Materialgewinnung und -verarbeitung zu fordern (▶ Kap. 8, „Mikrobiologie: Methodik der Probengewinnung").

Eine adäquate antimikrobielle Therapie reduziert die Ausbeute der invasiven Diagnostik. Im Falle des Therapieversagens durch einen nicht erfassten oder neu hinzugekommenen Erreger besteht jedoch keine Reduktion der Wahrscheinlichkeit, diesen zu erfassen (Souweine et al. 1998).

Dies gilt allerdings nur, wenn die antimikrobielle Zweitlinien-Therapie erst nach Durchführung der Bronchoskopie bzw. der Gewinnung respiratorischer Sekrete begonnen wird. Denn wenn ein Erreger vorliegt, der bisher nicht erfasst war, könnte dieser durch eine einzige Dosis einer gegen diesen Erreger wirksamen antimikrobiellen Zweitlinien-Therapie getroffen werden und sich somit dem Nachweis entziehen.

Eine vorherige Therapiepause bzw. ein sogenanntes „antibiotisches Fenster" ist nicht indiziert bzw. bei hämodynamisch instabilen Patienten kontraindiziert.

▶ **Cave** Eine antimikrobielle Zweitlinien-Therapie darf erst nach Gewinnung respiratorischer Sekrete erfolgen! Gegebenenfalls können gewonnene Proben respiratorischen Materials, die nicht sofort verarbeitet werden können (Nachtstunden, Wochenende), gekühlt bis zu 24 h aufbewahrt werden.

Im Hinblick auf die operativen Indizes quantitativer Kulturen von bronchoskopisch gewonnenen respiratorischen Sekreten sind die Ergebnisse im Therapieversagen nicht schlechter als in der initialen Evaluation; sie sind jedoch andererseits denen des quantitativen Tracheobronchialsekrets nicht überlegen (Wu et al. 2002).

5.3 Transbronchiale Biopsien

Transbronchiale Biopsien sind in der Regel aufgrund der Risiken Pneumothorax und Blutung nicht Teil der diagnostischen Evaluation. Einige wenige Daten aus der Literatur zeigen jedoch, dass die Ausbeute der transbronchialen Biopsie mit 35 und 74 % hoch ist (O'Brien et al. 1997; Bulpa et al. 2003); die Diagnosen führten in 41 bzw. 63 % zu einer Änderung der Therapie. In diesen Untersuchungen waren auch die Komplikationsraten gering.

Dennoch wird eine solch invasive und potenziell komplikationsträchtige Maßnahme nicht Teil der ersten Evaluation eines Therapieversagens sein können. Ohnehin kann diese nur bei stabilen Patienten in Frage kommen.

5.4 Chirurgische Biopsien

Für chirurgische Biopsien wurde bei beatmeten Patienten mit unklaren Verschattungen eine hohe diagnostische Ausbeute berichtet (Baumann et al. 2008). In einer Metaanalyse unter Einschluss von 14 Studien mit 512 beatmeten Patienten und 530 histopathologischen Diagnosen wurden folgende Befunde erhoben (Abb. 1):

- Fibrose/Pneumonitis in 25 %,
- Infektionen in 20 %, darunter in 50 % virale Pneumonien,
- diffuser Aveolarschaden (DAD) in 16 %,
- in 23 % eine Vielzahl anderer Diagnosen.

Noch wichtiger als einzelne Diagnosen war der hohe Anteil an therapeutisch relevanter Information von 78 %. Dem stand eine Komplikationsrate von 29 % gegenüber, ganz überwiegend durch persistierende Fistelbildung. Die Letalität der Patienten betrug allerdings 54 % (Wong und Walkey 2015). Auch wenn nur ein Teil der untersuchten Patienten ein Therapieversagen aufwies, belegen diese Zahlen die Potenziale einer chirurgischen Biopsie.

6 Prognose des Therapieversagens

Die Prognose von Patienten mit Therapieversagen ist schlechter als die von Patienten ohne ein solches. Dies ist bedingt durch eine längere Beatmungszeit und somit eine längere Exposition gegenüber potenziellen Infektionen. Bei Vorliegen von Pneumonien durch Nonfermenter, aber auch durch MRE, verschlechtert sich die Prognose zusätzlich.

Prädiktoren für ein Therapieversagen über eine inadäquate initiale kalkulierte antimikrobielle Therapie hinaus sind schlecht definiert. Der Befund eines erhöhten Interleukin-6-Spiegels als Prädiktor dürfte ein Hinweis auf den Schwergrad der initialen Pneumonie (mit septischem Schock und Organversagen) sein (Ioanas 2004).

7 Kalkulierte antimikrobielle Zweitlinien-Therapie bei Therapieversagen

Nach Gewinnung der diagnostischen Materialien stellt sich die Frage nach der Auswahl der kalkulierten antimikrobiellen Zweitlinien-Therapie.

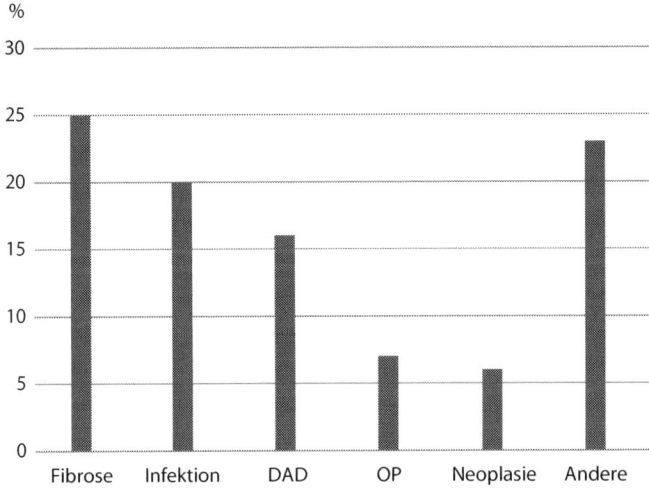

Abb. 1 Häufigkeit der histopathologischen Diagnosen bei beatmeteten Patienten mit unklaren Verschattungen (nach Wong 2015) (DAD = Diffuser Alveolarschaden; OP = Organisierende Pneumonie; Andere umfassen: unspezifischer Befund, Vaskulitis/Autoimmunerkrankung, Medikamentenreaktion, andere, Thromboembolie/Lungeninfarkt, alveoläre Hämorrhagie, Bronchiolitis, eosinophile Lungenerkrankung, Normalbefund, Graft-versus-host-Reaktion, Lungenödem, exogen-allergische Alveolitis)

Diese sollte naturgemäß entsprechend nach Erstlinien-Therapie verbliebenen potenziellen Lücken erfolgen.

Nach initialer Monotherapie sollte eine Erweiterung des umfassten Spektrums auf eine Substanz mit breiterem Spektrum erfolgen, bei hämodynamischer Instabilität auf eine Kombinationstherapie.

Des Weiteren sollte möglichst ein Substanzklassen-Wechsel erfolgen.

Ist eine Wahrscheinlichkeit für MRSA gegeben, sollte dieser Erreger im Spektrum erfasst sein; bei fehlendem Nachweis im Verlauf kann die MRSA-wirksame Substanz wieder abgesetzt werden. Andererseits sollte in einer Zweitlinien-Therapie immer mindestens eine antipseudomonal wirksame Substanz eingesetzt werden. Das Risiko für ESBL-bildende Enterobakterien muss individuell abgeschätzt werden.

Für die Gabe einer antimykotischen Substanz besteht nur Anlass bei Nachweisen von Aspergillus spp. und/oder Befunden in Bronchoskopie und/oder der CT, die mit einer Aspergillose vereinbar sind. Eine kalkulierte Therapie von Candida spp. ist nie indiziert.

▶ **Cave** Candida spp. sind nie eine Ursache des Therapieversagens!

In Fällen, in denen eine adäquate und umfangreiche diagnostische Aufarbeitung keinen Nachweis eines pathogenen Erregers erbringt und der Patient hämodynamisch stabil ist, ist die Wahrscheinlichkeit, dass eine persistierende unerkannte bakterielle pulmonale Infektion vorliegt, sehr gering. Vielmehr ist davon auszugehen, dass ein diffuser Alveolarschaden vorliegt (DAD); differentialdiagnostisch kommt gegebenenfalls noch eine virale Ätiologie in Frage, deren Nachweis aber noch keine definierten therapeutischen Konsequenzen hat.

In diesen Fällen kann die antibakterielle Therapie abgesetzt werden. Die fortgesetzte Gabe „zur Sicherheit" trägt aufgrund des Risikos der Selektion resistenter Erreger bzw. der damit verbundenen Toxizität eher zur zusätzlichen Gefährdung des Patienten bei.

Weiterführende Literatur

Zwei Übersichtsarbeiten zum Thema Therapieversagen:

- Wunderink RG (1995) Ventilator-associated pneumonia. Failure to respond to antibiotic therapy. Clin Chest Med 16:173–193
- Ioanas M, Ewig S, Torres A (2003) Treatment failures in patients with ventilator-associated pneumonia. Infect Dis Clin North Am 17:753–771

Wegweisende Arbeit, die die Zeitfenster des Therapieansprechens definiert hat. Diese liegen für einzelne Kriterien durchweg länger als 72 h:

- Dennesen PJ, van der Ven AJ, Kessels AG, Ramsay G, Bonten MJ (2001) Resolution of infectious parameters after antimicrobial therapy in patients with ventilator-associated pneumonia. Am J Respir Crit Care Med 163:1371–1375

Temperatur und Oxygenierung als aussagekräftige Prädiktoren in der Beurteilung des Therapieansprechens:

- Shorr AF, Cook D, Jiang X, Muscedere J, Heyland D (2008) Canadian critical care trials group. Correlates of clinical failure in ventilator-associated pneumonia: insights from a large, randomized trial. J Crit Care 23:64–73

Der CPIS an Tag 3 bis 5 als Score für die Prädiktion des Therapieansprechens, des Überlebens sowie einer adäquaten antimikrobiellen Therapie:

- Luna CM, Blanzaco D, Niederman MS, Matarucco W, Baredes NC, Desmery P, Palizas F, Menga G, Rios F, Apezteguia C (2003) Resolution of ventilator-associated pneumonia: prospective evaluation of the clinical pulmonary infection score as an early clinical predictor of outcome. Crit Care Med 31:676–682

Diese Arbeit beschreibt Differentialdiagnosen bei Fieber und pulmonalen Verschattungen; andere Infektionsfoci sowie nichtinfektiöse Ursachen werden herausgearbeitet und sind innerhalb der Differentialdiagnose des Therapieversagens von Relevanz:

– Meduri GU, Mauldin GL, Wunderink RG, Leeper KV Jr, Jones CB, Tolley E, Mayhall G (1994) Causes of fever and pulmonary densities in patients with clinical manifestations of ventilator-associated pneumonia. Chest 106:221–235

Beschreibt die Evaluation eines Therapieversagens entsprechend einem prospektiven Protokoll:

– Ioanas M, Ferrer M, Cavalcanti M, Ferrer R, Ewig S, Filella X, de la Bellacasa JP, Torres A (2004) Causes and predictors of nonresponse to treatment of intensive care unit-acquired pneumonia. Crit Care Med 32 938–945

Eine Reihe von Studien, die eine Resistenzentwicklung unter Therapie beschreiben:

– Fink MP, Snydman DR, Niederman MS, Leeper KV Jr, Johnson RH, Heard SO, Wunderink RG, Caldwell JW, Schentag JJ, Siami GA, et al (1994) Treatment of severe pneumonia in hospitalized patients: results of a multicenter, randomized, double-blind trial comparing intravenous ciprofloxacin with imipenem-cilastatin. The Severe Pneumonia Study Group. Antimicrob Agents Chemother 38:547–557
– Chow JW, Fine MJ, Shlaes DM, Quinn JP, Hooper DC, Johnson MP, Ramphal R, Wagener MM, Miyashiro DK, Yu VL (1991) Enterobacter bacteremia: clinical features and emergence of antibiotic resistance during therapy. Ann Intern Med 115:585–590
– Norrby SR, Finch RG, Glauser M (1993) Monotherapy in serious hospital-acquired infections: a clinical trial of ceftazidime versus imipenem/cilastatin. European Study Group. J Antimicrob Chemother 31:927–937

– Jaccard C, Troillet N, Harbarth S, Zanetti G, Aymon D, Schneider R, Chiolero R, Ricou B, Romand J, Huber O, Ambrosetti P, Praz G, Lew D, Bille J, Glauser MP, Cometta A (1998) Prospective randomized comparison of imipenem-cilastatin and piperacillin-tazobactam in nosocomial pneumonia or peritonitis. Antimicrob Agents Chemother 42:2966–2972
– Torres A, Bauer TT, León-Gil C, Castillo F, Alvarez-Lerma F, Martínez-Pellús A, Leal-Noval SR, Nadal P, Palomar M, Blanquer J, Ros F (2000) Treatment of severe nosocomial pneumonia: a prospective randomised comparison of intravenous ciprofloxacin with imipenem/cilastatin. Thorax 55:1033–1039
– Zanetti G, Bally F, Greub G, Garbino J, Kinge T, Lew D, Romand JA, Bille J, Aymon D, Stratchounski L, Krawczyk L, Rubinstein E, Schaller MD, Chiolero R, Glauser MP, Cometta A; Cefepime Study Group (2003) Cefepime versus imipenem-cilastatin for treatment of nosocomial pneumonia in intensive care unit patients: a multicenter, evaluator-blind, prospective, randomized study. Antimicrob Agents Chemother 47:3442–3447

Beschreibung der Superinfektion unter antimikrobieller Therapie. Patienten mit Superinfektion weisen eine schlechtere Prognose auf:

– Montravers P, Fagon JY, Chastre J, Lecso M, Dombret MC, Trouillet JL, Gibert C (1993) Follow-up protected specimen brushes to assess treatment in nosocomial pneumonia. Am Rev Respir Dis 147:38–44

Immer noch lesenswerte Übersicht zu Wirtsfaktoren als Determinanten des antimikrobiellen Therapieansprechens:

– Mason CM, Nelson S (1992) Normal host defenses and impairments associated with the delayed resolution of pneumonia. Semin Respir Infect 7:243–255

Beschreibt die ambivalente Bedeutung einer vorausgehenden antimikrobiellen Therapie für die diagnostische Ausbeute quantitativer Kulturen des respiratorischen Sekrets:

– Souweine B, Veber B, Bedos JP, Gachot B, Dombret MC, Regnier B, Wolff M (1998) Diagnostic accuracy of protected specimen brush and bronchoalveolar lavage in nosocomial pneumonia: impact of previous antimicrobial treatments. Crit Care Med 26:236–244

Methodisch überzeugende Arbeit zur bakteriologischen Diagnostik von Patienten mit Therapieversagen. Die nichtinvasive Diagnostik ist der invasiven gleichwertig, die Ausbeute der vorbehandelten Patienten in der Situation des Therapieversagens weder nichtinvasiv noch invasiv schlechter als in der initialen Situation:

– Wu CL, Yang DIe, Wang NY, Kuo HT, Chen PZ (2002) Quantitative culture of endotracheal aspirates in the diagnosis of ventilator-associated pneumonia in patients with treatment failure. Chest 122:662–668

Aspergillus spp. als Ursache des Thersapieversagens:

– Ewig S, Paar WD, Pakos E, Schäfer H, Tasci S, Marklein G, Lüderitz B (1998) Nosocomial ventilator-associated pneumonias caused by Aspergillus fumigatus in non-immunosuppressed, non-neutropenic patients. Pneumologie 52:85–90
– Tasci S, Schäfer H, Ewig S, Lüderitz B, Zhou H (2000) Pseudomembraneous Aspergillus fumigatus tracheobronchitis causing life-threatening tracheobronchial obstruction in a mechanically ventilated patient Intensive Care Med 26: 143–144

Klinische und diagnostische Aspekte der Aspergillose unter invasiver Beatmung:

– Meersseman W, Vandecasteele SJ, Wilmer A, Verbeken E, Peetermans WE, Van Wijngaerden E (2004) Invasive aspergillosis in critically ill patients without malignancy. Am J Respir Crit Care Med 170:621–625

– Meersseman W, Lagrou K, Maertens J, Wilmer A, Hermans G, Vanderschueren S, Spriet I, Verbeken E, Van Wijngaerden E (2008) Galactomannan in bronchoalveolar lavage fluid: a tool for diagnosing aspergillosis in intensive care unit patients. Am J Respir Crit Care Med 177:27–34

Viren als Ursache des Therapieversagens:

– Luyt CE, Combes A, Deback C, Aubriot-Lorton MH, Nieszkowska A, Trouillet JL, Capron F, Agut H, Gibert C, Chastre J (2007) Herpes simplex virus lung infection in patients undergoing prolonged mechanical ventilation. Am J Respir Crit Care Med 175:935–942
– Papazian L, Fraisse A, Garbe L, Zandotti C, Thomas P, Saux P, Pierrin G, Gouin F (1996) Cytomegalovirus. An unexpected cause of ventilator-associated pneumonia. Anesthesiology 84:280–287

Untersuchungen zur invasiven histologischen Diagnostik von beatmeten Patienten (meist mit Therapieversagen):

– O'Brien JD, Ettinger NA, Shevlin D, Kollef MH (1997) Safety and yield of transbronchial biopsy in mechanically ventilated patients. Crit Care Med 25:440–446
– Bulpa PA, Dive AM, Mertens L, Delos MA, Jamart J, Evrard PA, Gonzalez MR, Installé EJ (2003) Combined bronchoalveolar lavage and transbronchial lung biopsy: safety and yield in ventilated patients. Eur Respir J 21:489–944
– Baumann HJ, Kluge S, Balke L, Yekebas E, Izbicki JR, Amthor M, Kreymann G, Meyer A (2008) Yield and safety of bedside open lung biopsy in mechanically ventilated patients with acute lung injury or acute respiratory distress syndrome. Surgery 143:426–433
– Wong AK, Walkey AJ (2015) Open lung biopsy among critically ill, mechanically ventilated patients. A metaanalysis. Ann Am Thorac Soc 12:1226–1130

Rezidive der Pneumonie unter Beatmung

Santiago Ewig

1 Hintergrund

Unter prolongierter Beatmung kann es nach Behandlung einer Pneumonie-Episode zu Rezidiven kommen. Daten dazu sind nur sehr spärlich vorhanden. Dennoch handelt es sich um ein klinisch sehr relevantes Problem.

2 Definition und Unterscheidungen

Unter dem klinischen Begriff des Rezidivs („recurrence") verbergen sich zwei verschiedene Konditionen:

a. die Pneumonie mit einem bezogen auf die erste Episode identischen Erreger. Im angelsächsischen Sprachgebrauch wird von „relapse", Rückfall, gesprochen;

b. die Pneumonie mit einem bezogen auf die erste Episode verschiedenen Erreger. Im angelsächsischen Sprachraum spricht man korrekt von „reinfection", Reinfektion.

Von einem Rezidiv unterschieden werden muss die Superinfektion: Hier handelt es sich um eine zusätzliche Infektion mit einem weiteren Erreger während der Behandlung der ersten (oder wiederholten) Pneumonie-Episode, die die Ursache eines Therapieversagens sein kann.

Differentialdiagnostisch muss das Rezidiv somit von einem Therapieversagen abgegrenzt werden. Dies ist einfach, sofern ein Therapieversagen im Sinne eines Nichtansprechens auf die antimikrobielle Therapie bzw. eines Progresses besteht. In Fällen eines Therapieversagens im Sinne einer fehlenden Ausheilung (d. h. kompletten Rückbildung aller Manifestationen der Pneumonie) ist eine Unterscheidung nur nach vollständiger klinischer und mikrobiologischer Reevaluation des Patienten möglich.

3 Häufigkeit

Die gefundenen Häufigkeiten hängen wesentlich von der Dauer der Nachbeobachtung ab. Einige Arbeiten weisen nur 28 bzw. 30 Tage Nachbeobachtung nach initialer Pneumonie-Episode auf, andere den Zeitpunkt bis zur Extubation oder zum Versterben.

Unter diesem Vorbehalt findet sich in der einzigen Metaanalyse zum Thema eine Häufigkeit von im Mittel 26,8 %, mit einer Spanne zwischen 14 und 40 % (Siempros et al. 2008; zudem Each-

S. Ewig (✉)
Thoraxzentrum Ruhrgebiet, Kliniken für Pneumologie und Infektiologie, EVK Herne und Augusta-Kranken-Anstalt, Bochum, Deutschland
E-Mail: sewig@outlook.de

© Springer-Verlag GmbH Deutschland 2017
S. Ewig (Hrsg.), *Nosokomiale Pneumonie*,
DOI 10.1007/978-3-662-49821-7_46

empati et al. 2009). Diese Zahlen sind jedoch mit großer Vorsicht zu interpretieren; so hat eine jüngere Untersuchung nur Rezidive in einer Häufigkeit von bis zu 2 % berichtet (Sharpe et al. 2015). Sicherlich haben Faktoren wie Komorbidität, Adäquatheit der antimikrobiellen Therapie sowie die praktizierte Hygiene einen großen Einfluss auf die Rezidivhäufigkeit.

Nicht in jeder Untersuchung wurde zwischen Rückfall und Reinfektion unterschieden; in denen, die diese Unterscheidung treffen, fallen die Verhältnisse zwischen diesen beiden Konditionen sehr unterschiedlich aus.

4   Zeitpunkt der Rezidive

Innerhalb der in der Metaanalyse eingeschlossenen Studien treten die Rezidive zwischen 5 und 42 Tage nach der ersten Pneumonie-Episode auf; eine Häufung zu einem bestimmten Zeitpunkt lässt sich nicht erkennen. Im Mittel liegt der Zeitpunkt bei ca. 20 Tagen nach der ersten Pneumonie-Episode (Combes et al. 2003, 2007; Siempos et al. 2008).

5   Erregerspektrum

Das Erregerspektrum ist nicht grundsätzlich verschieden von dem der ersten Pneumonie-Episode unter Beatmung. Entgegen der Erwartung sind auch MRSA und Nonfermenter nicht häufiger (Combes et al. 2003; Zahar et al. 2005).

6   Prognose

Aus den wenigen Daten geht eine hohe Letalität von 17 bis 50 % hervor, allerdings kann keine Aussage über eine mögliche Exzess-Letalität gemacht werden (Combes et al. 2003, 2007).

7   Prädiktoren der Rezidive

Aus der Metaanalyse resultierten aus einer Reihe von Parametern lediglich zwei Faktoren als unabhängige Prädiktoren eines Rezidivs: ALI/ARDS

(OR 1,76) sowie der septische Schock (OR 1,55) (Siempos et al. 2008).

Erneut entgegen der Erwartung waren Erreger, differenziert nach MRSA, P. aeruginosa, Nonfermentern, sowie die polymikrobiellen Infektionen nicht prädiktiv für die Entwicklung eines Rezidivs. Vielmehr erwiesen sich Fieber, invasive Beatmung und ARDS an Tag 8 als Prädiktoren (Combes et al. 2003).

Auch wenn Nonfermenter, speziell P. aeruginosa, in diesen Untersuchungen nicht als Prädiktoren von Rezidiven auftauchen, verdienen sie jedoch als Rezidiv-Erreger besondere Beachtung.

Eine Deeskalationsstrategie ist nicht mit einer höheren Rate an Rezidiven assoziiert (Eachempatie et al. 2009; Sharpe et al. 2015).

8   Rezidive durch Nonfermenter

Nonfermenter sind schwierig zu eliminierende Erreger. Daher spielen sie bei Rezidiven (genauer: bei Rückfällen) eine besondere Rolle (Rangel et al. 2009).

Persistierende tracheobronchiale Kolonisationen und tatsächliche Pneumonie-Rezidive durch Nonfermenter sind nicht immer leicht auseinanderzuhalten, da einerseits eine Erreger-Elimination häufig nicht gelingt, andererseits möglicherweise noch nicht alle Zeichen der ersten Pneumonie-Episode zurückgebildet sind, vor allem nicht die pulmonalen Verschattungen in der Röntgen-Thorax-Liegendaufnahme.

8.1   Rezidive durch P. aeruginosa

Patienten mit Rezidiven durch P. aeruginosa zeigten in einer älteren Studie einen schlechteren Ausgang sowohl hinsichtlich Beatmungs- und Liegedauer als auch in Bezug auf die Letalität (Silver et al. 1992). Letzteres konnte in einer jüngeren Publikation nicht bestätigt werden (Nseir et al. 2008).

In einer Untersuchung unter Einschluss der Pulsfeld-Gel-Elektrophorese konnte gezeigt werden, dass die meisten Rezidive durch P. aeruginosa

Rückfälle, also Pneumonien durch identische persistierende Stämme darstellen (Rello et al. 1998).

Rückfälle können offenbar durch eine prolongierte antimikrobielle Therapie von 15 Tagen (verglichen mit einer Therapie von acht Tagen) erheblich von 33 auf 19 % reduziert werden (Chastre et al. 2003). Allerdings wird dieser Vorteil mit dem Risiko einer Selektion von Resistenzen unter Therapie erkauft.

Eine initial inadäquate antimikrobielle Therapie scheint das Risiko für ein Rezidiv erhöhen (Nseir et al. 2008).

Daher sollte, wenn überhaupt prolongiert antimikrobiell behandelt wird, die Phase nach Ablauf der ersten acht Tage mit einer anderen antipseudomonal wirksamen Substanz behandelt werden. Gute Alternativen sind das „watchful waiting" mit wiederholter Gewinnung von Tracheobronchialsekreten zur Kultur sowie ggf. der Einsatz von Azithromycin (dreimal wöchentlich 250 mg oral), das unter anderem über eine Hemmung des „Quorum sensing" eine erneute Proliferation des Erregers zu unterbinden vermag.

8.2 Rezidive durch Acinetobacter baumanii

Nur sehr wenig ist über solche Rezidive bekannt. In einer Untersuchung betrug die Rezidivrate 4/25 (16 %). Diese wurden jedoch durch den wiederholten Therapiekurs eliminiert (Schafer 2007).

9 Praktisches Vorgehen bei Rezidiv

Im Rahmen der diagnostischen Reevaluation sollte der Versuch gemacht werden, eindeutig zu trennen zwischen Rezidiv einer Pneumonie und Therapieversagen bzw. Superinfektion, Persistenz des Erregers und Rezidiv einer Pneumonie, des Weiteren (je nach klinischer Fragestellung) zwischen Rückfall und Reinfektion. Die letztere Unterscheidung bedarf über die Erregeridentifikation hinaus der Differenzierung durch z. B. Pulsgel-Elektrophorese (Abb. 1).

Die zweite antimikrobielle Therapie sollte möglichst durch Substanzen behandelt werden, die im Rahmen der ersten Pneumonie-Episode nicht eingesetzt wurden. Die Regeln der Auswahl der Substanzen folgen ansonsten denselben Regeln wie bei der ersten Episode.

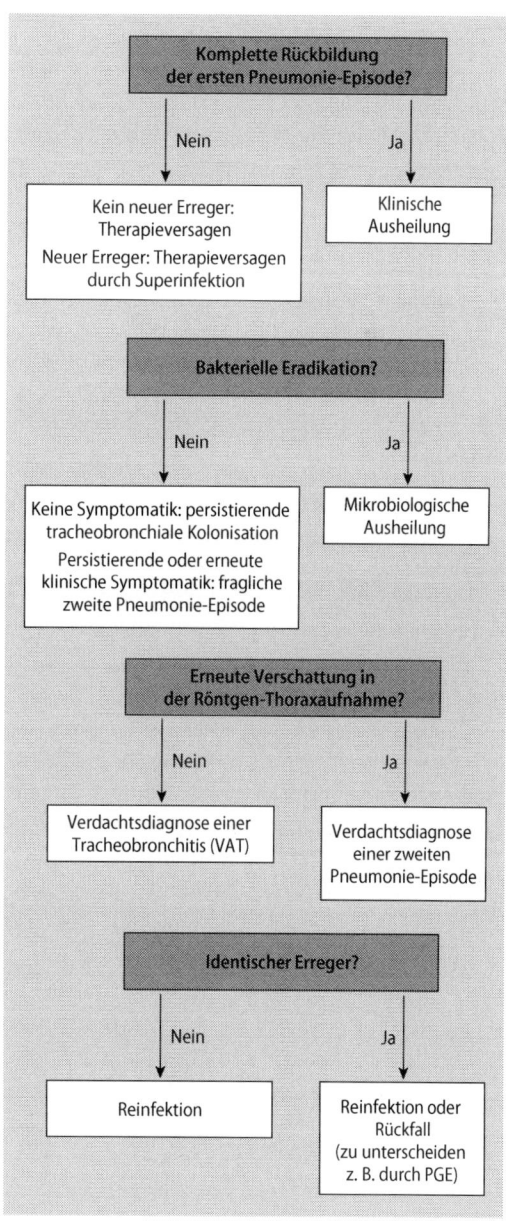

Abb. 1 Evaluation von Rezidiven der nosokomialen Pneumonie unter Beatmung

Nach Abschluss der antimikrobiellen Therapie der zweiten Episode sollten für die gesamte Dauer der invasiven Beatmung regelmäßig Surveillance-Kulturen des Tracheobronchialsekrets angelegt werden, um zu überprüfen, ob eine dauerhafte Erregerelimination erfolgt ist oder eine tracheobronchiale Kolonisation fortbesteht.

Weiterführende Literatur

Insgesamt ist die Literatur zu Rezidiven einer Pneumonie unter Beatmung sehr schmal. Nachfolgend einige wichtige Arbeiten:

– Siempos II, Athanassa Z, Falagas ME (2008) Frequency and predictors of ventilator-associated pneumonia recurrence: a meta-analysis. Shock 30:487–495
– Sharpe JP, Magnotti LJ, Weinberg JA, Swanson JM, Wood GC, Fabian TC, Croce MA (2015) Impact of pathogen-directed antimicrobial therapy for ventilator-associated pneumonia in trauma patients on charges and recurrence. J Am Coll Surg 220:489–495
– Combes A, Figliolini C, Trouillet JL, Kassis N, Dombret MC, Wolff M, Gibert C, Chastre J (2003) Factors predicting ventilator-associated pneumonia recurrence. Crit Care Med 31:1102–1107
– Combes A, Luyt CE, Fagon JY, Wolff M, Trouillet JL, Chastre J (2007) Early predictors for infection recurrence and death in patients with ventilator-associated pneumonia. Crit Care Med 35:146–154
– Zahar JR, Clec'h C, Tafflet M, Garrouste-Orgeas M, Jamali S, Mourvillier B, De Lassence A, Descorps-Declere A, Adrie C, Costa de Beauregard MA, Azoulay E, Schwebel C, Timsit JF, Outcomerea Study Group (2005) Is methicillin resistance associated with a worse prognosis in Staphylococcus aureus ventilator-associated pneumonia? Clin Infect Dis 41:1224–1231
– Eachempati SR, Hydo LJ, Shou J, Barie PS (2009) Does de-escalation of antibiotic therapy for ventilator-associated pneumonia affect the likelihood of recurrent pneumonia or mortality in critically ill surgical patients? J Trauma 66:1343–1348
– Rangel EL, Butler KL, Johannigman JA, Tsuei BJ, Solomkin JS (2009) Risk factors for relapse of ventilator-associated pneumonia in trauma patients. J Trauma 67:91–95
– Silver DR, Cohen IL, Weinberg PF (1992) Recurrent Pseudomonas aeruginosa pneumonia in an intensive care unit. Chest 101:194–198
– Nseir S, Deplanque X, Di Pompeo C, Diarra M, Roussel-Delvallez M, Durocher A (2008) Risk factors for relapse of ventilator-associated pneumonia related to nonfermenting Gram negative bacilli: a case-control study. J Infect 56:319–325

Unterscheidung zwischen Rückfall und Reinfektion durch Pulsgel-Elektrophorese. Die meisten Rezidive entsprachen Rückfällen:

– Rello J, Mariscal D, March F, Jubert P, Sanchez F, Valles J, Coll P (1998) Recurrent Pseudomonas aeruginosa pneumonia in ventilated patients: relapse or reinfection? Am J Respir Crit Care Med 157:912–916
– Chastre J, Wolff M, Fagon JY, Chevret S, Thomas F, Wermert D, Clementi E, Gonzalez J, Jusserand D, Asfar P, Perrin D, Fieux F, Aubas S, PneumA Trial Group (2003) Comparison of 8 vs 15 days of antibiotic therapy for ventilator-associated pneumonia in adults: a randomized trial. JAMA 290:2588–2598

Eine Arbeit zu Rezidiven von Pneumonien unter Beatmung durch Acinetobacter baumannii:

– Schafer JJ, Goff DA, Stevenson KB, Mangino JE (2007) Early experience with tigecycline for ventilator-associated pneumonia and bacteremia caused by multidrug-resistant Acinetobacter baumannii. Pharmacotherapy 27:980–987

Besonderheiten der nosokomialen Pneumonie bei Patienten in speziellen Settings

Santiago Ewig

1 Postoperative Pneumonien

1.1 Allgemeines

Die Definition dieser Pneumonien ist schwierig; eine einheitliche Definition ist nicht verfügbar. Der Begriff der postoperativen Pneumonie weist deutliche Überschneidungen zur VAP auf; eine Vielzahl von Daten dieser Patienten sind in Untersuchungen zu dieser Pneumonie-Entität eingegangen. Streng genommen müssten jedoch bereits chirurgische und nicht-chirurgische Patienten getrennt betrachtet werden; so konnte jüngst gezeigt werden, dass eine Exzess-Letalität von ca. 13 % nur für chirurgische Patienten besteht. Einige Studien weisen ihre Ergebnisse entsprechend auch getrennt für SICU- und MICU-Patienten auf (surgical versus medical ICU).

Auf der anderen Seite genügt auch eine solche Unterscheidung nicht immer, da postoperative Patienten vor allem hinsichtlich ihrer Risikofaktoren für eine Pneumonie, zum Teil auch hinsichtlich Erregerspektrum und Prognose Unterschiede aufweisen.

Im Folgenden sollen daher einige Daten zur postoperativen Pneumonie allgemein dargestellt werden; die Zusammensetzung der untersuchten Populationen unterscheidet sich je nach Studie jedoch erheblich. Meist werden in Untersuchungen zu postoperativen Pneumonien kardio- und thoraxchirurgische Eingriffe ausgeschlossen. Daher werden Pneumonien bei herz- und thoraxchirurgischen Patienten gesondert abgehandelt. Patienten mit Trauma weisen einige wichtige Besonderheiten auf. Neurochirurgische Patienten teilen die Charakteristika von neurologischen Patienten insgesamt, sodass diese zusammengefasst werden.

1.2 Inzidenz

Die Inzidenz der postoperativen Pneumonie (einschließlich großer abdominalchirurgischer Eingriffe) ist relativ gering (ca. 1 bis 3 %) (Fujita et al. 1995; Arozullah et al. 2001; McAllister et al. 2005; Yang et al. 2015).

1.3 Risikofaktoren

Einen Überblick über weitere beschriebene Risikofaktoren gibt Tab. 1.

Der Risikofaktor COPD zieht sich durch alle Studien, die diesen in die Untersuchung einbezogen haben; dies gilt auch für Patienten mit großen

S. Ewig (✉)
Thoraxzentrum Ruhrgebiet, Kliniken für Pneumologie und Infektiologie, EVK Herne und Augusta-Kranken-Anstalt, Bochum, Deutschland
E-Mail: sewig@outlook.de

© Springer-Verlag GmbH Deutschland 2017
S. Ewig (Hrsg.), *Nosokomiale Pneumonie*,
DOI 10.1007/978-3-662-49821-7_52

Tab. 1 Risikofaktoren für postoperative Pneumonien (nichtthorakale Eingriffe), eingeteilt nach nicht modifizierbaren und potenziell modifizierbaren sowie prä-, intra- und postoperativen Faktoren (Ephgrave et al. 1993; Fujita und Sakurai 1995; Yang et al. 2015)

Nicht modifizierbare Faktoren	Potenziell modifizierbare Faktoren		
	Präoperativ	Intraoperativ	Postoperativ
Alter:>65 Jahre>80 Jahre	Aszites	Blutverlust > 1,2 l	
Rauchen	Schock	Lange OP-Zeiten	
Schlechte Funktionalität			
COPDGebrauch von InhalationsdevicesSchwere COPD			
Ösophagektomie			
ASA ≥ 3			

abdominalchirurgischen Eingriffen (Ephgrave et al. 1993; Fujita und Sakurai 1995; Yang et al. 2015).

Für einen Pneumonie-Risikoindex bei nichtkardialen chirurgischen Eingriffen wurden folgende Variablen eingeschlossen: Art des chirurgischen Eingriffs (OP eines abdominalen Aortenaneurysmas, thorakal, abdominal, zervikal, vaskulär, neurochirurgisch), Alter, funktionaler Status, Gewichtsverlust, COPD, Allgemeinnarkose, Bewusstseinstrübung, zerebrale vaskuläre Blutung, Harnstoff-N, Transfusion, Notfalleingriff, langdauernde Steroideinnahme, Rauchen und Alkoholtrinken. Der so zusammengesetzte Score identifizierte Risikogruppen mit Pneumonieraten von 0,2 % (0 bis 15 Punkte), 1,2 % (16 bis 25), 4,0 % (26 bis 40), 9,4 % (41 bis 55) und 15,3 % (>55) (Arozullah et al. 2001).

1.4   Erregerspektrum

Die meisten postoperativen Pneumonien treten früh nach operativem Eingriff auf. Sie weisen aber häufig nicht mehr das typische „early onset" Pneumonie-Erregerspektrum auf. Dies weist einerseits auf eine bereits längere Hospitalisationszeit bis zur Operation, andererseits auf eine hohe Komorbidität hin. Andererseits scheint die Prognose der früh postoperativen Pneumonie trotz „late onset" Pneumonie-Erregerspektrum besser als erwartet zu sein

(Montravers et al. 2002). Dies kann Ausdruck eines geringeren Pneumonie-Schweregrades oder einer rascheren Beendigung der invasiven Beatmung sein.

Die Relevanz des gastrischen Reservoirs für das Erregerspektrum wurde gezeigt (Ephgrave et al. 1993).

1.5   Prognose

Die Letalität bewegt sich um 20–25 % (Arozullah et al. 2001; Dupont et al. 2013).

In großen multizentrischen Studie wurden folgende unabhängige Risikofaktoren für einen tödlichen Ausgang identifiziert: Alter ≥ 65 Jahre, ASA ≥ 3, „late onset" Pneumonie (hier ≥ 4 Tage) und Hypotension (Dupont et al. 2013).

1.6   Lungenprotektive Beatmung als Prävention pulmonaler Komplikationen

Die lungenprotektive Beatmung (niedriges Tidalvolumen, VT, höherer PEEP) führt zu deutlich weniger pulmonalen Komplikationen als eine konventionelle Beatmung. Dies konnte jüngst eindrucksvoll belegt werden. So betrug die Rate an pulmonalen Komplikationen bei protektiver intraoperativer Beatmung 8,7 vs. 14,7 %. Dies gilt für jede Art operativer Eingriffe unter invasiver Beatmung (Serpa Neto et al. 2015).

2   Herzchirurgische Patienten

2.1   Inzidenz

Herzchirurgische Patienten sind Hochrisiko-Patienten für eine nosokomiale Pneumonie. Die Prävalenz der VAP wurde aus mehreren Studien mit 6,4 % errechnet. Die Inzidenz betrug bei Patienten, die länger als 48 h beatmet werden mussten, entsprechend im Mittel 35 % (18 bis 53 %) bzw. 21 pro 1000 Beatmungstage (He et al. 2014).

2.2   Erregerspektrum

Dieses unterscheidet sich nicht wesentlich von anderen Risikogruppen, es fällt jedoch auf, dass P. aeruginosa als häufigster Erreger gefunden wurde (im Mittel in 23 %) (He et al. 2014).

Eine Untersuchung hat spontan atmende und invasiv beatmete Patienten mit nosokomialer Pneumonie verglichen. Hier fand sich kein Unterschied im Erreger- bzw. Resistenzspektrum. Dieses Ergebnis reflektiert die besonders hohe Komorbidität mit der Folge einer hohen Prävalenz von Risikofaktoren für multiresistente Erreger (MRE) (Allou et al. 2015).

2.3   Risikofaktoren

Eine Fülle von Risikofaktoren konnte identifiziert werden (Tab. 2). Unter den potenziell modifizierbaren Faktoren finden sich wenige, die einer systematischen Intervention zugänglich wären.

2.4   Prognose

Die Letalität liegt bei knapp 40 %. In einer Meta-analyse konnte für Patienten mit Pneumonie ein 15-fach erhöhtes Letalitätsrisiko errechnet werden (He et al. 2014).

Unter den ungünstigen prognostischen Faktoren finden sich folgende Variablen: höheres Alter, chronische Herzinsuffizienz, Diabetes mellitus, „late onset" Pneumonie, Pneumonie durch Non-fermenter, inadäquate antimikrobielle Therapie. Präventiv waren eine Prophylaxe mit Cefamandol sowie die chro-nische eines ACE-Hemmers. Andererseits war die antimikrobielle Prophylaxe mit einem 4- bis 5-fach erhöhten Risiko einer Pneumonie durch einen MRE assoziiert (Allou et al. 2015).

3   Thoraxchirurgische Patienten

3.1   Inzidenz

Patienten, die einen lungenresezierenden Eingriff erfahren, haben ein erhöhtes Risiko, eine nosoko-miale Pneumonie auszubilden. In der bisher größten und methodisch besten Untersuchung wurde eine Häufigkeit der präoperativen tracheobron-chialen Kolonisation von 22,8 % und der Pneu-monie von 25 % berichtet (Schussler et al. 2006). Eine ähnliche Rate an Pneumonien (24 %) wurde von anderen Autoren bestätigt. Die meisten der Pneumonien (knapp 80 %) waren „early onset" Pneumonien, wenngleich nicht immer nur mit entsprechendem Erregerspektrum (Radu et al. 2007).

Tab. 2 Risikofaktoren für eine nosokomiale Pneumonie nach lungenresezierenden Eingriffen, eingeteilt nach nicht modifizierbaren und potenziell modifizierbaren sowie prä-, intra- und postoperativen Faktoren (He et al. 2014; Ho et al. 2016)

Nicht modifizierbare Faktoren	Potenziell modifizierbare Faktoren		
	Präoperativ	Intraoperativ	Postoperativ
Schlechte Herzfunktion: NYHA IV	Intraaortale Ballon-Gegenpulsation (IABP)		
Pulmonale Hypertonie		Zeit der Bypass-OP	
COPD		Zeit der Aortenabklemmung	
Arterielle Verschlusskrankheit			Zeit der maschinellen Beatmung
Chronische Niereninsuffizienz			Reintervention
Notfalleingriff			Reintubation

3.2   Risikofaktoren

Als Risikofaktoren konnten identifiziert werden
(Schussler et al. 2006):

- männliches Geschlecht (OR 7,2),
- Lobektomie bzw. Pneumonektomie (OR 8,9),
- COPD (OR 4,9),
- tracheobronchiale bakterielle Kolonisation
  (OR 3,6).

Somit weist der resezierende Eingriff selbst das
höchste Risiko für eine nosokomiale Pneumonie
auf. Die pulmonale Grunderkrankung sowie die
tracheobronchiale Kolonisation weisen ebenfalls
auf die (erkrankte) Lunge selbst als Haupt-
risiko hin.

Andererseits scheint eine kritisch niedrige
Lungenfunktion allein zumindest in erfahrenen
Zentren keine Erhöhung des Pneumonierisikos
mit sich zu bringen (Linden et al. 2005).

Auch andere Autoren haben die bronchiale Kolonisation als Risikofaktor identifiziert (OR 6,9). Als
weiterer Risikofaktor konnte der postoperative
Schmerzscore belegt werden (VAS > 4 Punkte:
OR 4,1) (Belda et al. 2005). Die Minderbelüftung
durch inspiratorische Schmerzen begünstigt demnach die Entwicklung einer Pneumonie.

Eine tracheobronchiale Kolonisation wiederum wird bei Patienten vor resezierenden Eingriffen aufgrund maligner Lungenerkrankungen begünstigt durch einen zentral gelegenen Tumor
(OR 9,1) sowie einen BMI > 25 (Ioanas et al.
2002). Hier scheinen Retentionsprozesse sowie
ebenfalls mangelnde Durchlüftung der Lungen
eine Rolle zu spielen.

Sie wird des Weiteren begünstigt durch das
Vorliegen einer COPD; so war in einer Untersuchung eine tracheobronchiale bakterielle Kolonisation bei Patienten mit COPD mit ca. 20 % etwa
doppelt so häufig wie bei Patienten ohne
(ca. 11 %) (Yamada et al. 2010).

Präoperative Kolonisationserreger stellen häu-
figer auch die späteren Pneumonie-Erreger dar.
Dies gilt vor allem für Haemophilus influenzae,
S. pneumoniae und Enterobakterien, weniger für
S. aureus und P. aeruginosa (Schussler 2006). Die
Autoren konnten dabei folgende Zusammenhänge
ausarbeiten:

- Postoperative Pneumonien entstehen früh nach
  Operation, vor allem bei vorher tracheobron-
  chial kolonisierten Patienten.
- Das Erregerspektrum umfasst dabei überwie-
  gend die bekanntermaßen mit der „early onset"
  Pneumonie assoziierten Erreger.
- Während demnach die Kolonisation einen
  Risikofaktor für die „early onset" Pneumonie
  darstellt, ist die „late onset" Pneumonie von
  dieser unabhängig.

Die Keimlast der tracheobronchialen Kolonisationserreger ist deutlich geringer als die bei
Patienten mit Pneumonie (Belda et al. 2005).

Andere Autoren konnten eine hohe Übereinstimmung von postoperativen Sekreten der tiefen
Atemwege mit denen späterer Pneumonie-Erreger
nachweisen (Sok et al. 2002).

Die bisher identifizierten Risikofaktoren finden sich in Tab. 3 zusammengefasst. Es wird
deutlich, dass lediglich der präoperative tracheobronchiale Kolonisationsstatus und der postoperative Schmerzstatus einer Intervention zugänglich sind.

3.3   Prognose

Die Letalität beträgt ca. 20 %. In einer Untersuchung verstarben demgegenüber nur 0,9 % Patienten ohne Pneumonie, sodass sich die Pneumonie
als wesentlicher Treiber der Letalität nach resezierenden Eingriffen darstellt (Schussler et al. 2006).
Ähnliche Ergebnisse wurden jüngst für pulmonale
Komplikationen (unter Einschluss von Pneumonien) berichtet (Serpa Neto et al. 2014).

Die attributive Letalität der Pneumonie ist mit
26 % deutlich höher bei thorakalen als bei abdominellen Eingriffen (Serpa Neto et al. 2014).

Analog der ambulant erworbenen Pneumonie
bleibt auch eine postoperative pulmonale Komplikation (darunter Atelektasen und Pneumonien)
nicht nur ein einmaliges Ereignis, sondern führt
Implikationen für den weiteren Verlauf mit sich.

Tab. 3 Risikofaktoren für eine nosokomiale Pneumonie nach lungenresezierenden Eingriffen, eingeteilt nach nicht modifizierbaren und potenziell modifizierbaren sowie prä-, intra- und postoperativen Faktoren (Boldt et al. 1999; Schussler et al. 2006; Shiono et al. 2007; Lee et al. 2011; Diaz-Ravetlat et al. 2012)

Nicht modifizierbare Faktoren	Potenziell modifizierbare Faktoren:		
	Präoperativ	Intraoperativ	Postoperativ
Alter:≥70 Jahre≥75 Jahre	Tracheobronchiale Kolonisation	Bluttransfusionen	Komplikationen (andere als Pneumonie)
Geschlecht:männlich	Induktions-Chemotherapie		Reintubation
Gewicht (BMI):>25>26,5			Schmerzscore (VAS > 4)
Chronisch-obstruktive Ventilationsstörung: COPDFEV1 < 70 %FEV1/FVC < 70 % FEV1 < 50 %			
Fortgeschrittene Tumore			

So konnte jüngst gezeigt werden, dass Patienten, die nach lungenresezierendem Eingriff aufgrund einer onkologischen Erkrankung eine pulmonale Komplikation entwickelten, nach Entlassung aus stationärer Behandlung ein vermindertes Überleben (40 versus 44 %) aufwiesen, dabei auch eine höhere Letalität aufgrund nicht-onkologischer Konditionen (11 versus 5 %) (Lugg et al. 2016).

3.4 Konsequenzen für Behandlung

Diese Daten legen folgende praktische Optionen nahe:

- Der tracheobronchiale Kolonisationsstatus sollte am operativen Tag vorliegen. Bei Vorliegen typischer „early onset" Pneumonie-Erreger kann überlegt werden, eine gezielte präoperative Prophylaxe durchzuführen (z. B. drei Dosierungen im Abstand von 8 h Aminopenicillin/ß-Laktamasehemmer) (Boldt et al. 1999; Schussler et al. 2008). Dabei handelt es sich um ein präemptives Behandlungskonzept (nicht, wie meist irrtümlich geschrieben, um eine Prophylaxe).
- Dabei muss berücksichtigt werden, dass eine Prophylaxe das Risiko für eine Kolonisation mit „late onset" Pneumonie-Erregern erhöht;

dies ist relevant für Patienten, bei denen eine längere Beatmungszeit (>4 Tage) erwartet wird.
- Für Patienten nach Operation bietet sich eine Surveillance über tracheobronchiale Sekrete (dreimal wöchentlich) an. Zusammen mit dem Kolonisationsstatus ergibt sich eine gute Prädiktion möglicher ursächlicher Erreger einer Pneumonie.

Allerdings liegen zur präoperativen präemptiven Behandlung im Gegensatz zur präoperativen Wundinfektions-Prophylaxe nur unzureichende Daten vor (Boldt et al. 1999; Schussler et al. 2008). In letzterer Untersuchung konnten durch dieses Konzept die Inzidenz der Pneumonie um 45 % gesenkt und die Letalität halbiert werden (von 6,5 auf 2,9 %).

3.5 Akute interstitielle postoperative Pneumonie

Eine seltene, wenngleich wichtige Differentialdiagnose der infektiösen Pneumonie ist die akute interstitielle Pneumonie. Risikofaktoren umfassen einen rechtsseitigen Tumor, eine präoperative Bestrahlung oder Chemotherapie, die Pneumonektomie, Bluttransfusionen und intraoperative Komplikationen (Muraoka et al. 2006).

4 Traumapatienten

4.1 Charakteristika

Eine Pneumonie unter Beatmung scheint bei Patienten mit Trauma häufiger zu sein als bei allen anderen Patientengruppen (Wallace et al. 1999). Unter Zugrundelegung der CDC-Definition konnte eine VAP bei 17,8 % der Patienten mit Trauma gegenüber nur 3,4 % bei anderen Patientengruppen gefunden werden. Demgegenüber war die Letalität der VAP mit 11 % gegenüber 31,4 % deutlich geringer. Gramnegative Erreger waren mit 65,9 % gegenüber 30 % deutlich häufiger (Cook et al. 2010). Ähnliche Daten wurden in einer europaweiten multizentrischen Studie gefunden (Magret et al. 2010).

Diese Charakteristika der VAP bei Traumapatienten spiegeln folgende Gegebenheiten wieder:

- Traumapatienten sind häufig jünger und weniger komorbide (Magret 2010).
- Sie erleben meist – in der Folge einer Notfallintubation oder einer Störung des Schluckreflexes bei Schädel-Hirn-Trauma – eine „early onset" Pneumonie (Sirvent et al. 2000; Rincón-Ferrari et al. 2004; Michelet et al. 2010).
- Diese ist mit weniger MRE (Magret et al. 2010) und mit weniger MRSA assoziiert (Kashuk et al. 2010).
- Die Diagnostik durch BALF scheint (aufgrund geringerer Komorbidität) valider zu sein (Cook et al. 2010).
- Die Beatmungszeiten sind häufig kürzer.

4.2 Erregerspektrum

Die häufigsten Erreger sind S. aureus (MSSA), Haemophilus influenzae, Streptococcus penumoniae sowie gramnegative Enterobakterien. MSSA ist der Leitkeim der Pneumonie bei Traumapatienten, wird aber genauso häufig bei „late onset" Pneumonien gefunden, während MRSA erst nach 10 Tagen erscheint (Agbath et al. 2007).

Zunehmend werden aber auch Nonfermenter bei Vorliegen von Risikofaktoren für MRE berichtet. Diese sind prädiktiv für Rezidive der VAP (Rangel et al. 2009).

4.3 Präemptive antimikrobielle Therapie

Durch eine präemptive antimikrobielle Therapie (z. B. zwei Dosierungen eines Cephalosporins der Gruppe II, Cefuroxim) lässt sich die Inzidenz der „early onset" Pneumonie deutlich reduzieren (Sirvent et al. 1997). Es zeigt sich jedoch, dass durch diese Behandlung das Risiko für eine „late onset" Pneumonie steigt (Hoth et al. 2003).

Diese Zusammengänge konnten in einer Kolonisationsstudie an Patienten mit chirurgischem und internistischem ZNS-Trauma eindrucksvoll belegt werden. So konnte gezeigt werden, dass die antimikrobielle Therapie auch zu einer Reduktion der Kolonisation mit „early onset" Pneumonie-Erregern führt, aber durch eine häufigere Kolonisation mit „late onset" Pneumonie-Erregern erkauft wird. Beide Kolonisationsmuster stellten Risikofaktoren für die „early" bzw. „late onset" Pneumonie dar (Ewig et al. 1998).

5 Verbrennungspatienten

Verbrennungspatienten haben ein besonders hohes Risiko für Infektionen, auch für Pneumonien. Das erhöhte Risiko besteht bei Inhalationstraumen, ist jedoch auch bei jeder anderen Form der Verbrennung erhöht.

Tab. 4 fasst die Faktoren zusammen, die zu diesem erhöhten Risiko beitragen (Rogers et al. 2012).

Tab. 4 Risikofaktoren für eine VAP bei Verbrennungspatienten

Risikofaktor	Mechanismen
Intubation (insbesondere im Notfall außerhalb des Krankenhauses)	Aspiration
Hautverbrennungen	Systemische Inflammation Immunsuppression
Prolongierte Ventilation	Kontinuierliche Aspiration
Inhalationstrauma	Schädigung der mukoziliären Clearance Direkte Epithelschädigung
Bluttransfusionen	Immunsuppression

6   Neurologische Patienten

6.1   Allgemeines

Für Pneumonien von neurologische Patienten gilt die „Schlaganfall-assoziierte Pneumonie" (SAP) als paradigmatisch, wenngleich der Schlaganfall Besonderheiten hinsichtlich Pathogenese bzw. Infektionsrisiko aufweist.

6.2   Pathophysiologie

Die Schlaganfall-assoziierte Pneumonie (SAP, nach Hilker et al. 2003) wurde lange als typische Komplikation der Aspiration mit den Folgen der Bewusstseinstrübung und Dysphagie angesehen. Zusätzlich wird heute die SAP im Rahmen der Schlaganfall-assoziierten Immunsuppression verortet.

Im Rahmen des Schlaganfalls kommt es, insbesondere bei ausgedehnten Schlaganfällen, durch eine sympathische Aktivierung zu einem Switch von der proinflammatorischen Th1-Antwort auf die antinflammatorische Th2-Antwort. Die zusätzliche parasympathische Aktivierung mit Erhöhung der Glukokortikoidspiegel verstärkt die Immunsuppression. Peripher wird eine Lymphozytopenie manifest. Schließlich hemmt die cholinerge Stimulation die Zytokinausschüttung.

Als dritte Komponente, die Pneumonien bei Schlaganfällen begünstigt, sind ein fortgeschrittenes Alter sowie häufige Komorbiditäten wie COPD und Diabetes mellitus zu nennen (Hannawi et al. 2013).

6.3   Inzidenz

Die Inzidenz der SAP unterscheidet sich je nach Behandlungssetting: Sie beträgt im Mittel (bei erheblicher Variabilität der Patientencharakteristika, der Ursachen und des Schweregrades des Schlaganfalls) in neurologischen ICUs (NICUs) 4–56,6 %, in internistischen ICUs 17–50 %, in Stroke Units 3,9–44 %, in Studien mit gemischten Settings 3,9–23,8 % und in Rehabilitationsein-

richtungen 3,2–11 %. Die höhere Inzidenz in ICUs erklärt sich mutmaßlich aus dem höheren Schweregrad des Schlaganfalls, häufig mit der Notwendigkeit einer invasiven Beatmung (Hannawi et al. 2013).

Auch bei diesen Zahlen muss die Abhängigkeit jeglicher Angabe zur Inzidenz von der Definition der nosokomialen Pneumonie beachtet werden (Kalanuria et al. 2015)

6.4   Risikofaktoren

Spezifische Risikofaktoren finden sich im nachfolgenden Überblick zusammengefasst (Walter et al. 2007; Hannawi et al. 2013; Divani et al. 2015).

Risikofaktoren für Schlaganfall-assoziierte Pneumonien (SAP)

- Hohes Lebensalter
- Geschlecht
  - männlich
- Aufnahme aus Pflegeheim
- Rauchen
- Pneumonie in der Anamnese
- Komorbidität
  - Chronische Herzinsuffizienz
  - Vorhofflimmern
  - COPD
  - Diabetes/Hyperglykämie
- Andere Infektionen (Harnwege)
- APACHE-II-Score
- Maschinelle Beatmung
- Schweregrad des Schlaganfalls
  - NIHSS
  - Modifizierte Ranking Skala
  - Ausdehnung
  - Lokalisation
    - Hirnstamminfarkt
    - linksanteriores Versorgungsgebiet
    - Hirnstamm
    - Basalganglien
- Bewusstseinstrübung/Koma/abnormale Pupillenreflexe
- Dysphagie
- Dysarthrie

6.5   Erregerspektrum

Nach einem Schlaganfall kommt es rasch zu einer Kolonisation des Oropharynx mit gramnegativen Enterobakterien (Millns et al. 2003). Entsprechend finden sich häufig „ambulant" vorherrschende Kolonisationserreger (S. aureus, H. influenzae, S. pneumoniae) sowie Enterobakterien; bei vorliegender pulmonaler Komorbidität verschiebt sich das Erregerspektrum weiter in Richtung der „late onset" Pneumonie-Erreger.

Die oropharyngeale Kolonisation mit gramnegativen Enterobakterien scheint keine Folge der Hospitalisation zu sein, sondern eher des gestörten Schluckreflexes.

6.6   Prognose

Die SAP wurde konsistent als unabhängiger Prädiktor eines tödlichen Ausgangs identifiziert. Die 30-Tages- bzw. In-Hospital-Letalität betrug zwischen 10,1 und 37,3 %, die Langzeit-Letalität 49 bis 60,1 %. Auch die Ergebnisse der Funktionalität nach Schlaganfall sind nach Pneumonie schlechter (Hannawi et al. 2013).

6.7   Prävention

Eine Reihe von präventiven Maßnahmen wird häufig durchgeführt. Dazu gehören der „Null per os Status" bis zur Untersuchung des Schluckreflexes; die Untersuchung des Schluckreflexes nach Protokoll; Frühmobilisation.

Die präventive Gabe systemischer antimikrobieller Therapien mit Moxifloxacin, Levofloxacin, Mezlocillin plus Sulbactam und zuletzt Ceftriaxon (wiederum eigentlich eine präemptive Therapie) hat zu widersprüchlichen Ergebnissen geführt; eine Verbesserung des funktionellen Ergebnisses oder des Überlebens konnte nicht gezeigt werden (Nederkoorn et al. 2011; Westendorp et al. 2012, 2015).

Eine enterale Ernährung bzw. PEG bei gestörtem Schluckreflex reduziert die Pneumonierate

nicht. Unklar bleibt der Effekt der Gabe von Propranolol (anti-sympathische Aktivität), Caspase-Inhibitoren (Hemmung der Lymphozyten-Apoptose), ACE-Hemmer und Cilostazol (Freisetzung der „substance P", die den Schluckreflex verbessert).

7   Patienten im prolongierten Weaning

Pneumonien bei dieser Patientengruppe sind zurzeit noch gar nicht wissenschaftlich in den Blick gekommen. Daher muss der Kliniker mit den bisher publizierten Daten und Erfahrungen der nosokomialen Pneumonie auskommen.

Das wesentliche klinische Problem besteht in der Tracheobronchitis mit z. T. massiver Sekretproduktion; aber auch Pneumonien kommen naturgemäß vor. Sowohl Tracheobronchitiden als auch Pneumonien führen zu prolongierten Weaningzeiten und gefährden den Weaningerfolg.

8   Patienten unter schwerer Immunsuppression

Diese Patientengruppe soll in diesem Kapitel nicht beschrieben werden. Es ist jedoch wichtig, sich zu vergegenwärtigen, dass dies eine eigene Patientengruppe mit großen Besonderheiten darstellt.

Weiterführende Literatur

Postoperative Pneumonien:

– Fujita T, Sakurai K (1995) Multivariate analysis of risk factors for postoperative pneumonia. Am J Surg 169:304–307
– Arozullah AM, Khuri SF, Henderson WG, Daley J, Participants in the National Veterans Affairs Surgical Quality Improvement Program (2001) Development and validation of a multifactorial risk index for predicting postoperative pneumonia after major noncardiac surgery. Ann Intern Med 135:847–857

McAlister FA, Bertsch K, Man J, Bradley J, Jacka M (2005) Incidence of and risk factors for pulmonary complications after nonthoracic surgery. Am J Respir Crit Care Med 171:514–517

– Yang CK, Teng A, Lee DY, Rose K (2015) Pulmonary complications after major abdominal surgery: national surgical quality improvement program analysis. J Surg Res 198:441–449

– Ephgrave KS, Kleiman-Wexler R, Pfaller M, Booth B, Werkmeister L, Young S (1993) Postoperative pneumonia: a prospective study of risk factors and morbidity. Surgery 114:815–819

– Montravers P, Veber B, Auboyer C, Dupont H, Gauzit R, Korinek AM, Malledant Y, Martin C, Moine P, Pourriat JL (2002) Diagnostic and therapeutic management of nosocomial pneumonia in surgical patients: results of the Eole study. Crit Care Med 30:368–375

– Dupont H, Montravers P, Gauzit R, Veber B, Pouriat JL, Martin C, Club d'Infectiologie en Anesthésie-Réanimation (2003) Outcome of postoperative pneumonia in the Eole study. Intensive Care Med 29:179–188

– Serpa Neto A, Hemmes SN, Barbas CS, Beiderlinden M, Biehl M, Binnekade JM, Canet J, Fernandez-Bustamante A, Futier E, Gajic O, Hedenstierna G, Hollmann MW, Jaber S, Kozian A, Licker M, Lin WQ, Maslow AD, Memtsoudis SG, Reis Miranda D, Moine P, Ng T, Paparella D, Putensen C, Ranieri M, Scavonetto F, Schilling T, Schmid W, Selmo G, Severgnini P, Sprung J, Sundar S, Talmor D, Treschan T, Unzueta C, Weingarten TN, Wolthuis EK, Wrigge H, Gama de Abreu M, Pelosi P, Schultz MJ, PRO-VE Network Investigators (2015) Protective versus conventional ventilation for surgery: a systematic review and individual patient data meta-analysis. Anesthesiology 123:66–78

Herzchirurgische Patienten:

– He S, Chen B, Li W, Yan J, Chen L, Wang X, Xiao Y (2014) Ventilator-associated pneumonia after cardiac surgery: a meta-analysis and systematic review. J Thorac Cardiovasc Surg 148:3148–3155

– Allou N, Allyn J, Snauwaert A, Welsch C, Lucet JC, Kortbaoui R, Desmard M, Augustin P, Montravers P (2015) Postoperative pneumonia following cardiac surgery in non-ventilated patients versus mechanically ventilated patients: is there any difference? Crit Care 19:116

– Ho CH, Chen YC, Chu CC, Wang JJ, Liao KM (2016) Postoperative complications after coronary artery bypass grafting in patients with chronic obstructive pulmonary disease. Medicine (Baltimore) 95:e2926

Thoraxchirurgische Patienten:

– Schussler O, Alifano M, Dermine H, Strano S, Casetta A, Sepulveda S, Chafik A, Coignard S, Rabbat A, Regnard JF (2006) Postoperative pneumonia after major lung resection. Am J Respir Crit Care Med 173:1161–1169

– Radu DM, Jauréguy F, Seguin A, Foulon C, Destable MD, Azorin J, Martinod E (2007) Postoperative pneumonia after major pulmonary resections: an unsolved problem in thoracic surgery. Ann Thorac Surg 84:1669–1673

– Linden PA, Bueno R, Colson YL, Jaklitsch MT, Lukanich J, Mentzer S, Sugarbaker DJ (2005) Lung resection in patients with preoperative FEV1 < 35 % predicted. Chest 127: 1984–1990

– Belda J, Cavalcanti M, Ferrer M, Serra M, Puig de la Bellacasa J, Canalis E, Torres A (2005) Bronchial colonization and postoperative respiratory infections in patients undergoing lung cancer surgery. Chest 128:1571–1579

– Loanas M, Angrill J, Baldo X, Arancibia F, Gonzalez J, Bauer T, Canalis E, Torres A (2002) Bronchial bacterial colonization in patients with resectable lung carcinoma. Eur Respir J 19:326–332

– Yamada Y, Sekine Y, Suzuki H, Iwata T, Chiyo M, Nakajima T, Yasufuku K, Yoshida S (2010) Trends of bacterial colonisation and the risk of postoperative pneumonia in lung cancer patients with chronic obstructive pulmonary disease. Eur J Cardiothorac Surg 37:752–757

– Sok M, Dragas AZ, Erzen J, Jerman J (2002) Sources of pathogens causing pleuropulmonary infections after lung cancer resection. Eur J Cardiothorac Surg 22:23–27

– Serpa Neto A, Hemmes SN, Barbas CS, Beiderlinden M, Fernandez-Bustamante A, Futier E, Hollmann MW, Jaber S, Kozian A, Licker M, Lin WQ, Moine P, Scavonetto F, Schilling T, Selmo G, Severgnini P, Sprung J, Treschan T, Unzueta C, Weingarten TN, Wolthuis EK, Wrigge H, Gama de Abreu M, Pelosi P, Schultz MJ, PROVE Network investigators (2014) Incidence of mortality and morbidity related to postoperative lung injury in patients who have undergone abdominal or thoracic surgery: a systematic review and meta-analysis. Lancet Respir Med 2:1007–15

– Boldt J, Piper S, Uphus D, Füssle R, Hempelmann G (1999) Preoperative microbiologic screening and antibiotic prophylaxis in pulmonary resection operations. Ann Thorac Surg 68:208–211

– Schussler O, Dermine H, Alifano M, Casetta A, Coignard S, Roche N, Strano S, Meunier A, Salvi M, Magdeleinat P, Rabbat A, Regnard JF (2008) Should we change antibiotic prophylaxis for lung surgery? Postoperative pneumonia is the critical issue. Ann Thorac Surg 86:1727–1733

– Muraoka M, Tagawa T, Akamine S, Oka T, Tsuchiya T, Araki M, Hayashi T, Nagayasu T (2006) Acute interstitial pneumonia following surgery for primary lung cancer. Eur J Cardiothorac Surg 30:657–662

– Shiono S, Yoshida J, Nishimura M, Hagiwara M, Hishida T, Nitadori J, Nagai K (2007) Risk factors of postoperative respiratory infections in lung cancer surgery. J Thorac Oncol 2:34–38

– Lee JY, Jin SM, Lee CH, Lee BJ, Kang CH, Yim JJ, Kim YT, Yang SC, Yoo CG, Han SK, Kim JH, Shim YS, Kim YW (2011) Risk factors of postoperative pneumonia after lung cancer surgery. J Korean Med Sci 26:979–984

– Díaz-Ravetllat V, Ferrer M, Gimferrer-Garolera JM, Molins L, Torres A (2012) Risk factors of postoperative nosocomial pneumonia after resection of bronchogenic carcinoma. Respir Med 106:1463–1471

– Lugg ST, Agostini PJ, Tikka T, Kerr A, Adams K, Bishay E, Kalkat MS, Steyn RS, Rajesh PB, Thickett DR, Naidu B (2016) Long-term impact of developing a postoperative pulmonary complication after lung surgery. Thorax 71:171–176

Übersicht zum Thema tracheobronchiale Kolonisation:

– D'Journo XB, Rolain JM, Doddoli C, Raoult D, Thomas PA (2011) Airways colonizations in patients undergoing lung cancer surgery. Eur J Cardiothorac Surg 40:309–319

Traumapatienten:

– Wallace WC, Cinat M, Gornick WB, Lekawa ME, Wilson SE (1999) Nosocomial infections in the surgical intensive care unit: a difference between trauma and surgical patients. Am Surg 65:987–990

– Cook A, Norwood S, Berne J (2010) Ventilator-associated pneumonia is more common and of less consequence in trauma patients compared with other critically ill patients. J Trauma 69:1083–1091

– Magret M, Amaya-Villar R, Garnacho J, Lisboa T, Díaz E, Dewaele J, Deja M, Manno E, Rello J, EU-VAP/CAP Study Group (2010) Ventilator-associated pneumonia in trauma patients is associated with lower mortality: results from EU-VAP study. J Trauma 69:849–854

– Rincón-Ferrari MD, Flores-Cordero JM, Leal-Noval SR, Murillo-Cabezas F, Cayuelas A, Muñoz-Sánchez MA, Sánchez-Olmedo JI (2004) Impact of ventilator-associated pneumonia in patients with severe head injury. J Trauma 57:1234–1240

– Sirvent JM, Torres A, Vidaur L, Armengol J, de Batlle J, Bonet A (2000) Tracheal colonisation within 24 h of intubation in patients with head trauma: risk factor for developing early-onset ventilator-associated pneumonia. Intensive Care Med 26:1369–1372

– Michelet P, Couret D, Brégeon F, Perrin G, D'Journo XB, Pequignot V, Vig V, Auffray JP (2010) Early onset pneumonia in severe chest trauma: a risk factor analysis. J Trauma 68:395–400
– Kashuk JL, Moore EE, Price CS, Zaw-Mon C, Nino T, Haenel J, Biffl WL, Burlew CC, Johnson JL (2010) Patterns of early and late ventilator-associated pneumonia due to methicillin-resistant Staphylococcus aureus in a trauma population. J Trauma 69:519–522
– Agbaht K, Lisboa T, Pobo A, Rodriguez A, Sandiumenge A, Diaz E, Rello J (2007) Management of ventilator-associated pneumonia in a multidisciplinary intensive care unit: does trauma make a difference? Intensive Care Med 33:1387–1395
– Rangel EL, Butler KL, Johannigman JA, Tsuei BJ, Solomkin JS (2009) Risk factors for relapse of ventilator-associated pneumonia in trauma patients. J Trauma 67:91–95
– Hoth JJ, Franklin GA, Stassen NA, Girard SM, Rodriguez RJ, Rodriguez JL (2003) Prophylactic antibiotics adversely affect nosocomial pneumonia in trauma patients. J Trauma 55:249–254
– Sirvent JM, Torres A, El-Ebiary M, Castro P, de Batlle J, Bonet A (1997) Protective effect of intravenously administered cefuroxime against nosocomial pneumonia in patients with structural coma. Am J Respir Crit Care Med 155: 1729–1734
– Ewig S, Torres A, El-Ebiary M, Fábregas N, Hernández C, González J, Nicolás JM, Soto L (1999) Bacterial colonization patterns in mechanically ventilated patients with traumatic and medical head injury. Incidence, risk factors, and association with ventilator-associated pneumonia. Am J Respir Crit Care Med 159:188–198

Verbrennungspatienten:

– Rogers AD, Argent AC, Rode H (2012) Review article: ventilator-associated pneumonia in major burns. Ann Burns Fire Disasters 25:135–139

Neurologische Patienten:

– Hilker R, Poetter C, Findeisen N, Sobesky J, Jacobs A, Neveling M, Heiss WD (2003) Nosocomial pneumonia after acute stroke: implications for neurological intensive care medicine. Stroke 34:975–981
– Hannawi Y, Hannawi B, Rao CP, Suarez JI, Bershad EM (2013) Stroke-associated pneumonia: major advances and obstacles. Cerebrovasc Dis 35:430–443
– Kalanuria AA, Fellerman D, Nyquist P, Geocadin R, Kowalski RG, Nussenblatt V, Rajarathinam M, Ziai W (2015) Variability in diagnosis and treatment of ventilator-associated pneumonia in neurocritical care patients. Neurocrit Care 23:44–53
– Walter U, Knoblich R, Steinhagen V, Donat M, Benecke R, Kloth A (2007) Predictors of pneumonia in acute stroke patients admitted to a neurological intensive care unit. J Neurol 254: 1323–1329
– Divani AA, Hevesi M, Pulivarthi S, Luo X, Souslian F, Suarez JI, Bershad EM (2015) Predictors of nosocomial pneumonia in intracerebral hemorrhage patients: a multi-center observational study. Neurocrit Care 22:234–242
– Millns B, Gosney M, Jack CI, Martin MV, Wright AE (2003) Acute stroke predisposes to oral gram-negative bacilli – a cause of aspiration pneumonia? Gerontology 49:173–176
– Nederkoorn PJ, Westendorp WF, Hooijenga IJ, de Haan RJ, Dippel DW, Vermeij FH, Dijkgraaf MG, Prins JM, Spanjaard L, van de Beek D (2011) Preventive antibiotics in stroke study: rationale and protocol for a randomised trial. Int J Stroke 6:159–163
– Westendorp WF, Nederkoorn PJ, Vermeij JD, Dijkgraaf MG, van de Beek D (2011) Poststroke infection: a systematic review and meta-analysis. BMC Neurol 11:110
– Westendorp WF, Vermeij JD, Vermeij F, Den Hertog HM, Dippel DW, van de Beek D, Nederkoorn PJ (2012) Antibiotic therapy for preventing infections in patients with acute stroke. Cochrane Database Syst Rev 1: CD008530

– Westendorp WF, Vermeij JD, Zock E, Hooijenga IJ, Kruyt ND, Bosboom HJ, Kwa VI,
Weisfelt M, Remmers MJ, ten Houten R,
Schreuder AH, Vermeer SE, van Dijk EJ, Dippel DW, Dijkgraaf MG, Spanjaard L,
Vermeulen M, van der Poll T, Prins JM, Vermeij FH, Roos YB, Kleyweg RP, Kerkhoff H,
Brouwer MC, Zwinderman AH, van de
Beek D, Nederkoorn PJ, PASS investigators
(2015) The Preventive Antibiotics in Stroke
Study (PASS): a pragmatic randomised open-
label masked endpoint clinical trial. Lancet
385:1519–1526

Leitlinien

21

Santiago Ewig

1 Allgemeines

Leitlinien zur Behandlung der nosokomialen Pneumonie, insbesondere die von der American Thoracic Society (ATS) bzw. später gemeinsam mit der Infectious Diseases Society of America (IDSA) herausgegebenen Leitlinien, haben nicht nur weite internationale Anerkennung als Standard erlebt, sondern ebenso für den Fortgang der Forschung auf dem Gebiet der nosokomialen Pneumonie einen ungemein stimulierenden Einfluss gehabt.

2 Methodik der Leitlinien

Insgesamt wurden drei Dokumente, jeweils im Abstand von einer Dekade, erarbeitet. Das erste war methodisch ein reiner Konsensus-Text von Experten. Erst das jüngste hat sich, auch als Reaktion auf die vorherige Leitlinie, die von vielen als zu sehr meinungsbestimmt empfunden wurde, strengen Maßstäben der „evidence based Medicine" (EBM) unterworfen.

Während das erste Dokument nahezu ausschließlich von amerikanischen Autoren verfasst war, schloss das zweite eine Reihe führender europäischer Autoren auf dem Gebiet mit ein; das letzte ist wieder stark amerikanisch geprägt.

Potenzielle Interessenskonflikte wurden im ersten Dokument nicht angegeben, im zweiten detailliert aufgeführt; die jüngste forderte von den Autoren einen Verzicht auf Einnahmen aus Engagements, die einen potenziellen Interessenskonflikt hätten begründen können.

Tatsächlich spiegeln diese drei Dokumente die Wandlungen im Verständnis des Stellenwerts und der Qualität von Leitlinien wieder, so vor allem die zunehmende Bedeutung der Methodik.

2.1 Das erste Dokument

Dem ersten Dokument, „A consensus statement", lag das Konzept der initialen kalkulierten Behandlung gemäß einem Algorithmus entlang von Schweregrad, Risikofaktoren und der Unterscheidung von „early" und „late onset" Pneumonie zugrunde (Campbell et al. 1996).

2.1.1 Inhalte der Leitlinie
Bei Vorliegen einer leichten bis mittelschweren Pneumonie folgte der weitere Behandlungsgang dem Vorliegen von Risikofaktoren, definiert als Komorbiditäten oder Konditionen mit Prädisposi-

S. Ewig (✉)
Thoraxzentrum Ruhrgebiet, Kliniken für Pneumologie und Infektiologie, EVK Herne und Augusta-Kranken-Anstalt, Bochum, Deutschland
E-Mail: sewig@outlook.de

© Springer-Verlag GmbH Deutschland 2017
S. Ewig (Hrsg.), *Nosokomiale Pneumonie*,
DOI 10.1007/978-3-662-49821-7_48

tion für definierte Erreger. Lagen diese nicht vor, war eine Behandlung analog der „early onset" Pneumonie vorgesehen, ansonsten entsprechend den den jeweiligen Risikofaktoren zugrunde liegenden Komorbiditäten.

Lag demgegenüber eine schwere Pneumonie vor, definiert als Aufnahme auf der Intensivstation, akutem respiratorischen Versagen, entlang Kriterien für die radiologische Ausbreitung und als schwere Sepsis oder septischer Schock, so sah der Algorithmus zunächst die Bestimmung von Risikofaktoren wie oben definiert vor. Lagen diese nicht vor, folgte die Unterscheidung von „early-" und „late onset" Pneumonien, andernfalls folgte die Behandlung unabhängig vom Beginn der Pneumonie dem „late onset" Schema.

Dieses Schema ist kompliziert und tatsächlich auch in Studien zur Validierung häufig missverstanden worden. Dies gilt vor allem für die Definition von „early" und „late onset" Pneumonien, die von vielen Studien einfach als durch die Entstehungszeit definiert gewertet wurden (d. h. < versus ≥ 5 Tage), während die Klassifikation in therapeutischer Hinsicht doch gebunden bleibt an Risikofaktoren für potenziell multiresistente Erreger, die das Kriterium der Entstehungszeit schlagen.

Hinsichtlich der diagnostischen Strategien sind die Ausführungen von Skepsis gegenüber dem invasiven bronchoskopischen Ansatz sowie quantitativen Kulturen geprägt. Die Empfehlungen zur Auswahl bestimmter antimikrobieller Substanzen orientieren sich überwiegend an pharmakodynamischen bzw. -kinetischen Untersuchungen. Als Therapiedauer werden für S. aureus und H. influenzae 7–10 Tage, für schwere Pneumonien durch Enterobakterien bzw. P. aeruginosa 14–21 Tage empfohlen. Erheblichen Raum nehmen Überlegungen zur Evaluation von Patienten mit Therapieversagen ein. Das Dokument schließt mit Empfehlungen zur Prävention ab.

2.1.2 Kritik und Bedeutung

Mehrere Elemente des Behandlungskonzepts haben sich als unhaltbar erwiesen:

- Die Definition der schweren Pneumonie reflektiert Kriterien einer akuten respiratorischen

Insuffizienz bzw. einer schweren Sepsis bzw. eines septischen Schocks; die Aufnahme auf der Intensivstation hingegen als Schweregradkriterium erscheint inadäquat, da Aufnahmen auf Intensivstationen sehr stark von klinikinternen Strukturen mitbestimmt bleiben.

- Das Schweregradkriterium der Aufnahme auf der Intensivstation impliziert eine Trennung von HAP und VAP. Mögliche Unterschiede ergeben sich jedoch nicht nur aus dem Schweregrad.

- Die Definition der Risikofaktoren unterscheidet solche für Anaerobier, S. aureus, Legionellen und P. aeruginosa. Während die Bedeutung der Anaerobier unklar ist und diese jedenfalls keine eigenständigen therapeutischen Konsequenzen haben, gibt es keine verlässlichen Prädiktoren für eine nosokomiale Legionellose. Die aufgeführten Risikofaktoren für S. aureus sind bereits im Konzept der „early onset" Pneumonie enthalten. Schließlich wird P. aeruginosa als einzigem Erreger das zutreffende Risikoprofil zugeordnet.

Obwohl die meisten Empfehlungen nach heutigem Stand des Wissens in dieser Form nicht mehr aktuell sind, stellt dieses Dokument einen Meilenstein in der Behandlung der nosokomialen Pneumonie dar. Ihm kommt das Verdienst zu, den damaligen Kenntnisstand zusammengefasst und in ein in sich schlüssiges Behandlungskonzept überführt zu haben, das sowohl klinisch informativ als auch wissenschaftlich stimulierend war. Hier machte sich die Stärke einer Konsensusgruppe bezahlt, die ganz überwiegend aus erfahrenen klinischen Forschern auf dem Gebiet der nosokomialen Pneumonie bestand.

2.2 Das erste Update der IDSA/ATS Leitlinie 2005

Nach gut zehn Jahren legte die ATS, diesmal zusammen mit der IDSA, die erste auch so bezeichnete „Leitlinie" vor. Sie ist geprägt von der Problematik einer zunehmenden Prävalenz bakterieller Resistenzen. Das Dokument entwickelte Empfehlungen entsprechend den Regeln der „evidence based medicine" (EBM) auf der Basis formalisierter Bewertungskriterien der Literatur (Niederman et al. 2005). Vielleicht keine zweite Leitlinie ist jedoch so sehr kritisiert worden, ihren Empfehlungen mehr Meinung als Evidenz zugrunde gelegt zu haben.

2.2.1 Inhalte der Leitlinie

Tatsächlich blieb das Grundgerüst der Empfehlungen weitgehend erhalten. Aufgegeben wurden das Konzept des Schweregrades und damit die Unterteilung in HAP und VAP. Ansonsten wurde den Ungewissheiten in der Diagnosefindung ein klinisch sehr pragmatisches Konzept entgegengesetzt: die Definition des Verdachtsfalls, der Beginn einer initialen kalkulierten antimikrobiellen Therapie sowie die frühe klinische Reevaluation nach 48–72 h mit unterschiedlichen Handlungsempfehlungen je nach Therapieansprechen, einschließlich (bei gutem Ansprechen und negativen Kulturen) auch der Möglichkeit, die antimikrobielle Therapie abzusetzen. Risikofaktoren für multiresistente Erreger wurden neu (und unabhängig von Komorbiditäten) definiert, das Konzept der „early" versus „late onset" Pneumonie beibehalten; das Vorhandensein von Risikofaktoren wurde dem Behandlungsarm der „late onset" Pneumonie zugeordnet. Allerdings implizierte die „late onset" Pneumonie regelhaft eine initiale breite Kombinationstherapie von mindestens zwei, meist drei antimikrobiellen Substanzen. In diagnostischer Hinsicht wurden die „klinische" und die „bakteriologische" (z. B. invasiv bronchoskopische mit quantitativen Kulturen) Strategie als gleichermaßen legitime Optionen vorgestellt. Die Prävention wurde nicht mehr abgehandelt.

2.2.2 Das HCAP-Konzept

Die Leitlinie wurde belastet durch die Aufnahme des Konzepts der „healthcare associated pneumonia" (HCAP). Der Grundgedanke des Konzepts besteht darin, dass die Prognose der HCAP sich derjenigen der VAP nähert; entscheidend ist dabei, dass diese hohe Letalität der inadäquaten initialen antimikrobiellen Therapie der (nach bisherigen Standards) hohen Rate an unerwartet multiresistenten Erregern zugeschrieben wird. HCAP wird vor diesem Hintergrund den Risikofaktoren zugeordnet, die zu einer initialen kalkulierten antimikrobiellen Therapie mit sehr breitem Spektrum führen. Die Datenbasis für diese Reihe sehr starker Annahmen und somit die Aufnahme dieses Konzepts war zu diesem Zeitpunkt jedoch minimal.

Mit dem HCAP-Konzept wurde ein erheblicher Teil der konventionell der ambulant erworbenen Pneumonie zugeordneten Patienten nun den Behandlungsstandards der nosokomialen Pneumonie zugeordnet und implizierte für diese eine intensivere antimikrobielle Therapie. Dadurch lud sich die Leitlinie eine hohe Beweislast über die Validität des Konzepts auf.

2.2.3 Kritik und Bedeutung

Nachfolgende Studien haben das Konzept der HCAP soweit erschüttert, dass es als nicht tragfähig gelten muss (Ewig et al. 2010; Ewig et al. 2012; Chalmers et al. 2014):

- HCAP ist kein geeigneter Prädiktor für das Vorhandensein multiresistenter Erreger.
- Die hohe Letalität der HCAP lässt sich nicht auf das Vorliegen einer hohen Rate an (unerwarteten) multiresistenten Erregern zurückführen (die in dieser Häufigkeit auch gar nicht vorliegt), vielmehr liegt sie begründet in der ausgeprägten Komorbidität der so klassifizierten Patienten sowie in nachweisbaren Limitationen der Therapieintensität, die typischerweise bei diesen Patienten zum Tragen kommen.
- Entsprechend lässt sich durch eine intensivere initiale antimikrobielle Therapie kein Effekt auf das Überleben erzielen.
- HCAP impliziert vielmehr eine erhebliche antimikrobielle Übertherapie.

Es erscheint im Nachhinein unverständlich, wie sich die Leitliniengruppe ausgerechnet in der ersten den Standards der EBM entsprechenden Leitlinie auf solch ein Risiko der Einführung eines kaum durch Daten begründeten Konzepts einlassen konnte. Das Ergebnis war jedenfalls, dass eine Vielzahl von Patienten eine sehr breite antimikrobielle Therapie erhalten haben (mindestens dreifache Kombinationstherapien), mithin Öl aufs Feuer der Ausbreitung multiresistenter Erreger gegossen worden ist (Yu et al. 2011; Ewig und Welte 2012).

Eine weitere Anfechtung der Leitlinie erfolgte durch Untersuchungen, die zeigen konnten, dass eine Leitlinien-gerechte Behandlungsstrategie mit einer Übersterblichkeit assoziiert war (Kett et al. 2011). Als möglicher Grund wurde die Toxizität der antimikrobiellen Therapie angeführt. Eine regelhaft sehr breite antimikrobielle Kombinationstherapie erscheint jedenfalls sowohl in bakteriologischer als auch in pharmakologisch-toxikologischer Hinsicht bedenklich.

Diese Daten haben ein ansonsten sehr differenziertes und unverändert klinisch relevantes und wissenschaftlich begründetes Dokument in seiner Glaubwürdigkeit stark beeinträchtigt. „Too much opinion" war daher trotz nahezu 300 Referenzen der Tenor in der Kritik vonseiten wichtiger Repräsentanten der Fachgesellschaften.

2.3 Die aktuelle Leitlinie IDSA/ATS Leitlinie 2016

2.3.1 Methodik

Diese Leitlinie, wieder ca. 10 Jahre nach der vorhergehenden, steht ganz im Zeichen einer methodischen Gegenposition zu den bisherigen Dokumenten (Kalil et al. 2016). Als Methode wurde das sogenannte PICO-System adaptiert (PICO: P = population; I = intervention; C = control group; O = outcome).

Demnach werden Empfehlungen auf wenige Aussagen begrenzt, die Antworten auf definierte Fragen sind. Die Fragen werden im Hinblick auf relevante Endpunkte gestellt (O = Outcome). Die Antworten stützen sich ausschließlich auf Metaanalysen vorhandener Daten; die resultierende Evidenz wird nach GRADE bewertet. Das GRADE-System ergibt getrennte Bewertungen hinsichtlich Empfehlungsgrad und Qualität der Evidenz. Die Bewertung erfolgt für oder gegen eine Maßnahme, Wertentscheidungen und Präferenzen werden offengelegt, kurze Kommentare werden optional hinzugefügt.

Insgesamt wurden 25 PICO-Fragen entworfen (einige Fragen ergeben mehr als eine Empfehlung) und entsprechend beantwortet. Sechs Fragen bezogen sich auf klinische und mikrobiologische Diagnostik, 19 auf die antimikrobielle Therapie.

Jeweils etwa die Hälfte der Empfehlungen fielen „stark" bzw. „schwach" aus, die Qualität der Evidenz war nur in fünf Fällen moderat, für alle anderen Fragen in jeweils etwa der Hälfte „gering" oder „sehr gering".

2.3.2 Inhalte der neuen Leitlinie

Die wesentlichen Unterschiede der Empfehlungen zur vorhergehenden Leitlinie sind die folgenden:

- Das Konzept der HCAP wird nicht übernommen, für die weitere Differenzierung auf das Update der Leitlinie zur ambulant erworbenen Pneumonie verwiesen.
- HAP und VAP werden getrennt behandelt und bewertet; relevante Unterschiede in den Empfehlungen ergeben sich nicht.
- Die nichtinvasive mikrobiologische Diagnostik wird ausdrücklich der invasiven nachgeordnet.
- Für die Therapie von Patienten mit stabilen Pneumonien durch P. aeruginosa wird initial eine antipseudomonal wirksame Kombinationstherapie empfohlen, nach Vorliegen des Resistogramms eine Monotherapie; liegt ein septischer Schock vor, wird eine entsprechende Kombinationstherapie auch nach Vorliegen des Resistogramms bis zur klinischen Stabilisierung empfohlen.
- Sieben Tage Therapiedauer sind der Regelfall.
- Für die Therapie der Pneumonie durch Acinetobacter baumanii sowie Carbapenem-resistente Erreger wird Colistin sowohl systemisch als auch inhalativ empfohlen, im ersteren Fall keine Kombination mit Rifampicin.

Neu eingeführt wurden folgende Empfehlungen:

- Biomarker (CRP, PCT und sTREM) erhalten keinen Stellenwert in der Diagnostik.

- Eine antimikrobielle Therapie für die VAT wird nicht empfohlen.
- Für die Steuerung der Therapiedauer Zugrundelegung von klinischen Daten und des PCT (Effekt unbekannt in Einheiten, die eine regelhafte Therapiedauer von sieben Tagen anwenden).

Unverändert wird für alle Patienten mit Risikofaktoren eine initiale Kombinationstherapie empfohlen, die S. aureus, Enterobakterien und P. aerugionosa umfasst. MRSA soll in allen Fällen im Spektrum eingeschlossen sein, in denen die Behandlungseinheit eine Prävalenz von > 10–20 % aufweist.

2.3.3 Kritische Bewertung

Zweifellos handelt es sich um eine Leitlinie mit bisher unerreichter methodischer Qualität. Kritisch sind folgende Aspekte zu bewerten:

- Die Methodik der Leitlinie beinhaltet kein umfassendes klinisches Konzept und beantwortet eine Reihe von klinischen Problemen nicht oder nicht hinreichend (Bsp.: radiologische Diagnostik; praktische Aspekte der Gewinnung respiratorischer Sekrete; Dosierung antimikrobieller Substanzen; Evaluation des Therapieansprechens bzw. Therapieversagen). Entsprechend beinhaltet die Leitlinie auch keine grundlegenden Algorithmen mehr.
- Die mit hohem Aufwand erarbeiteten Evidenztabellen und Metaanalysen ergeben meist nur geringe oder sehr geringe Evidenzstufen; die daraus resultierende Empfehlung kann in solchen Fällen eigentlich nicht viel mehr sein als die viel gescholtene Expertenmeinung. Werden Wertungen und Präferenzen offengelegt, ergibt sich daraus die Konsequenz, dass man diese auch nicht zu teilen braucht und entsprechend möglicherweise das Gegenteil aus einer gegebenen Empfehlung folgert. Ein Beispiel: Es wird empfohlen, die kalkuliert begonnene antimikrobielle Therapie bei Patienten mit Keimzahlen aus invasiv gewonnenen Sekreten unterhalb des Normwertes eher zu beenden als fortzusetzen. Diese Empfehlung ist als

„schwach" und mit sehr geringer Evidenzstufe qualifiziert. In den Wertungen und Präferenzen wird zum Ausdruck gebracht, dass dieser Empfehlung eher der Wert der Vermeidung unnötiger Risiken und Kosten zugrunde liegt als der Wert der Vermeidung einer „Untertherapie". Wie soll ein Kliniker mit so einer Empfehlung umgehen? „Eher", „schwach", „sehr geringe Evidenzstufe", „unnötige Risiken und Kosten": Es stellt sich die Frage, welche Substanz eine solche Empfehlung überhaupt noch hat.

Zusammengefasst zeichnen sich nicht weniger als die Grenzen der evidenzbasierten Medizin ab. Es besteht eine Unschärfebeziehung zwischen strenger Methodik und klinischer Relevanz: Je strenger die Methodik ist, desto geringer wird die klinische Relevanz (Anwendbarkeit) einer Empfehlung. Dies wäre nur anders, wenn die Qualität der Evidenz erheblich gesteigert werden könnte; dies ist für die nosokomiale Pneumonie wie für viele andere Konditionen aber kaum zu erwarten. Systematische Reviews und Metaanalysen verbessern jedenfalls nicht die Evidenzqualität, sondern haben lediglich systematisch-konfirmatorischen Wert; sie belegen zusammenfassend, was aus Studien von höherem Wert bereits gefolgert werden kann. Ihr Wert besteht mehr in der Gewichtung der Evidenz als in ihrer Begründung.

Wozu eine methodisch hochwertige, aber wenig klinisch orientierte Methodik führen kann, zeigen die britischen NICE-Leitlinien zur ambulant und nosokomial erworbenen Pneumonie (NICE 2014). Hier werden zur nosokomialen Pneumonie gerade einmal drei Empfehlungen gegeben, die eher dürftig als einfach ausfallen (antimikrobielle Therapie früh beginnen, Auswahl der Therapie am lokalen Spektrum orientieren und 5–10 Tage Therapiedauer).

Ansonsten wird sich in Zukunft zeigen, wie die neue amerikanische Leitlinie von Klinikern und Forschern angenommen werden wird. Die Therapieintensität der initialen antimikrobiellen Therapie der nosokomialen Pneumonie bleibt weiterhin sehr hoch, insbesondere auch wegen der Empfehlungen zur kalkulierten Erfassung von MRSA;

mit dem Verlassen des HCAP-Konzepts jedoch ist zweifellos eine Determinante der „Übertherapie" zurückgenommen.

3   Kanadische Leitlinie

Wenig außerhalb des kanadischen Raums beachtet, kann diese Leitlinie in mancher Hinsicht als Gegenstück zur aktuellen amerikanischen Leitlinie gelten (Rotstein et al. 2008).

3.1   Methodik

Die Leitlinie basiert auf verfügbaren Daten sowie ausdrücklich auch auf Expertenmeinung und fügt ihre Empfehlungen in die Gegebenheiten des kanadischen Gesundheitssystems ein. Die Evidenz erfolgte nach dem „Infectious Diseases Society of America – United States Public Health Service grading system for rating recommendations in clinical guidelines".

3.2   Inhalte der Leitlinie

Die klinische Diagnose wird nach dem CPIS-Score gestellt und nach diesem auch 72 h nach Therapiebeginn reevaluiert. Auf diese Weise gelangt der Kliniker zu strukturierten Entscheidungen, wann er die antimikrobielle Therapie einstellen kann.

Das therapeutische Konzept basiert auf einer Stratifizierung entsprechend Risikofaktoren für multiresistente Erreger, Schweregrad (Schock, Organversagen) und Intubation bzw. invasiver Beatmung und kommt dadurch auf fünf Behandlungsgruppen: drei für die HAP (nicht schwer, keine Risikofaktoren; nicht schwer, Risikofaktoren; schwer und Risikofaktoren) und zwei für die VAP (ohne und mit Risikofaktoren). Auf diese Weise resultieren fünf unterschiedliche initiale kalkulierte Therapieschemata unterschiedlicher Intensität (drei Monotherapien mit erweitertem Spektrum, zwei Kombinationstherapien mit breitem antipseudomonal wirksamen Spektrum – zur

Definition des Spektrums siehe Kap. ▶ 17, „Antimikrobielle Therapie: kalkulierte und gezielte Therapie").

Deeskalation und Therapiedauer von sieben Tagen werden empfohlen. Einige Empfehlungen zur Prävention sind eingeschlossen.

3.3   Kritische Bewertung

Dieses Dokument zeichnet durch ein sehr strukturiertes Behandlungskonzept sowohl in diagnostischer als auch in therapeutischer Hinsicht aus. Die Bewertung der Literatur erfolgte sorgfältig. Dass dem Behandlungskonzept nicht nur Evidenzgrade, sondern auch Expertenmeinung zugrunde liegen, wird ausdrücklich anerkannt. Viel spricht für die Einschätzung, dass die Erstellung solcher Konzepte ohne Expertenmeinung (bzw. -erfahrung) gar nicht möglich ist.

Allerdings erscheinen die Therapiearme z. T. in sich nicht schlüssig, so z. B. wenn in keiner Gruppe eine Monotherapie mit limitiertem Spektrum empfohlen wird, wohl aber Monotherapien mit Substanzen ohne und mit antipseudomonaler Wirkung innerhalb einer Behandlungsgruppe.

4   Europäische Leitlinien

Eigenständige europäische Leitlinien wurden bis dato nicht aufgelegt. Bislang liegen ein Dokument der Task Force aus dem Jahre 2001 und ein Positionspapier aus dem Jahre 2009 vor (Torres et al. 2001). Letzteres hatte eine Ergänzung der amerikanischen Leitlinie von 2005 um Aspekte im Fokus, mit Fragestellungen, die in dieser Leitlinie keine Behandlung erfahren hatten (Torres et al. 2009).

4.1   Die erste europäische Leitlinie

Eine erste eigenständige europäische Leitlinie steht allerdings kurz vor der Fertigstellung. Sie wird herausgegeben von den europäischen Ge-

sellschaften für Pneumologie (ERS), für Intensiv-
medizin (ESCIM), für Mikrobiologie und
Infektiologie (ESCMID) sowie der lateinamerika-
nischen Gesellschaft für Pneumologie (ALAT).
Drei amerikanische Autoren zeichnen zusätzlich
als Autoren (Torres et al. 2016).

4.2 Inhalte der Leitlinie

Auch diese folgt der Methodologie des PICO-
Systems. Es werden erheblich weniger Fragen
behandelt. Die Empfehlungen zur antimikrobiellen Therapie orientieren sich an lokalen Prävalenzen von MRE. Die Trennwerte für niedrige bzw.
hohe Prävalenzen erscheinen jedoch unzureichend begründet; im Ergebnis wird die Intensität
der antimikrobiellen Therapie dadurch insgesamt
eher gesteigert. Neben Fragen der Diagnostik und
Therapie wird auch die SOD/SDD als allerdings
einzige präventive Frage behandelt.

5 Deutsche Leitlinien

Bisher wurden drei deutsche Leitlinien veröffent-
licht, die erste im Jahre 1999 bzw. 2000 (Ewig
et al. 1999 und 2000), die zweite 2003 (Bodmann
et al. 2003), die vorerst letzte 2012 (Dalhoff et al.
2012). Letztere wird gerade einem Update unterworfen.

Während die ersten beiden Leitlinien noch
einem Expertenkonsensus entsprachen, wurde
der dritten die GRADE Methodologie zugrunde
gelegt.

5.1 Inhalte der Leitlinie

Die aktuelle Leitlinie beschränkt sich auf Diagnostik und Therapie. Diagnostisch wird ein
nichtinvasives Vorgehen favorisiert. Das Therapiekonzept unterscheidet Patienten ohne und mit
Risikofaktoren; die „late onset" Pneumonie wird
in die Reihe der Risikofaktoren eingefügt. Patienten ohne Risikofaktoren erhalten eine Monotherapie mit begrenztem Spektrum, solche mit

Risikofaktoren und/oder septischem Schock
initial eine Kombinationstherapie mit breitem
Spektrum, die so früh wie möglich zu deeskalie-
ren ist. Eine regelhafte Einbeziehung von MRSA
in die kalkulierte Therapie wird nicht empfohlen.
Die gezielte antimikrobielle Therapie wird umfas-
send dargelegt, die empfohlene Therapiedauer
beträgt sieben Tage.

5.2 Kritische Bewertung

Das Konzept dieser Leitlinie erscheint weiterhin
aktuell und einfach klinisch anwendbar, sodass
ihre Grundstruktur unverändert beibehalten werden kann und lediglich hinsichtlich neuerer Daten
einer Aktualisierung bedarf. Allerdings ist zu fragen, ob das Therapiekonzept nicht differenziert
werden muss.

6 Ausblick

Zweifellos ist die Qualität der Leitlinien insgesamt durch Anwendung einer definierten Methodologie zunehmend gestiegen. Ob die Methodik
der PICO-Fragen eine weitere Verbesserung der
Qualität impliziert, erscheint zumindest fraglich.
Leitlinien zur nosokomialen Pneumonie sollten
ein Behandlungskonzept beinhalten, das dem Kliniker nicht nur graduierte Empfehlungen auf der
Basis der Literatur liefert, sondern diesen auch
durch die vielen Unsicherheiten der Diagnostik
und Therapie führt, indem sie ihm einen Weg
des Umgangs mit Ungewissheiten weist.

Inhaltlich gibt es innerhalb der verschiedenen
aktuellen Leitlinien nur noch wenige kontroverse
Punkte. Dazu gehören unverändert der angemessene diagnostische Zugang (nichtinvasiv versus
invasiv, qualitative versus quantitative Kulturen)
sowie die Bewertungen des Risikos für Pneumonien durch MRSA und des „early" versus „late
onset" Konzepts.

Die größeren Kontroversen liegen möglicherweise in der Prävention, die aber in nahezu allen
klinischen Leitlinien aktuell nicht mehr behandelt wird (Tab. 1).

Tab. 1 Leitlinien der TS bzw. IDSA/ATS zur Behandlung von Patienten mit nosokomialer Pneumonie

Leitlinie	Erscheinungsjahr	Kommentar
Hospital-acquired pneumonia in adults: diagnosis, assessment of severity, initial antimicrobial therapy, and preventive strategies. A consensus statement, American Thoracic Society. Am J Respir Crit Care Med 1996; 153: 1711–1725	1996	Methodik: Konsensus Zusammensetzung des Komitees: 12 USA/Kanada, 1 Europa Potenzielle Interessenskonflikte: nicht angegeben Prävention: eingeschlossen
American Thoracic Society; Infectious Diseases Society of America. Guidelines for the management of adults with hospital-acquired, ventilator-associated, and healthcare-associated pneumonia. Am J Respir Crit Care Med 2005; 171: 388–416	2005	Methodik: Konsensus Zusammensetzung des Komitees: 8 USA/Kanada, 1 Südamerika, 4 Europa Potenzielle Interessenskonflikte: für jeden Autor mit Angabe von Geldmengen angegeben Prävention: nicht eingeschlossen
Management of adults with hospital-aquired and ventilator-associated pneumonia: 2016 clinical practice guidelines by the Infectious Diseases Society of America and the American Thoracic Society. Clin Infect Dis; 2016 Jul 14	2016	Methodik: PICO Zusammensetzung des Komitees: 17 USA/Kanada, 2 Europa, 1 Australien Potenzielle Interessenskonflikte: nicht erlaubt

Weiterführende Literatur

Erste amerikanische Leitlinie, noch Konsensusbasiert:

– Campbell GD, Niederman MS, Broughton WA, Craven DE, Fein AM, Fink MP, Gleeson K, Hornick DB, Lynch JP III, Mandell LA, Mason CM, Torres A, Wunderink RG (1996) Hospital-acquired pneumonia in adults: diagnosis, assessment of severity, initial antimicrobial therapy, and preventive strategies. A consensus statement, American Thoracic Society, November 1995. Am J Respir Crit Care Med 153:1711–1725

Erste evidenzbasierte amerikanische Leitlinie, viel kritisiert wegen „zu viel Meinung" und des HCAP-Konzepts:

– Niederman MS, Craven DE, Bonten MJ, Chastre J, Craig WA, Fagon JY, Hall J, Jacoby GA, Kollef MH, Luna CM, Mandell LA, Torres A, Wunderink RG, American Thoracic Society, Infectious Diseases Society of America (2005) Guidelines for the management of adults with hospital-acquired, ventilator-asso-

ciated, and healthcare-associated pneumonia. Am J Respir Crit Care Med 171:388–416

Arbeiten, die das HCAP-Konzept in Frage stellen. Letztere Metaanalyse belegt, dass HCAP keinen validen Prädiktor für multiresistente Erreger darstellt:

– Ewig S, Welte T, Chastre J, Torres A (2010) Rethinking the concepts of community-acquired and health-care-associated pneumonia. Lancet Infect Dis 10:279–287
– Ewig S, Welte T, Torres A (2012) Is healthcare-associated pneumonia a distinct entity needing specific therapy? Curr Opin Infect Dis 25: 166–175
– Chalmers JD, Rother C, Salih W, Ewig S (2014) Healthcare-associated pneumonia does not accurately identify potentially resistant pathogens: a systematic review and meta-analysis. Clin Infect Dis 58:330–339
– Ewig S, Welte T (2012) Adding fuel to the flames? It is time to leave HCAP. Respir Med 106:1309–1310

Eine aufsehenerregende Studie, die eine Exzess-Letalität in der Gruppe zeigt, in der die Leitlinie Anwendung fand. Kritik des Leitlinienkonzepts als Anleitung zur undifferenzierten antimikrobiellen Übertherapie durch mangelnde Präzision in der Definition der Zielgruppen, vor allem durch das HCAP-Konzept:

- Kett DH, Cano E, Quartin AA, Mangino JE, Zervos MJ, Peyrani P, Cely CM, Ford KD, Scerpella EG, Ramirez JA, Improving Medicine through Pathway Assessment of Critical Therapy of Hospital-Acquired Pneumonia (IMPACT-HAP) Investigators (2011) Implementation of guidelines for management of possible multidrug-resistant pneumonia in intensive care: an observational, multicentre cohort study. Lancet Infect Dis 11:181–189
- Yu VL (2011) Guidelines for hospital-acquired pneumonia and health-care-associated pneumonia: a vulnerability, a pitfall, and a fatal flaw. Lancet Infect Dis 11:248–252

Aktuelle US-amerikanische Leitlinie, evidenzbasiert, nach PICO-System erarbeitet:

- Kalil AC, Metersky ML, Klompas M, Muscedere J, Sweeney DA, Palmer LB, Napolitano LM, O'Grady NP, Bartlett JG, Carratalà J, El Solh AA, Ewig S, Fey PD, File TM Jr, Restrepo MI, Roberts JA, Waterer GW, Cruse P, Knight SL, Brozek JL (2016) Management of adults with hospital-acquired and ventilator-associated pneumonia: 2016 clinical practice guidelines by the infectious diseases society of America and the American Thoracic Society. Clin Infect Dis 2016 Jul 14
- Aktuelle britische evidenzbasierte Leitlinie nach der NICE-Methodik, die drei Empfehlungen zur nosokomialen Pneumonie einschließt.
- NICE (2014) National Institute for Health and Care Excellence. Pneumonia (including community acquired pneumonia). http://www.nice.org.uk/guidance/cg191
- Kanadische Leitlinie, evidenzbasiert nach IDSA-Methode, lässt Expertenmeinung ausdrücklich zu, bietet ein weitgehend schlüssiges strukturiertes Behandlungskonzept.

- Rotstein C, Evans G, Born A, Grossman R, Light RB, Magder S, McTaggart B, Weiss K, Zhanel GG (2008) Clinical practice guidelines for hospital-acquired pneumonia and ventilator-associated pneumonia in adults. Can J Infect Dis Med Microbiol 19:19–53

Europäische Leitlinie, evidenzbasiert, nach PICO-System erarbeitet:

- Torres A, Niederman M, Bonten M, Chastre J, Ewig S, Fernandez P, Hanberger H, Kollef M, Li Bassi GL, Luna C, Martin-Loeches I, Paiva JA, Read RC, Rigau D, Timsit JF, Welte T, Wunderink R, International Guidelines for the Management of Hospital Acquired Pneumonia and Ventilator Associated Pneumonia. Guidelines for the Management of HAP/VAP of the European Respiratory Society (ERS), European Society of Intensive Care Medicine (ESCIM), European Society of Clinical Microbiology and Infectious Diseases (ESCMID) and Asociación Latino-americana del Tórax (ALAT) (im Druck)
- Zwei europäische, auf Expertenmeinung basierende Dokumente zur Behandlung der nosokomialen Pneumonie, letztere in Ergänzung zur amerikanischen Leitlinie von 2005.
- Torres A, Carlet J (2001) Ventilator-associated pneumonia. European Task Force on ventilator-associated pneumonia. Eur Respir J 17: 1034–1045
- Torres A, Ewig S, Lode H, Carlet J, European HAP Working Group (2009) Defining, treating and preventing hospital acquired pneumonia: European perspective. Intensive Care Med 35: 9–29

Deutsche Leitlinien zur nosokomialen Pneumonie; letztere evidenzbasiert, liefert strukturiertes klinisches Behandlungskonzept:

- Ewig S, Dalhoff K, Lorenz J, Mauch H, Schaberg T, Ukena D, Welte T, Wilkens H, Witt C, Deutsche Gesellschaft für Pneumologie (1999) Empfehlungen zur Diagnostik der nosokomialen Pneumonie. Pneumologie 53:499–510

– Ewig S, Dalhoff K, Lorenz J, Schaberg T, Welte T, Wilkens H, Deutsche Gesellschaft für Pneumologie (2000) Nosokomiale Pneumonie: Empfehlungen zur Therapie und Prophylaxe 54:525–538

– Bodmann KF, Lorenz J, Bauer TT, Ewig S, Trautmann M, Vogel F (2003) Nosokomiale Pneumonie: Prävention, Diagnostik und Therapie. Chemother J 12:33–44

– Dalhoff K, Abele-Horn M, Andreas S, Bauer T, von Baum H, Deja M, Ewig S, Gastmeier P, Gatermann S, Gerlach H, Grabein B, Höffken G, Kern WV, Kramme E, Lange C, Lorenz J, Mayer K, Nachtigall I, Pletz M, Rohde G, Rosseau S, Schaaf B, Schaumann R, Schreiter D, Schütte H, Seifert H, Sitter H, Spies C, Welte T, German Society for Anaesthesiology and Intensive Care Medicine, German Society for Infectious Diseases; German Society for Hygiene and Microbiology, German Respiratory Society, Paul-Ehrlich-Society for Chemotherapy (2012) Pneumologie 66:707–765

Ventilator-assoziierte Tracheobronchitis (VAT)

22

Santiago Ewig

1 Hintergrund

Während die kumulative Inzidenz der VAP mit jedem Beatmungstag zunimmt, steigt die Inzidenz der VAP pro Beatmungstag bis Tag 6 und nimmt anschließend mit jedem weiteren Tag wieder ab. Bereits früh im Verlauf der Beatmung kommt es bei vielen Patienten offenbar zu einer (begrenzten) Toleranz gegenüber einer tracheobronchialen bakteriellen Kolonisation; denn während die Trennwerte von 10^4 bis 10^6 KBE/ml respiratorischen Sekrets zumindest mit der Ausbildung einer VAP korrelieren, weisen nicht wenige Patienten im Laufe einer prolongierten Beatmung eine Keimlast mit deutlich höheren Keimzahlen auf, ohne eine VAP zu entwickeln (Baram et al. 2005).

Ähnliche Befunde kommen aus Untersuchungen zur Kolonisation von Patienten mit fortgeschrittener COPD; hier werden im stabilen Zustand, ohne Exazerbation und ohne Pneumonie, Keimzahlen von 10^7 bzw. 10^8 erreicht (Sethi et al. 2007).

Es scheint, als sei die Ausbildung tracheobronchialer Kolonisationen auch mit hohen Keimzahlen Ausdruck dafür, dass die initial zur Beatmung führende akute Erkrankung kompensiert ist bzw. Patienten mit besonders schweren Verläufen bereits verstorben sind.

Dennoch entwickeln sich auch bei Patienten unter prolongierter Beatmung Pneumonien. Es scheint eine Kolonisations-/Infektionssequenz mit Verlust der teilweisen Toleranz und Ausbildung einer Symptomatik einer Infektion der unteren Atemwege zu geben, die fließende Übergänge von der Tracheobronchitis zur Pneumonie aufweist (Abb. 1). Es liegt nahe, vor diesem Hintergrund eine präventive Intervention mittels antimikrobieller Therapie zu erwägen (Abb. 2).

Um eine solche zu etablieren, müssen folgende Fragen geklärt werden:

- Welche Evidenz gibt es für eine Reduktion der VAP durch eine präventive Therapie der VAT?
- Hat die VAT selbst Krankheitswert und, wenn ja, welche Endpunkte lassen sich definieren, an denen der therapeutische Effekt einer präventiven Therapie gemessen werden kann?

2 Definitionen

Die einfachste Beschreibung der Ventilator-assoziierten Tracheobronchitis besagt, dass eine VAT einen intermediären Zustand zwischen tracheobronchialer bakterieller Kolonisation und VAP darstellt. Dabei ist die VAT keine harmlose

S. Ewig (✉)
Thoraxzentrum Ruhrgebiet, Kliniken für Pneumologie und Infektiologie, EVK Herne und Augusta-Kranken-Anstalt, Bochum, Deutschland
E-Mail: sewig@outlook.de

© Springer-Verlag GmbH Deutschland 2017
S. Ewig (Hrsg.), *Nosokomiale Pneumonie*,
DOI 10.1007/978-3-662-49821-7_47

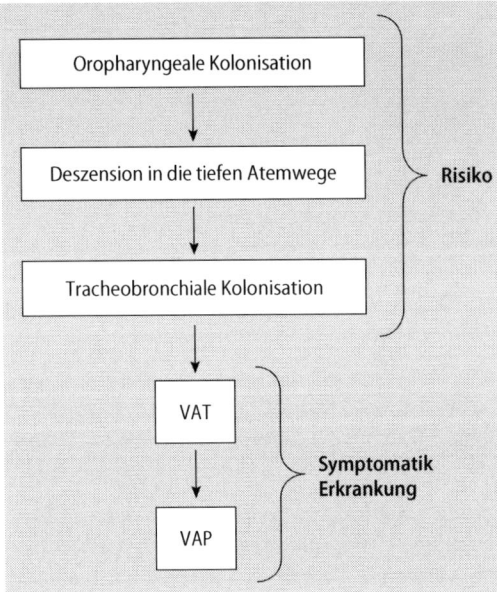

Kolonisation, sondern bedeutet einen Zustand der inflammatorischen Aktivierung der Atemwege durch Kolonisationserreger, bevorzugt P. aeruginosa, die zu einer erhöhten Sekretproduktion und im Ergebnis zu einem prolongierten Weaning führt (Nseir et al. 2009).

Eine operative Definition der VAT in Abgrenzung zur VAP wurde von D. Craven vorgeschlagen (Tab. 1). Diese Definition grenzt die VAP von der VAT durch zwei Kriterien ab: das Fehlen einer signifikanten Keimzahl in der BALF sowie eines neu aufgetretenen Infiltrats in der Röntgen-Thoraxaufnahme.

Das erste Kriterium ist jedoch unbrauchbar, da die VAP keineswegs als einzige der beiden Konditionen mit Keimzahlen oberhalb des Trennwertes in der BALF einhergeht. Das letztere ist aus dargestellten Gründen (▶ Kap. 7, „Radiologische Bildgebung") mit vielen Unsicherheiten behaftet. Zudem fehlt in diesem Definitionsversuch eine Abgrenzung zur asymptomatischen tracheobronchialen Kolonisation.

Abb. 1 Kolonisations-/Infektionssequenz der VAT

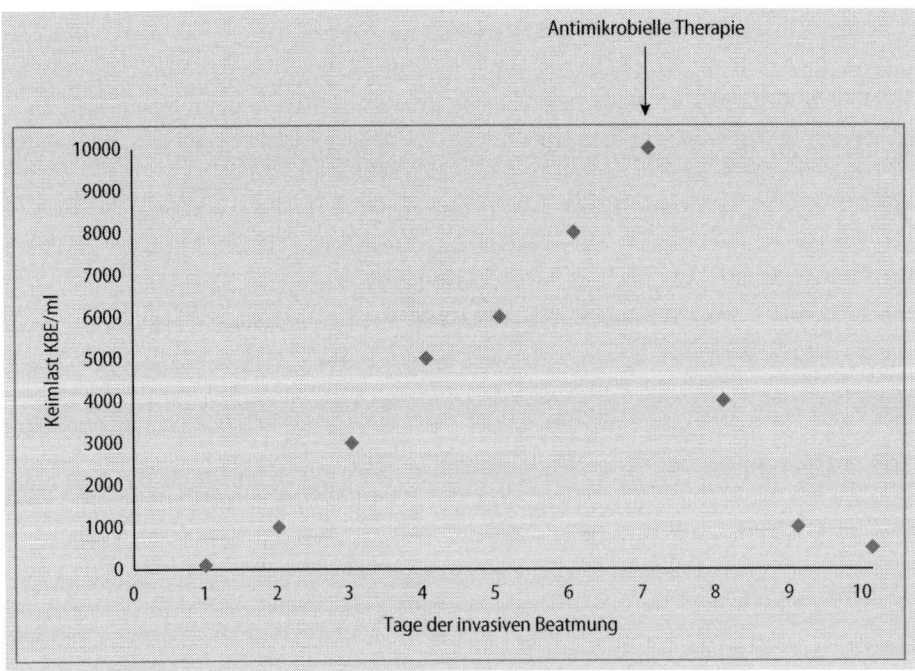

Abb. 2 Modell einer präventiven Therapie der VAT (verändert nach Craven et al. 2009)

Tab. 1 Operative Definition der VAT in Abgrenzung zur VAP nach Craven et al. 2009

Kriterium	VAT	VAP
Fieber > 38 °C	+	+
Leukozytose > 12.000/µl oder Leukopenie < 4.000/µl	+	+
Purulentes Sputum	+	+
Positive quantitative Kultur im TBAS ($\geq 10^5$ bis 10^6 KBE/ml)	+	+
Positive quantitative Kultur in der BALF ($\geq 10^4$ KBE/ml)	-	+
Neues Infiltrat in der Röntgen-Thoraxaufnahme	-	+

Tab. 2 Operative Definition der VAT in Abgrenzung zur tracheobronchialen Kolonisation und VAP (nach Nseir et al. 2009)

Kriterium	Kolonisation	VAT	VAP
Fieber > 38 °C	-	+	+
Leukozytose > 12.000/µl oder Leukopenie < 4.000/µl	-	(+)	+
Purulentes Sputum	(+)	+	+
Positive quantitative Kultur des Tracheobronchialaspirats ($\geq 10^6$ KBE/ml)	−/+	+	(+)
Neues Infiltrat in der Röntgen-Thoraxaufnahme	-	-	+

Ein anderer Vorschlag stammt von Nseir et al. (2009) (Tab. 2). Eine alleinige Kolonisation bestünde demnach bei Nachweis eines Erregers, unabhängig von Purulenz des Sekrets und von der Keimlast. Die VAT unterscheidet sich von der Kolonisation durch die obligat bestehende Purulenz des Sekrets bzw. hohe Keimlast; das einzige kategorische Kriterium bleibt jedoch Fieber. Andererseits unterscheidet sich die VAT von der VAP nur durch das Fehlen eines Infiltrats in der Röntgen-Thoraxaufnahme, unabhängig von den Leukozytenzahlen. Die Keimzahlen können bei VAP niedriger als bei VAT sein, sogar unterhalb des definierten Trennwertes für eine Pneumonie liegen.

Auch diese Definition ist nicht hinreichend trennscharf. Eine VAT mit Purulenz des Sekrets nur als solche zu definieren, wenn Keimzahlen oberhalb eines Trennwertes bestehen, erscheint

fragwürdig. Fieber als einziges distinktes Kriterium zwischen Kolonisation und VAT unterliegt denselben Einschränkungen wie als Kriterium für eine Verdachtsdiagnose der VAP (▶ Kap. 10, „Diagnose der nosokomialen Pneumonie"). Die Unsicherheiten des radiologischen Kriteriums gelten auch hier und lassen die Unterscheidung von VAT und VAP als wenig valide erscheinen.

▶ **Merke** Es bedarf in Zukunft einer Definition der VAT, die eine bessere Abgrenzung von der tracheobronchialen Kolonisation einerseits und von der Pneumonie andererseits eröffnet. Bis dahin muss eine der beiden vorgeschlagenen Definitionen Anwendung finden.

3 Inzidenz

Ca. 20 % der invasiv beatmeten Patienten erfahren eine tracheobronchiale Kolonisation mit hoher Keimlast, davon bilden die Hälfte eine Tracheobronchitis aus (Craven et al. 2013; Martin-Loeches et al. 2015). Dabei ist die Inzidenz der VAT verglichen zur VAP bei chirurgischen und internistischen Patienten etwa gleich hoch, während die VAP bei chirurgischen Patienten häufiger ist (Dallas et al. 2011).

Bis zu einem Drittel der Patienten mit VAT entwickelt im Verlauf eine VAP (Craven et al. 2013).

4 Morbidität

Lässt man die genannten Definitionen zunächst gelten, muss als nächstes gefragt werden, welche Morbidität eine VAT mit sich bringt.

In ersten Untersuchungen durch die Arbeitsgruppe von Nseir konnte gezeigt werden, dass die VAT bei internistischen und chirurgischen Patienten gleichermaßen mit einer erheblich längeren Beatmungszeit sowie Verweildauer auf der ICU einherging. Ein Unterschied in der Letalität ergab sich für internistische, nicht jedoch für chirurgische Patienten (Nseir et al. 2002).

In späteren Fall-Kontrollstudien, die stratifiziert hinsichtlich des Vorliegens einer COPD waren, konnte der Unterschied hinsichtlich der Beatmungs- bzw. Verweildauer bestätigt werden, ein Unterschied in der Letalität ergab sich nicht (Nseir et al. 2004, 2005).

Dessen ungeachtet sprechen die Daten großer Untersuchungen dafür, dass die VAT mit längeren Beatmungszeiten sowie Verweildauern auf der ICU assoziiert ist und eine Prognose aufweist, die derjenigen der VAP nahe kommt (Craven et al. 2013; Martin-Loeches et al. 2015).

5   Erregerspektrum

Das Erregerspektrum ist überwiegend gramnegativ (75 %). Unter den Erregern führend sind P. aeruginosa und Acinetobacter baumannii mit 27 % bzw. 18 %. Die übrigen entsprechen Enterobakterien (28 %) und Stenotrophomonas maltophilia (3 %). Unter den grampositiven Erregern spielt eigentlich nur MRSA noch eine größere Rolle mit 14 % (Palmer 2008; Nseir 2002, 2008).

6   Effekt einer antimikrobiellen Therapie

6.1   Pilotstudien

Erste vorläufige Daten aus randomisierten Studien an sehr kleinen Patientenzahlen vermitteln einen Einblick in das Potenzial einer antimikrobiellen Therapie der VAT.

Die systemische antimikrobielle Therapie einer VAT war mit einer Reduktion der Inzidenz der VAP (13 vs. 47 %) sowie der Letalität (18 vs. 47 %) ohne vermehrte Inzidenz von MRE assoziiert (Nseir et al. 2008).

Die inhalative antimikrobielle Therapie (häufig kombiniert mit systemischer Therapie) zeigte lediglich eine Verminderung der Inzidenz der VAP (36 vs. 79 %), jedoch keinen Effekt auf die Letalität. MRE unter Therapie entwickelten sich nicht (Palmer et al. 2008).

Einen Effekt der antimikrobiellen Therapie der VAT auf die Reduktion der VAP konnte eine weitere kleine Studie nicht zeigen (Dallas et al. 2011).

6.2   Größere Studien

Die erste größere randomisierte Studie unter Einschluss von n = 122 Patienten erbrachte einen Vorteil für die antimikrobielle Therapie der VAT. Ausgeschlossen waren Patienten mit Tracheostomie sowie einer vorhergehenden Episode einer VAP. Insgesamt 14 % der Patienten entwickelten eine VAP. Eine adäquate antimikrobielle Therapie der VAT war der einzige unabhängige Prädiktor einer reduzierten Inzidenz der VAP; die Reduktion betrug 88 %. Die NNT zur Prävention einer VAP war 5, zur Prävention einer VAP durch P. aeruginosa jedoch mit 34 deutlich höher. Es zeigten sich aber keine signifikanten Effekte auf Beatmungs- bzw. Liegedauern sowie Letalität (Nseir et al. 2014).

Eine weitere große multizentrische randomisierte Studie, in die n = 2.960 Patienten eingeschlossen wurden, zeigte eine Inzidenz der VAT von 11 %; insgesamt 12 % der Patienten mit VAT entwickelten eine VAP. Patienten mit VAT hatten eine deutlich längere Liegedauer als Patienten ohne pulmonale Infektion, aber eine gleich lange wie Patienten mit VAP. Eine adäquate antimikrobielle Therapie war mit einer geringeren Progression der VAT hin zur VAP assoziiert (8 vs. 29 %) (Martin-Loeches 2015).

7   Kritische Bewertung

7.1   Vorläufiger Stand der Daten

Eine Metaanalyse aus dem Jahr 2010 ergibt folgende vier Resultate (Agrafiotis et al. 2010):

- Die Häufigkeit der VAT beträgt ca. 11 %.
- VAT führt weder zu höheren Beatmungs- bzw. Liegedauern noch geht diese mit einer Exzess-Letalität einher.
- Die präventive antimikrobielle Therapie der VAT führt zu einer Reduktion der VAP-Rate.

- Diese präventive Therapie führt jedoch nicht zu einer Reduktion der Letalität.

Neuere Daten sprechen dafür, dass zumindest die Liegedauern bei Patienten mit VAT erhöht sind (Martin-Loeches et al. 2015); im Übrigen scheinen sich die anderen Aussagen zu bestätigen.

7.2 Offene Fragen

Obgleich einige Arbeitsgruppen die präventive antimikrobielle Therapie der VAT sehr nachdrücklich befürworten, sind nahezu alle wichtigen Fragen zur VAT ungeklärt. Dies betrifft sowohl die diagnostischen Kriterien, die exakte Charakteristik der Populationen, die eine VAT entwickeln, die VAT-assoziierte Morbidität sowie die Auswahl angemessener Endpunkte zur Evaluation einer präventiven Therapie.

Die diagnostischen Kriterien erscheinen nicht trennscharf; in der Konsequenz ergeben sich weite Überlappungen von Kolonisation über VAT hin zu VAP, die klinische Untersuchungen erschwert. Tatsächlich erscheint es sinnvoll, die CT des Thorax als Referenz zur Bewertung der Diagnose einzubeziehen. Nur diese erlaubt eine bessere Trennung von VAT und VAP.

Eine Trennung von VAT und Kolonisation ist deutlich schwerer zutreffen. Die entscheidende Frage ist hier, ob die VAT lediglich als vermehrte und eitrige Sekretbildung definiert werden sollte, ob Trennwerte der Keimlast einbezogen werden oder eine VAT nur angenommen wird, wenn weitere klinische Symptome wie Fieber, Leukozytose oder erhöhte Inflammationsparameter hinzugezogen werden.

Aktuell ist somit noch unklar, von welchen Patienten überhaupt gesprochen wird, wenn von einer VAT die Rede ist. Diese Unklarheit reicht aber noch tiefer. Offen ist weiterhin die Frage, ob eine VAT bis zu sieben Tagen nach Intubation dieselbe Kondition darstellt wie eine, die später als eine Woche auftritt. Während die „frühe" VAT noch in der Hochrisikophase für die Entwicklung einer VAP auftritt, findet die „späte" VAT bei einem in der Regel bereits stabilisierten Patienten statt. Zwischen diesen beiden Gruppen bestehen wahrscheinlich erhebliche Unterschiede hinsichtlich des Risikos für eine VAP, aber auch der klinischen Implikationen der VAT wie Beatmungs- und Liegedauer sowie Letalität. Schließlich sollten Patienten mit fortgeschrittener COPD, die sehr häufig eine tracheobronchiale Kolonisation mitbringen, sicherlich getrennt betrachtet werden. Eine weitere wichtige, mutmaßlich besondere Patientengruppe sind tracheotomierte Patienten im prolongierten Weaning.

Die VAT-assoziierte Morbidität ist ebenfalls noch ungenügend beschrieben. Die Befunde zur VAT-assoziierten Morbidität sind inhomogen. Die Letalität ist wahrscheinlich nicht erhöht und somit auch nicht durch Intervention zu senken. Relevant sind neben Beatmungs- und Liegedauer auch und vor allem die Weaningdauer innerhalb eines Weaningprotokolls (Marelich et al. 2000).

Schließlich sind die Daten zur präventiven Therapie noch sehr gering sowie von geringer bis maximal mittelgradiger Qualität. Auf dieser Basis lassen sich schwerlich Empfehlungen zu einer regulären präventiven antimikrobiellen Therapie aussprechen. Besonderes Augenmerk verdient die Untersuchung der längerfristigen Effekte systemischer Therapien auf die MRE-Rate.

Insgesamt drängt sich der Eindruck auf, dass das uneinheitlich definierte Konzept der VAT eine weitere Stufe der Verwirrung stiftet, indem es die – tatsächlich bei invasiv beatmeten Patienten mitunter schwer zu bestimmende – strikte Trennung von Kolonisation und Infektion unterläuft. Es besteht somit die Gefahr, dass die Grundlage für eine Indikationsstellung für eine antimikrobielle Therapie ins Ungefähre erweitert wird. Dies würde aber unweigerlich zu einem vermehrten Verbrauch von antimikrobiellen Substanzen mit breitem Spektrum und somit zu einer Zunahme des Selektionsdrucks führen.

Tatsächlich zeigen Daten von verschiedensten Intensivstationen, dass mittlerweile bei Intensivmedizinern eine große Heterogenität im diagnostischen und therapeutischen Umgang mit der VAT besteht (Rodriguez et al. 2014).

▶ **Cave** Eine eindeutige Indikation für eine antimikrobielle Therapie ist nach aktueller Datenlage nur für Patienten mit VAP gegeben. Patienten mit VAT, wie immer definiert, sollten im Regelfall nach aktueller Datenlage keine antimikrobielle Therapie erhalten.

7.3 Ausblick

Während eine reguläre präventive Therapie aktuell somit nicht begründet werden kann, ist dennoch vorstellbar, dass einzelne Patienten Kandidaten für eine solche Therapie sein können. Dies könnten Patienten mit einer Kombination aus folgenden Kriterien sein:

- schwere akute Erkrankung bzw. schwere Komorbidität, vor allem (aber nicht nur) fortgeschrittene COPD,
- hohe Sekretlast,
- Nachweis von pathogenen Erregern in hoher Keimzahl (ohne Zugrundelegung eines strikten Trennwerts),
- Nachweis einer relevanten systemischen inflammatorischen Aktivität (Fieber ohne andere Ursache; oder CRP oder PCT),
- schwer beurteilbare Röntgen-Thorax-Liegendaufnahme, CT nicht möglich,
- ggf. Patient im prolongierten Weaning mit Sekretlast als wesentlicher Ursache für nicht gelingende Entwöhnung.

Wird eine Entscheidung zur antimikrobiellen Therapie getroffen, spricht für eine inhalative antimikrobielle Therapie neben der Einbringung hoher tracheobronchialer Dosen auch das mutmaßlich geringere Risiko einer raschen Entwicklung von MRE im Rahmen der Therapie (Palmer et al. 2008).

Der Entschluss zu einer präventiven Therapie sollte immer von einer sorgfältigen Evaluation des Therapieergebnisses begleitet sein, und die Therapie sollte sieben Tage in der Regel nicht überschreiten.

Weiterführende Literatur

Tracheobronchiale Kolonisation mit hoher Keimzahl bei Patienten mit prolongierter Beatmung und/oder COPD:

- Baram D, Hulse G, Palmer LB (2005) Stable patients receiving prolonged mechanical ventilation have a high alveolar burden of bacteria. Chest 127:1353–1357
- Sethi S, Sethi R, Eschberger K, Lobbins P, Cai X, Grant BJ, Murphy TF (2007) Airway bacterial concentrations and exacerbations of chronic obstructive pulmonary disease. Am J Respir Crit Care Med 176:356–361

Definitionen der VAT:

- Craven DE, Chroneou A, Zias N, Hjalmarson KI (2009) Ventilator-associated tracheobronchitis: the impact of targeted antibiotic therapy on patient outcomes. Chest 135:521–528
- Nseir S, Ader F, Marquette C-H (2009) Nosocomial tracheobronchitis. Curr Opin Infect Dis 22:148–153

Aktuell größte und wichtigste Studie zur VAT:

- Martin-Loeches I, Povoa P, Rodríguez A, Curcio D, Suarez D, Mira JP, Cordero ML, Lepecq R, Girault C, Candeias C, Seguin P, Paulino C, Messika J, Castro AG, Valles J, Coelho L, Rabello L, Lisboa T, Collins D, Torres A, Salluh J, Nseir S, TAVeM study (2015) Incidence and prognosis of ventilator-associated tracheobronchitis (TAVeM): a multicentre, prospective, observational study. Lancet Respir Med 3:859–868

Inzidenz und Implikationen der VAT auf wichtige Endpunkte der Behandlung:

- Craven DE, Lei Y, Ruthazer R, Sarwar A, Hudcova J (2013) Incidence and outcomes of ventilator-associated tracheobronchitis and pneumonia. Am J Med 126:542–549
- Nseir S, Di Pompeo C, Pronnier P, Beague S, Onimus T, Saulnier F, Grandbastien B, Mathieu D, Delvallez-Roussel M, Durocher A (2002) Nosocomial tracheobronchitis in mechanically ventilated patients: incidence, aetiology and outcome. Eur Respir J 20:1483–1489

– Nseir S, Di Pompeo C, Soubrier S, Delour P, Onimus T, Saulnier F, Durocher A (2004) Outcomes of ventilated COPD patients with nosocomial tracheobronchitis: a case–control study. Infection 32:210–216
– Nseir S, Di Pompeo C, Soubrier S, Lenci H, Delour P, Onimus T, Saulnier F, Mathieu D, Durocher A (2005) Effect of ventilator-associated tracheobronchitis on outcome in patients without chronic respiratory failure: a case–control study. Crit Care 9:R238–245

Wichtige Arbeiten zur antimikrobiellen Therapie der VAT:

– Palmer LB, Smaldone GC, Chen JJ, Baram D, Duan T, Monteforte M, Varela M, Tempone AK, O'Riordan T, Daroowalla F, Richman P (2008) Aerosolized antibiotics and ventilator-associated tracheobronchitis in the intensive care unit. Crit Care Med 36:2008–2013
– Nseir S, Favory R, Jozefowicz E, Decamps F, Dewavrin F, Brunin G, Di Pompeo C, Mathieu D, Durocher A (2008) Antimicrobial treatment for ventilator-associated tracheobronchitis: a randomized, controlled, multicenter study. Crit Care 12:R62
– Dallas J, Skrupky L, Abebe N, Boyle WA, Kollef MH (2011) Ventilator-associated tracheobronchitis in a mixed surgical and medical ICU population. Chest 139:513–518
– Nseir S, Martin-Loeches I, Makris D, Jaillette E, Karvouniaris M, Valles J, Zakynthinos E, Artigas A (2014) Impact of appropriate antimicrobial treatment on transition from ventilator-associated tracheobronchitis to ventilator-associated pneumonia. Crit Care 18:R129

Metaanalyse der Daten bis 2009, im Wesentlichen weiterhin aktuell:

– Agrafiotis M, Siempos II, Falagas ME (2010) Frequency, prevention, outcome and treatment of ventilator-associated tracheobronchitis: systematic review and meta-analysis. Respir Med 104:325–336

VAT, VAP und ihr Einfluß auf das Weaning-Ergebnis:

– Marelich GP, Murin S, Battistella F, Inciardi J, Vierra T, Roby M (2000) Protocol weaning of mechanical ventilation in medical and surgical patients by respiratory care practitioners and nurses: effect on weaning time and incidence of ventilator-associated pneumonia. Chest 118: 459–467

Übersicht über aktuellen Umgang mit VAT auf Intensivstationen:

– Rodríguez A, Póvoa P, Nseir S, Salluh J, Curcio D, Martín-Loeches I (2014) Incidence and diagnosis of ventilator-associated tracheobronchitis (VAT) in the intensive care unit: an international online survey. Crit Care 18:R32

Prävention der nosokomialen Pneumonie – Interventionen

Santiago Ewig

1 Allgemeines

Die Sicherung von Interventionen zur Prävention der nosokomialen Pneumonie sieht sich großen Schwierigkeiten gegenüber. Über die ungelösten Probleme einer validen Diagnose der nosokomialen Pneumonie und somit über die Definition des zu beeinflussenden Endpunkts wurde bereits im Rahmen der Surveillance gesprochen. Es kommt hinzu, dass Beatmungspatienten eine ausgesprochen heterogene Patientenpopulation sind. Zudem unterscheiden sich die Behandlungssettings sowohl hinsichtlich der Prävalenz von nosokomialen Erregern bzw. Erregerresistenzen als auch räumlichen und personellen Ausstattung sowie der geltenden hygienischen Standards.

Entsprechend sind die Ergebnisse von Studien zur Prävention nosokomialer Pneumonien häufig heterogen und kontrovers. Interventionen, die lange Jahre als solche mit hoher Evidenzstufe empfohlen wurden, wie die Oberkörperhochlagerung auf 30–45 Grad, werden heute nicht mehr uneingeschränkt empfohlen, vielmehr zeichnet sich ab, dass eine Trendelenburg-Lagerung überlegen ist. Andere Interventionen wie die selektive Darmdekontamination (SDD) erreichen hohe Evidenz, bleiben aber abhängig von der Prävalenz der Erregerresistenzen und erreichen daher keine allgemeine Empfehlung.

> ► **Cave** Zudem gilt: Bei allen Studien zur Prävention der nosokomialen Pneumonie sollte sehr genau darauf geachtet werden, wie hoch die Inzidenz der Pneumonie in der Kontrollgruppe ist. Dies gilt insbesondere für Studien, die einen präventiven Effekt belegen wollen. Ist diese ungewöhnlich hoch, muss den „signifikanten" Interventionen kritisch begegnet werden.

Einzelne Interventionen sollten daher in ihrer Bedeutung nicht überbewertet, vielmehr im Kontext des eigenen Krankenhauses bzw. der eignen Intensivstation hinsichtlich ihres potenziellen Beitrags zur Reduktion nosokomialer Pneumonien überprüft werden. Zudem sollten „Interventions-Bündel" formuliert werden, deren Effekt bzw. deren Komponenten auch in regelmäßigen Abständen gemessen werden sollte.

Die folgende Darstellung nimmt die Empfehlungen der KRINKO zur Grundlage, die allerdings in mancher Hinsicht des Kommentars und auch der Ergänzung bedarf (KRINKO 2013).

S. Ewig (✉)
Thoraxzentrum Ruhrgebiet, Kliniken für Pneumologie und Infektiologie, EVK Herne und Augusta-Kranken-Anstalt, Bochum, Deutschland
E-Mail: sewig@outlook.de

© Springer-Verlag GmbH Deutschland 2017
S. Ewig (Hrsg.), *Nosokomiale Pneumonie*,
DOI 10.1007/978-3-662-49821-7_50

2   Basismaßnahmen

Zu den Basismaßnahmen zählen die Händehygiene, die Schulung der Mitarbeiter sowie die Surveillance.

2.1   Händehygiene

Diese ist zweifelsfrei die wichtigste hygienische Maßnahme überhaupt. In einer klassischen Studie über drei Jahre innerhalb von sieben Krankenhäusern wurde gezeigt, was diese vermag und wo ihre Probleme liegen (Pittet et al. 2000). Dies hat sich bis heute kaum verändert:

- Die Prävalenz der nosokomialen Infektionen nahm von 16,9 % auf 9,9 % signifikant ab.
- Die MRSA-Transmissionsraten nahmen von 2,16 auf 0,93 pro 10.000 Patiententage ab.

Dabei wurden zunehmende Complianceraten von 48 % auf 66 % dokumentiert, der Gebrauch von alkoholischen Desinfektionsmitteln stieg von 3,5 l auf 15,4 l pro 1000 Patiententage. Die Compliance war bei Pflegenden deutlich höher als bei Ärzten.

Die Steigerung der Complianceraten ist weiterhin ein zentrales Anliegen der Krankenhaushygiene. Die Raten liegen heute mitunter immer noch um 20 %.

> ▶ **Merke** Die hygienische Händedesinfektion ist die wichtigste Maßnahme innerhalb der Basishygiene. Ohne Händehygiene ist eine Prävention nosokomialer Infektionen bzw. Pneumonien nicht zu erreichen!

Eine Reduktion speziell der nosokomialen Pneumonie durch Händehygiene innerhalb eines Bündels ist ebenfalls belegt (Rello et al. 2010).

2.2   Bauliche und personelle Ausstattung

Die räumliche Ausstattung sollte so beschaffen sein, dass Mindestraumgrößen und Mindestabstände zwischen Patientenbetten eingehalten werden, die eine individualisierte Bereichspflege pro-blemlos erlauben. Die Mindestraumgröße beträgt auf der Intensivstation bei Einzelzimmern 25 m^2, bei Zweitbettzimmern 40 m^2 (DIVI 2010). Der Mindestabstand von Betten auf Normalstation sollte mindestens einen Meter betragen, auf Intensivstationen 2,25 m.

Einzelzimmer sind, wo immer möglich, zu bevorzugen. Ideal und bei Neubauten bzw. Renovierungen in Betracht zu ziehen sind Einzelzimmer mit Schleusen für Patienten mit multiresistenten Erregern.

Auf Intensivstationen besteht eine Abhängigkeit der Inzidenz nosokomialer Infektionen von der personellen Besetzung (Schwab et al. 2012). Es sind daher die durch die DIVI festgehaltenen Verhältnisse von (beatmeten) Patienten und Pflegekräften zu beachten (DIVI 2010).

Hinsichtlich der Pflege heißt es dort:

> Für zwei Behandlungsplätze ist pro Schicht eine Pflegekraft erforderlich.
>
> Zusätzlich soll eine Stelle für die pflegedienstliche Leitung (mit der Qualifikation der Fachweiterbildung Anästhesie und Intensivtherapie) pro Intensivtherapieeinheit vorgesehen werden.
>
> Bei speziellen Situationen (z. B. schwere Verbrennungen, extrakorporale Lungenersatzverfahren), einem hohen Anteil (>60 %) an Patienten mit Organersatzverfahren (z. B. Beatmung, Nierenersatzverfahren) oder zusätzlichen Aufgaben (z. B. Stellung des Reanimationsteam für das Krankenhaus, Begleitung der Transporte der Intensivpatienten) soll eine erhöhte Präsenz von Pflegepersonal bis zu einer Pflegekraft pro Bettenplatz pro Schicht eingesetzt werden.
>
> Der Anteil an qualifizierten Intensiv-Fachpflegekräften soll mindestens 30 % des Pflegeteams der Intensivtherapieeinheit betragen.

Die erfolgreiche Prävention speziell der nosokomialen Pneumonie ist nicht allein durch einen adäquaten Pflegeschlüssel zu erreichen, sondern erfordert zusätzliche Mitarbeiterschulungen und die Einbeziehung von Atemtherapeuten (Babcock et al. 2004).

2.3   Mitarbeiterschulung

Eine regelmäßige Mitarbeiterschulung durch Hygienekräfte ist unabdingbar erforderlich. Eine Reduktion der VAP durch Schulung ist belegt

(Babcock et al. 2004). Neue Mitarbeiter in Weiterbildung sowie Konsiliarien, die nicht regelmäßig in der jeweiligen Intensivstation arbeiten, sind vorrangig zu schulen. Die Einführung neuer Medizinprodukte ist hygienisch relevant und bedarf daher einer Einweisung auch unter hygienischen Gesichtspunkten.

2.4 Epidemiologische Surveillance

Die Teilnahme am ITS-KISS wird empfohlen. Darüber hinaus sollte eine stationsspezifische Statistik über Erreger nosokomialer Infektionen bzw. Pneumonien geführt und zeitnah ausgewertet werden. Diese dient der Erkennung von Ausbrüchen und Kreuzinfektionen. Zudem müssen multiresistente Erreger nach § 23 Abs. 4 IfSG aufgezeichnet und gemeldet werden.

Über diese Surveillance hinaus kann bei invasiv beatmeten Patienten auch eine Surveillance über Kulturen tracheobronchialer Sekrete sowohl in präventiver als auch in therapeutischer Hinsicht sinnvoll sein (▸ Kap. 9, „Mikrobiologische Diagnostik: Aussagekraft quantitativer Kulturen respiratorischer Sekrete").

3 Apparativ-technische Interventionen

Hierzu zählen alle nicht-medikamentösen Maßnahmen.

3.1 Beatmungsschläuche

Beatmungsschläuche müssen patientenbezogen eingesetzt werden. Innerhalb einer Beatmungsepisode eines Patienten müssen Wechsel nicht häufiger als alle sieben Tage durchgeführt werden. Die sieben Tage rühren aus vergleichenden Studien her (Kollef et al. 1995). Es scheint aber möglich und wird auch nicht anders durch die CDC empfohlen, einen Wechsel der Beatmungsschläuche nur bei sichtbarer Verschmutzung bzw. mechanischen Defekten vorzunehmen.

Beatmungsschläuche sind ein geschlossenes System, bei dem jede Manipulation, also auch ein Wechsel, mit einem erhöhten Risiko einer bakteriellen Kontamination einhergeht. Eine besondere Gefahr geht von Kondensaten in den Schläuchen aus, die sich keinesfalls in Richtung Patient ergießen dürfen.

3.2 Atemgasbefeuchtung

Der Möglichkeit der aktiven Befeuchtung durch geheizte Schläuche steht die der passiven Befeuchtung durch HME-Filter entgegen („heat-moisture-exchanger"). Beide Befeuchter haben Vor- und Nachteile:

- aktive Befeuchtung: sichert eine kontrollierte Atemgaskonditionierung. Die Befeuchtungsleistung ist höher als bei HME. Andererseits kommt es bei diesen zu einer Bildung von Kondenswasser, das sich in den Schläuchen sammelt, bakteriell kontaminiert werden und im Falle einer Aspiration eine Pneumonie bewirken kann;
- passive Befeuchtung: diese ist einfach zu handhaben (Achtung: HME werden zwischen Tubus (oder Trachealkanüle) und Y-Stück des Beatmungssystems montiert. Im Falle zusätzlicher Medikamentenvernebelung: Vernebler zwischen Tubus/Trachealkanüle und HME) und geht nicht mit der genannten Gefahr der aktiven Befeuchtung einher. Nachteil ist das Problem der Verlegung mit zähem Sekret bei ungenügender Befeuchtungsleistung, die die Gefahr einer Atemwegsobstruktion birgt.

Ein Unterschied im Risiko für eine Pneumonie konnte nicht gezeigt werden (Kelly et al. 2010). Die Entscheidung für eines der beiden Systeme ist daher nach klinischen Kriterien zu fällen. Bei Anwendung einer aktiven Befeuchtung ist die regelmäßige Leerung des Kondenswassers, das sich in der Wasserfalle gesammelt hat, sicherzustellen.

3.3   Endotrachealtuben

Der Endotrachealtubus ist zuletzt in den Mittelpunkt der Untersuchungen zur Prävention einer nosokomialen Pneumonie geraten.

3.3.1   Silberbeschichtete Tuben
Im Lumen silberbeschichtete Tuben sollen verhindern, dass es zur Adhäsion von Erregern bzw. Biofilmproduktion kommt. Eine Effektivität scheint gegeben (Kollef et al. 2008). Allerdings stehen bestätigende Studien noch aus, auch sind Fragen der Wirtschaftlichkeit noch ungeklärt.

3.3.2   Cuffdruck
Der Cuff eines handelsüblichen Tubus ist keineswegs vollständig dicht, auch wenn ein Cuffdruck von 25–30 cm H_2O sichergestellt wird. Vielmehr kommt es entlang des Cuffs zu einer kontinuierlichen Deszension von bakteriellen Erregern. Höhere Drücke verbieten sich aufgrund des Risikos von Schleimhautnekrosen mit der Folge von narbigen Trachealstenosen.

Die intermittierende Cuffdruckmessung führt andererseits nicht einmal zu einer Sicherung des Druckziels, sondern unterliegt vielmehr einigen Schwankungen.

Automatisierte Druckmessungen bzw. Druckregulierungen haben widersprüchliche Ergebnisse hinsichtlich der Reduktion nosokomialer Pneumonien erbracht (Valencia et al. 2008; Nseir et al. 2011).

3.3.3   Subglottische Sekretdrainage
Diese Intervention setzt oberhalb des Cuffs an, um eine Deszension von bakteriellen Erregern zu verhindern. Über ein zweites Lumen oberhalb bzw. dorsal des Cuffs werden Sekrete abgesaugt. Die Sekretdrainage kann intermittierend oder kontinuierlich erfolgen. Eine Reduktion von Pneumonien um bis zu 50 % konnte belegt werden; diese betraf überwiegend (aber nicht nur) „late onset" Pneumonien (Valles et al. 1995; Lacherade et al. 2010; Muscedere et al. 2011; Lorente et al. 2014; Caroff et al. 2016). Aktuell sind sowohl eine intermittierende als auch eine kontinuierliche Drainage

möglich, ein Unterschied in der Effektivität besteht nicht (Muscedere et al. 2011).

Probleme können sich ergeben durch mechanische Verlegungen des Drainagelumens. Die Möglichkeit einer Schleimhautschädigung der Trachealschleimhaut ist zu berücksichtigen; dieses Risiko scheint besonders bei kontinuierlicher Drainage zu bestehen.

Zudem profitieren nur Patienten, die länger als 72 h beatmet werden. Während der Einsatz solcher Tuben bei allen Patienten ökonomisch nicht vertretbar ist, erscheint es nicht immer vorhersagbar, welche Patienten eine entsprechend prolongierte Beatmung erhalten werden. Andererseits sind Umintubationen mit einem erhöhten Pneumonierisiko verbunden.

Während demnach die Reduktion nosokomialer Pneumonien durch diese Tuben belegt ist, sieht sich ihre Implementation praktischen Schwierigkeiten gegenüber. Dennoch handelt es sich um eine der wirksamsten präventiven Maßnahmen. Offen ist aktuell die Frage, ob eine intermittierende oder eine kontinuierliche Absaugung zu bevorzugen ist.

3.3.4   Neue Tubusmaterialien
Handelsübliche Cuffs bestehen aus Polyvinyl und haben eine Cuffdicke von 50–80 µm. Es handelt sich dabei um „high-volume low-pressure cuffs", die zudem Falten bilden und somit eine Deszension von Sekret nicht zu verhindern vermögen.

Alternativ wurden Cuffs aus Polyurethan, Silikon und Latex entwickelt, die eine Dicke von 7 µm aufweisen. Diese neuen Materialien haben den Vorteil, dass die Cuffs keine Falten bilden können, die eine Sekretabsaugung verhindern. Sie erlauben zudem eine andere als die bisher übliche zylindrische Form des Cuffs. So entstehen sogenannte „low-volume low-pressure cuffs" (Young et al. 2006).

Auch wenn bisherige Daten eine Reduktion der VAP-Rate belegen (Lorente et al. 2007), ist der Wert dieser neuen (sehr teuren) Cuff-Materialen noch nicht gesichert.

3.3.5   Entfernung von Biofilmen
Ein interessantes Prinzip stellt die mechanische Entfernung von Biofilmen durch den „Mucus-

Shaver" dar. Hierbei wird mit einem Ballonkatheter die Innenseite des Tubus von Sekreten und auch Biofilmen gereinigt. Dieses Verfahren ist noch nicht hinreichend evaluiert (Berra et al. 2012).

3.4 Endotracheale Absaugung

Der offenen Absaugung steht als Alternative die geschlossene gegenüber. Letztere erfolgt über einen in einer Hülle eingefassten Absaugkatheter, der in das Beatmungssystem eingelassen ist. Theoretische Vorteile der geschlossenen Absaugung bestehen in der Vermeidung einer Diskonnektion, was sowohl hygienisch als auch beatmungstechnisch wünschenswert erscheint. Einmal wöchentlich muss jedoch auch das geschlossene System gewechselt werden.

Unterschiede hinsichtlich der Prävention der nosokomialen Pneumonie konnten jedoch nicht gezeigt werden. Das geschlossene System kann jedoch Vorteile bei Patienten mit tracheobronchialer Kolonisation durch MRE aufweisen, da dieses die Ausbreitung der MRE in der Umgebung vermeiden kann.

3.5 Medikamentenvernebler

Nosokomiale Pneumonien durch kontaminierte Aerosole wurden als Problem bereits in den 50er-Jahren erkannt (▶ Kap. 2, „Geschichte der nosokomialen Pneumonie"). Offensichtlich handelt es sich um eine sehr sensible Prozedur.

Standard ist heute der Einsatz von Einmalverneblern, wo immer möglich. Das aktuell beste Verneblungssystem ist der Aeroneb. Dieser ist zum Einmal- und Mehrfachgebrauch zugelassen (Aeroneb Solo bzw. Aeroneb Pro).

4 Patientenbezogene Maßnahmen

Diese umfassen alle therapeutischen Interventionen im Rahmen der Beatmung.

4.1 Nichtinvasive Beatmung (NIV)

Die NIV ist mit einer deutlichen Verringerung der Rate an Pneumonien, aber auch anderer nosokomialer Infektionen wie harnwegs- und katheterassoziierten Infektionen verbunden (Girou et al. 2000). Dies erklärt sich aus der höheren Schwelle gegenüber einer umfassenden Versorgung mit Kathetern, wie sie bei der invasiven Beatmung üblich und unumgänglich ist.

Wo immer möglich, sollte daher die NIV gegenüber der Intubation bevorzugt werden. Eine NIV ist allerdings nur in bestimmten Indikationen möglich. Sie hat jedoch auch nach Extubation ihre Indikation und trägt durch die Verkürzung der invasiven Beatmungszeit auch zur Reduktion des Pneumonierisikos bei (Ferrer et al. 2003).

Allerdings kommen nosokomiale Pneumonien auch unter NIV vor (Zhang und Duan 2015).

4.2 Endotracheale Intubation

Der orotracheale Zugangsweg hat sich weitgehend durchgesetzt. Ein nasotrachealer Zugang ist mit einer erhöhten Rate an Sinusitiden assoziiert. Ein Zusammenhang zur Pneumonie ist dabei nur für die infektiöse Sinusitis gesichert (Holzapfel et al. 1993; Rouby et al. 1994; Agrafiotis et al. 2012).

4.3 Tracheotomie

Es konnte bislang nicht gezeigt werden, dass eine frühe Tracheotomie (ab 72 h) gegenüber einer späten nach 7–10 Tagen zu einer Verringerung der Pneumonierate führt (Wang et al. 2011).

4.4 Lagerungsmaßnahmen

Die 30–45 Grad Oberkörperhochlagerung („semirecumbent positioning") galt lange Zeit als wirksame Präventionsmaßnahme (Draculovic et al. 1999). Die Rationale hinter der Oberkörperhochlagerung war die Prävention des gastropharyngealen Refluxes und eine Vernbesserung der mukoziliären Clearance. Es konnte jedoch gezeigt werden, dass 45 Grad Oberkörperhochlagerung selbst unter Studienbedingungen kein realistisches Ziel war, während die stattdessen erreichten 28 versus 10 Grad keinen präventiven Effekt hatten (van Nieuwenhoven et al. 2006).

Insofern kann diese Empfehlung nicht mehr uneingeschränkt aufrecht erhalten werden. Dennoch sprechen einige Gründe für eine Oberkörperhochlagerung von ca. 30 Grad, so der Aspirationsschutz bei enteraler Ernährung sowie soziale Faktoren.

Experimentelle Daten haben allerdings zuletzt das Konzept der Prävention durch Oberkörperhochlagerung grundlegend in Frage gestellt. So konnte gezeigt werden, dass die Oberkörperhochlagerung aufgrund des Mukusstroms die Kolonisation der Atemwege begünstigte (Li Bassi et al. 2008), während mit einer Tieflagerung der Trachea im Gegensatz zur Hochlagerung keine Pneumonien mehr auftraten (Zanella et al. 2012). Des Weiteren konnte in einer klinischen Studie belegt werden, dass eine laterale Rotation um jeweils 90 Grad zu einer Reduktion der Pneumonierate zusätzlich zu allen anderen Maßnahmen führte (Staudinger et al. 2010). Experimentelle Daten belegen zunehmend das überlegene präventive Potenzial der Tieflagerung in lateraler Trendelenposition (Li Bassi et al. 2014).

Es zeichnet sich somit hinsichtlich der Bewertung der Schwerkraft bzw. der Körperlagerung in näherer Zukunft eine grundlegende Revision ab. Klinische Studien stehen jedoch noch aus, einige praktische Hindernisse einer Lagerung in lateraler Trendelenburgposition sind ebenfalls noch ungeklärt.

4.5 Hygienische Mundpflege

Eine regelmäßige Mundpflege mit antispetischen Substanzen hat Hinweise für einen präventiven Effekt ergeben, wenn auch nicht konsistent in allen geprüften Populationen. Geprüft wurden bislang vor allem Chlorhexidin und Polyvidon-Jodlösung (Labeau et al. 2011; Klompas et al. 2014). Für Zähneputzen fehlt bislang ein präventiver Wirksamkeitsnachweis (Alhazzani et al. 2013).

4.6 Enterale Ernährung

Die enterale ist gegenüber der parenteralen Ernährung mit einer geringeren Sepsis- und Pneumonierate assoziiert. Ob eine postpylorische (duodenale) Platzierung einer enteralen vorzuziehen ist, bleibt aktuell ungeklärt. Ebenso ist nicht bekannt, ob eine kontinuierliche Gabe oder die Bolusapplikation Vorteile aufweist.

4.7 Probiotika

Der Nutzen von Probiotika ist aktuell nicht geklärt. In einer Metanalyse zeigte sich kein präventiver Nutzen der Probiotika auf die Entwicklung einer VAP, wohl aber auf eine VAP durch P. aeruginosa. Andere Endpunkte wurden nicht beeinflusst (Wang et al. 2013).

5 Pharmakologische Interventionen

5.1 SDD („selektive Darmdekontamination")

Wohl kaum eine Intervention ist so umstritten wie die SDD. Eine SDD schließt nämlich die Gabe lokaler und systemischer antimikrobieller Substanzen mit ein. Eine SOD („selective oral decontamination") hingegen schließt lediglich eine lokale Gabe antimikrobieller Substanzen ein.

Zweifellos zeigen alle Studien mit SDD eine Reduktion der Pneumonierate, Metaanalysen (bis auf eine) und die qualitativ beste Studie auch eine Reduktion der Letalität (de Smet et al. 2009).

Letztere zeigte eine Reduktion von 3,5 % mit SDD und 2,9 % mit SOD. Eine SDD schloss dabei für die Dauer der intensivstationären Behandlung ein:

• eine systemische Gabe von vier Tagen Cefotaxim intravenös,
• eine topische pharyngeale Gabe von Tobramycin 80 mg, Colistin 100 mg, Amphotericin B 500 mg in einer 2 % Paste alle 6 h,

- eine topische gastrale Gabe über Magensonde von Tobramycin 80 mg, Colistin 100 mg, Amphotericin B 500 mg in einer 10 ml Suspension alle 6 h.

Eine SOD bestand aus der Gabe der drei topisch applizierten Substanzen unter Verzicht auf die systemische Gabe von Cefotaxim.

Über die methodische Kritik an einzelnen Studien hinaus bleibt die SDD jedoch aus folgenden Gründen fragwürdig:

- Das SDD-Konzept wurde überwiegend in den Niederlanden untersucht. Die Niederlande sind ein Niedrig-Prävalenzland hinsichtlich MRE.
- SDD beinhaltet eine systemische Gabe antimikrobieller Therapie. Somit wird durch eine präventive Maßnahme der Selektionsdruck erhöht. Es ist bekannt, dass eine systemische antimikrobielle Therapie zu einer Reduktion der „early onset" Pneumonie führt, im Gegenzug aber die Kolonisation mit „late onset" Erregern begünstigt. Die Arbeitsgruppe Bonten hat selbst belegt, dass die SDD während der Anwendung zu erheblichen ökologischen Konsequenzen führt: So stiegen die Resistenzraten der intestinalen Keime gegenüber Ceftazidim, Tobramycin oder Ciprofloxacin von 5 bzw. 7 und 7 % auf 15, 13 und 13 %; auch die Resistenzraten der Kolonisationserreger gegenüber den genannten Substanzen stieg von maximal 6 % auf > 10 % (Ostdijk et al. 2010). Zudem entwickelten mit SDD/SOD behandelte Patienten nach Verlegung aus intensivstationärer Behandlung auf Normalstation mehr Infektionen (de Smet et al. 2009).
- Langzeiteffekte insbesondere auf gramnegative Erreger lassen sich in einem Niedrigprävalenzland für MRE nur schwer evaluieren, sodass belastbare Daten hierzu nicht vorliegen.
- Das SOD-Konzept zeigt Ergebnisse nahe denen der SDD, beinhaltet aber zumindest keine systemische antimikrobielle Therapie.

Aus diesen Gründen sollte das SDD Konzept mit großer Vorsicht betrachtet werden. Insbesondere bei Einschluss von Colistin muss eine rasche Resistenzentwicklung befürchtet werden.

Eine Intensivstation, die das SDD-Konzept anwendet, bürdet sich daher die Verantwortung für eine penible Kontrolle der Resistenzentwicklung gegenüber den angewendeten Substanzen auf. Eine Anwendung der SDD/SOD sollte daher nur dann erfolgen, wenn alle anderen Maßnahmen ausgeschöpft sind und die Pneumonieraten unverändert als zu hoch eingeschätzt werden.

5.2 Stressulcus-Blutungsprophylaxe

Die Stressulcus-Prophylaxe war in den achtziger Jahren eine der am meisten untersuchten Interventionen. Heute hat die Bedeutung dieser Prophylaxe im Zuge geänderter Beatmungs- und Sedierungskonzepte sowie der enteralen Ernährung an Bedeutung verloren. Ein erhöhtes Risiko haben Patienten mit Nierenversagen, protektiv ist eine enterale Ernährung (Cook et al. 1999).

Die Indikation zur Prophylaxe muss heute individuell gestellt werden. Dabei ist das Risiko einer Blutung gegen das einer Pneumonie abzuwägen.

Das Ergebnis der jahrelangen Kontroversen um die beste Prophylaxe kann so zusammengefasst werden, dass Sucralfat in der methodisch besten Studie (allerdings nur in einer von zwei Metanalysen) das Risiko einer „late onset" Pneumonie im Vergleich zu H_2-Antagonisten wirksamer reduziert (Prod'hom et al. 1994; Huang et al. 2010). Dies erscheint biologisch plausibel, da Sucralfat den pH im Magen nicht alkalisiert, während H_2-Blocker (und natürlich auch Protonenpumpeninhibitoren) dies bewirken. Andererseits zeigen sich H_2-Blocker (Cook et al. 1998) und Protonenpumpeninhibitoren (Alhazzani et al. 2013) als überlegen in der Blutungsprophylaxe.

Aktuell werden überwiegend Protonenpumpeninhibitoren eingesetzt, obwohl die Datenlage zu diesen Substanzen sowohl hinsichtlich der erzielten prophylaktischen und als auch der präventiven Effekte begrenzt ist. Daher sind Studien zu diesem Thema angezeigt (Shears et al. 2016).

5.3 Sedierung

Die leitliniengerechte Sedierungssteuerung reduziert die Beatmungsdauer und das Aspirationsrisiko. Die Sedierung ist mindestens einmal am Tage zu unterbrechen. Sedierungsprotokolle sind am besten geeignet, die Sedierungstiefe zu kontrollieren. Innerhalb der präventiven Interventionen ist die adäquate Handhabung der Sedierung zu einer der wichtigsten geworden.

> **Beispiel**
> Ein mögliches Bündel kann umfassen:
>
> - Einhaltung der Händehygiene
> - Hygienische Mundpflege
> - Kontrolle der Sedierungstiefe
> - Subglottische Sekretdrainage
> - Hygienischer Umgang mit Verneblern

6 Interventionsbündel

Unter Bündeln („bundle") versteht man in unserem Zusammenhang die Zusammenfassung verschiedener Interventionen zur Prävention nosokomialer Pneumonien. Der Vorteil liegt darin, dass nicht mehr einzelne Maßnahmen implementiert werden, sondern mit dem Bündel ein Problembewusstsein bei den Beteiligten etabliert wird, das zusätzliche Effekte zeigen kann. Diese Bündel haben sich als sehr effektiv in der Prävention nosokomialer Pneumonien gezeigt (Buoadma et al. 2010; Rello et al. 2010; Rello et al. 2013).

Folgende Punkte sind bei der Zusammensetzung von Bündeln zu beachten:

- Das Bündel sollte nicht zu klein und nicht zu groß sein, also zwischen drei und sechs Maßnahmen umfassen.
- Die einzelnen Maßnahmen sollten Evidenz in der Literatur für sich haben.
- Einfach umsetzbare und preiswerte Maßnahmen sollten bevorzugt werden.

Das Bündel (und die evtl. Modifikation eines Bündels) sollte nicht dekretiert, sondern aktiv implementiert werden. Die Beteiligten sollten aktiv in die Implementation einbezogen werden.

Die Umsetzung des Bündels sollte sichergestellt werden. Hierzu bieten sich z. B. Checklisten an.

Die Effekte des Bündels sollten nach einer gewissen Zeit (z. B. nach einem halben Jahr) auf ihre Wirksamkeit hin überprüft werden. Einzelne, sicher etablierte Maßnahmen können dann bei weiter bestehendem Interventionsbedarf aus dem Bündel gegen andere zusätzliche Maßnahmen ausgetauscht werden.

7 Zusammenfassung: Welche Interventionen sind gesichert wirksam?

Die Fülle der präventiven Ansatzpunkte mag den Blick dafür verstellen, welche die wichtigsten bzw. am meisten relevanten sind.

Dazu ist an erster Stelle zu sagen, dass die Basismaßnahmen die Grundlage aller präventiven Strategien bilden, also Einhaltung der baulichen Erfordernisse, Sicherstellung des adäquaten Pflegeschlüssels, regelmäßige Schulung des gesamten Behandlungsteams, Einhaltung der Regeln zur Händehygiene und Teilnahme an einer externen (Intensiv-KISS)-Surveillance.

Unter den speziellen präventiven Maßnahmen gibt es aktive („Durchführung von") und passive („Vermeidung von"). Entgegen unserem notorisch inhärenten „action bias" kann das Vermeiden dabei genauso wichtig sein wie das Durchführen. Bestes Beispiel ist die Vermeidung einer Intubation. Auf strategischer Ebene bedeutet die Konzentration auf wenige Maßnahmen keineswegs eine schlechtere Prävention als der Versuch einer Etablierung alles dessen, wofür sich in der Literatur Belege finden. Die Qualität einer Präventionsstrategie zeigt sich auch an ihrer Wirtschaftlichkeit.

Orientierung für die vor Ort beste Präventionsstrategie können immer nur ein Soll und ein Ziel sein. Das Soll ergibt sich aus den KISS-Daten, das Ziel aus dem Erreichen des dort vorgegebenen Solls oder aus einem definierten Defizit, das behoben werden soll.

In Tab. 1 sind alle speziellen präventiven Maßnahmen noch einmal in Bezug auf das Risiko aufgeführt, dem durch diese Maßnahmen begegnet wird.

Tab. 1 Spezielle präventive Maßnahmen in Bezug auf das Risiko, dem durch präventive Maßnahmen begegnet wird (Basismaßnahmen sicherstellen, erst auf dieser Grundlage einzelne Maßnahmen erwägen)

Risiko	Maßnahme
Kolonisation des oropharyngealen Trakts	Mundhygiene durch Antiseptika Kritische Indikationsstellung für eine antimikrobielle Therapie
Schwerkraft	Lagerung 30–45 Grad Mutmaßlich laterale Trendelenburg-Lage optimal Alternativ Rotationsbetten
Tubus	Vermeidung der Intubation Orotracheale Intubation Extubation so rasch wie möglich; Weaningprotokoll NIV, auch im Weaning Vermeidung der Re-Intubation
Aspiration	Kontrolle des Cuff-Drucks Subglottische Aspiration Sedierungsprotokoll
Beatmungsschläuche	Patientenbezogener Einsatz Kein Wechsel, sofern kein Defekt Vermeidung einer Aspiration von Kondensat
Medikamentenverneblung	Einsatz von Einmalverneblern
Ernährungszufuhr	Enterale Ernährung Beschränkung der Zeit der Lage der nasogastralen (nasoduodenalen) Sonde
Stressulcusprophylaxe	Risiko der Blutung einschätzen, ggf. Verzicht Sucralfat beste präventive Wirkung gegen VAP, H_2-Antagonisten und Protonenpumpeninhibitoren beste Blutungsprophylaxe
Transport	Transporte auf ein Minimum beschränken

Weiterführende Literatur

Aktuell gültige Leitlinie zur Prävention der VAP in Deutschland:

– KRINKO (2013) Prävention der nosokomialen beatmungsassoziierten Pneumonie. Empfehlung der Kommission für Krankenhaushygiene und Infektionsprävention (KRINKO) beim Robert Koch-Instiutut. Bundesgesundheitsbl 56:1578–1159

Allgemeine präventive Maßnahmen:

– Pittet D, Hugonnet S, Harbarth S, Mourouga P, Sauvan V, Touveneau S, Perneger TV (2000) Effectiveness of a hospital-wide programme to improve compliance with hand hygiene. Infection Control Programme. Lancet 356: 1307–1312
– Rello J, Lode H, Cornaglia G, Masterton R, VAP Care Bundle Contributors (2010) A European care bundle for prevention of ventilator-associated pneumonia. Intensive Care Med 36:773–780
– DIVI. Empfehlungen zur Struktur und Ausstattung von Intensivtherapiestationen. http://www.divi.de/images/Dokumente/Empfehlungen/Strukturempfehlungen/2011_Strukturempfehlung Kurzversion.pdf. Zugegriffen am 01.07.2016
– Schwab F, Meyer E, Geffers C, Gastmeier P (2012) Understaffing, overcrowding, inappropriate nurse: ventilated patient ratio and nosocomial infections: which parameter is the best reflection of deficits? J Hosp Infect 80:133–139
– Babcock HM, Zack JE, Garrison T, Trovillion E, Jones M, Fraser VJ, Kollef MH (2004) An educational intervention to reduce ventilator-associated pneumonia in an integrated health system: a comparison of effects. Chest 125:2224–2231

Beatmungsschläuche und Atemgaskonditionierung:

– Kollef MH, Shapiro SD, Fraser VJ, Silver P, Murphy DM, Trovillion E, Hearns ML, Richards RD, Cracchilo L, Hossin L (1995) Mechanical ventilation with or without 7-day circuit changes. A randomized controlled trial. Ann Intern Med 123:168–174

– Kelly M, Gillies D, Todd DA, Lockwood C (2010) Heated humidification versus heat and moisture exchangers for ventilated adults and children. Cochrane Database Syst Rev (4):CD004711

Der Tubus im Fokus präventiver Strategien:

– Kollef MH, Afessa B, Anzueto A, Veremakis C, Kerr KM, Margolis BD, Craven DE, Roberts PR, Arroliga AC, Hubmayr RD, Restrepo MI, Auger WR, Schinner R, NASCENT Investigation Group (2008) Silver-coated endotracheal tubes and incidence of ventilator-associated pneumonia: the NASCENT randomized trial. JAMA 300:805–813
– Valencia M, Ferrer M, Farre R, Navajas D, Badia JR, Nicolas JM, Torres A (2007) Automatic control of tracheal tube cuff pressure in ventilated patients in semirecumbent position: a randomized trial. Crit Care Med 35:1543–1549
– Nseir S, Zerimech F, Fournier C, Lubret R, Ramon P, Durocher A, Balduyck M (2011) Continuous control of tracheal cuff pressure and microaspiration of gastric contents in critically ill patients. Am J Respir Crit Care Med 184:1041–1047
– Vallés J, Artigas A, Rello J, Bonsoms N, Fontanals D, Blanch L, Fernández R, Baigorri F, Mestre J (1995) Continuous aspiration of subglottic secretions in preventing ventilator-associated pneumonia. Ann Intern Med 122:179–186
– Lacherade JC, De Jonghe B, Guezennec P, Debbat K, Hayon J, Monsel A, Fangio P, Appere de Vecchi C, Ramaut C, Outin H, Bastuji-Garin S (2010) Intermittent subglottic secretion drainage and ventilator-associated pneumonia: a multicenter trial. Am J Respir Crit Care Med 182:910–917
– Muscedere J, Rewa O, McKechnie K, Jiang X, Laporta D, Heyland DK (2011) Subglottic secretion drainage for the prevention of ventilator-associated pneumonia: a systematic review and meta-analysis. Crit Care Med 39:1985–1991
– Lorente L, Lecuona M, Jiménez A, Lorenzo L, Roca I, Cabrera J, Llanos C, Mora ML (2014) Continuous endotracheal tube cuff pressure control system protects against ventilator-associated pneumonia. Crit Care 18:R77
– Caroff DA, Li L, Muscedere J, Klompas M (2016) Subglottic secretion drainage and objective outcomes: A systematic review and meta-analysis. Crit Care Med 44:830–840
– Young PJ, Pakeerathan S, Blunt MC, Subramanya S (2006) A low-volume, low-pressure tracheal tube cuff reduces pulmonary aspiration. Crit Care Med 34:632–639
– Lorente L, Lecuona M, Jiménez A, Mora ML, Sierra A (2007) Influence of an endotracheal tube with polyurethane cuff and subglottic secretion drainage on pneumonia. Am J Respir Crit Care Med 176:1079–1783
– Berra L, Coppadoro A, Bittner EA, Kolobow T, Laquerriere P, Pohlmann JR, Bramati S, Moss J, Pesenti A (2012) A clinical assessment of the Mucus Shaver: a device to keep the endotracheal tube free from secretions. Crit Care Med 40:119–124

Nichtinvasive Beatmung (NIV) – ein zentraler Bestandteil in der Vermeidung der Intubation bzw. der Verkürzung der invasiven Beatmung:

– Girou E, Schortgen F, Delclaux C, Brun-Buisson C, Blot F, Lefort Y, Lemaire F, Brochard L (2000) Association of noninvasive ventilation with nosocomial infections and survival in critically ill patients. JAMA 284:2361–2367
– Ferrer M, Esquinas A, Arancibia F, Bauer TT, Gonzalez G, Carrillo A, Rodriguez-Roisin R, Torres A (2003) Noninvasive ventilation during persistent weaning failure: a randomized controlled trial. Am J Respir Crit Care Med 168:70–76
– Zhang Z, Duan J (2015) Nosocomial pneumonia in non-invasive ventilation patients: incidence, characteristics, and outcomes. J Hosp Infect 91:153–157

Bedeutung der oberen Atemwege in der Prävention der VAP:

– Holzapfel L, Chevret S, Madinier G, Ohen F, Demingeon G, Coupry A, Chaudet M (1993) Influence of long-term oro- or nasotracheal intubation on nosocomial maxillary sinusitis and pneumonia: results of a prospective, randomized, clinical trial. Crit Care Med 21:1132–1138

– Rouby JJ, Laurent P, Gosnach M, Cambau E, Lamas G, Zouaoui A, Leguillou JL, Bodin L, Khac TD, Marsault C et al (1994) Risk factors and clinical relevance of nosocomial maxillary sinusitis in the critically ill. Am J Respir Crit Care Med 150:776–783

– Agrafiotis M, Vardakas KZ, Gkegkes ID, Kapaskelis A, Falagas ME (2012) Ventilator-associated sinusitis in adults: systematic review and meta-analysis. Respir Med 106:1082–1095

– Wang F, Wu Y, Bo L, Lou J, Zhu J, Chen F, Li J, Deng X (2011) The timing of tracheotomy in critically ill patients undergoing mechanical ventilation: a systematic review and meta-analysis of randomized controlled trials. Chest 140:1456–1465

Studien zur präventiven Bedeutung der Körperlage:

– Drakulovic MB, Torres A, Bauer TT, Nicolas JM, Nogué S, Ferrer M (1999) Supine body position as a risk factor for nosocomial pneumonia in mechanically ventilated patients: a randomised trial. Lancet 354:1851–1858

– van Nieuwenhoven CA, Vandenbroucke-Grauls C, van Tiel FH, Joore HC, van Schijndel RJ, van der Tweel I, Ramsay G, Bonten MJ (2006) Feasibility and effects of the semirecumbent position to prevent ventilator-associated pneumonia: a randomized study. Crit Care Med 34:396–402

– Zanella A, Cressoni M, Epp M, Hoffmann V, Stylianou M, Kolobow T (2012) Effects of tracheal orientation on development of ventilator-associated pneumonia: an experimental study. Intensive Care Med 38:677–685

– Staudinger T, Bojic A, Holzinger U, Meyer B, Rohwer M, Mallner F, Schellongowski P, Robak O, Laczika K, Frass M, Locker GJ (2010) Continuous lateral rotation therapy to prevent ventilator-associated pneumonia. Crit Care Med 38:486–490

– Li Bassi G, Zanella A, Cressoni M, Stylianou M, Kolobow T (2008) Following tracheal

intubation, mucus flow is reversed in the semirecumbent position: possible role in the pathogenesis of ventilator-associated pneumonia. Crit Care Med 36:518–525

– Li Bassi G, Marti JD, Saucedo L, Rigol M, Roca I, Cabanas M, Muñoz L, Ranzani OT, Giunta V, Luque N, Esperatti M, Gabarrus A, Fernandez L, Rinaudo M, Ferrer M, Ramirez J, Vila J, Torres A (2014) Gravity predominates over ventilatory pattern in the prevention of ventilator-associated pneumonia. Crit Care Med 42:e620–e627

Präventive Bedeutung der Antiseptika bzw. Oralhygiene:

– Labeau SO, van de Vyver K, Brusselaers N, Vogelaers D, Blot SI (2011) Prevention of ventilator-associated pneumonia with oral antiseptics: a systematic review and meta-analysis. Lancet Infect Dis 11:845–854

– Klompas M, Speck K, Howell MD, Greene LR, Berenholtz SM (2014) Reappraisal of routine oral care with chlorhexidine gluconate for patients receiving mechanical ventilation: systematic review and meta-analysis. JAMA Intern Med 174:751–761

– Alhazzani W, Smith O, Muscedere J, Medd J, Cook D (2013) Toothbrushing for critically ill mechanically ventilated patients: a systematic review and meta-analysis of randomized trials evaluating ventilator-associated pneumonia. Crit Care Med 41:646–655

Probiotika ohne gesicherte präventive Wirkung:

– Wang J, Liu KX, Ariani F, Tao LL, Zhang J, Qu JM (2013) Probiotics for preventing ventilator-associated pneumonia: a systematic review and meta-analysis of high-quality randomized controlled trials. PLoS One 8:e83934

Methodisch sehr gute Studie zu SDD/SOD, die einen präventiven Effekt belegt. Trotz durch diese Studie begründete hohe Evidenz erscheint die externe Validität fraglich und scheinen bei Anwendung dieser Strategie „Kollateralschäden" wahrscheinlich:

– de Smet AM, Kluytmans JA, Cooper BS, Mascini EM, Benus RF, van der Werf TS, van der Hoeven JG, Pickkers P, Bogaers-Hofman-D, van der Meer NJ, Bernards AT, Kuijper EJ, Joore JC, Leverstein-van Hall MA, Bindels AJ, Jansz AR, Wesselink RM, de Jongh BM, Dennesen PJ, van Asselt GJ, te Velde LF, Frenay IH, Kaasjager K, Bosch FH, van Iterson M, Thijsen SF, Kluge GH, Pauw W, de Vries JW, Kaan JA, Arends JP, Aarts LP, Sturm PD, Harinck HI, Voss A, Uijtendaal EV, Blok HE, Thieme Groen ES, Pouw ME, Kalkman CJ, Bonten MJ (2009) Decontamination of the digestive tract and oropharynx in ICU patients. N Engl J Med 360:20–31
– de Smet AM, Hopmans TE, Minderhoud AL, Blok HE, Gossink-Franssen A, Bernards AT, Bonten MJ (2009) Decontamination of the digestive tract and oropharynx: hospital acquired infections after discharge from the intensive care unit. Intensive Care Med 35:1609–1613
– Oostdijk EA, de Smet AM, Blok HE, Thieme Groen ES, van Asselt GJ, Benus RF, Bernards SA, Frénay IH, Jansz AR, de Jongh BM, Kaan JA, Leverstein-van Hall MA, Mascini EM, Pauw W, Sturm PD, Thijsen SF, Kluytmans JA, Bonten MJ (2010) Ecological effects of selective decontamination on resistant gram-negative bacterial colonization. Am J Respir Crit Care Med 181:452–457

Studien zur Stressulcusprophylaxe bzw. Alkalisierung des Magensafts:

– Prod'hom G, Leuenberger P, Koerfer J, Blum A, Chiolero R, Schaller MD, Perret C, Spinnler O, Blondel J, Siegrist H, Saghafi L, Blanc D, Francioli P (1994) Nosocomial pneumonia in mechanically ventilated patients receiving antacid, ranitidine, or sucralfate as prophylaxis for stress ulcer. A randomized controlled trial. Ann Intern Med 120:653–662
– Huang J, Cao Y, Liao C, Wu L, Gao F (2010) Effect of histamine-2-receptor antagonists versus sucralfate on stress ulcer prophylaxis in mechanically ventilated patients: a meta-analysis of 10 randomized controlled trials. Crit Care 14:R194
– Cook D, Heyland D, Griffith L, Cook R, Marshall J, Pagliarello J (1999) Risk factors for clinically important upper gastrointestinal bleeding in patients requiring mechanical ventilation. Canadian Critical Care Trials Group. Crit Care Med 27:2812–2817
– Cook D, Guyatt G, Marshall J, Leasa D, Fuller H, Hall R, Peters S, Rutledge F, Griffith L, McLellan A, Wood G, Kirby A (1998) A comparison of sucralfate and ranitidine for the prevention of upper gastrointestinal bleeding in patients requiring mechanical ventilation. Canadian Critical Care Trials Group. N Engl J Med 338:791–797
– Alhazzani W, Alenezi F, Jaeschke RZ, Moayyedi P, Cook DJ (2013) Proton pump inhibitors versus histamine 2 receptor antagonists for stress ulcer prophylaxis in critically ill patients: a systematic review and meta-analysis. Crit Care Med 41:693–705
– Shears M, Alhazzani W, Marshall JC, Muscedere J, Hall R, English SW, Dodek PM, Lauzier F, Kanji S, Duffett M, Barletta J, Alshahrani M, Arabi Y, Deane A, Cook DJ (2016) Stress ulcer prophylaxis in critical illness: a Canadian survey. Can J Anaesth 24. [Epub ahead of print]

Ideen zur Implementation von präventiven Strategien:

– Bouadma L, Mourvillier B, Deiler V, Le Corre B, Lolom I, Régnier B, Wolff M, Lucet JC (2010) A multifaceted program to prevent ventilator-associated pneumonia: impact on compliance with preventive measures. Crit Care Med 38:789–796
– Rello J, Afonso E, Lisboa T, Ricart M, Balsera B, Rovira A, Valles J, Diaz E, FADO Project Investigators (2013) A care bundle approach for prevention of ventilator-associated pneumonia. Clin Microbiol Infect 19:363–369

Santiago Ewig

1 Surveillance nosokomialer Pneumonien in Deutschland

Die Surveillance nosokomialer Pneumonien erfolgt in Deutschland über das „Nationale Referenzzentrum" für Surveillance von nosokomialen Infektionen, das am Institut für Hygiene und Umweltmedizin, einer gemeinsamen Einrichtung der FU und der Humboldt-Universität in Berlin, aktuell unter der Leitung von Prof. P. Gastmeier, angesiedelt ist (http://www.nrz-hygiene.de/surveillance/kiss/modulfinder).

Die Surveillance erfolgt nicht krankenhausweit, sondern fokussiert auf Risikobereiche in einem Krankenhaus. Das im Jahre 1996 etablierte KISS (KISS = Krankenhaus-Infektions-Surveillance-System) bietet daher Module an, an denen sich Krankenhäuser entsprechend ihrer besonderen Aufstellung die für sie passenden KISS-Module aussuchen können.

Die Surveillance nosokomialer Pneumonien ist Teil des Intensivstations (ITS)-KISS-Moduls. Das aktuelle Protokoll zur Surveillance nosokomialer Infektionen auf der Intensivstation (ITS-KISS) sieht die Möglichkeit der Erfassung einer Reihe von nosokomialen Infektionen vor, darunter Harnwegsinfektionen, Infektionen der unteren Atemwege, primäre Sepsis, Meningits/Ventrikulitis und andere. Diese werden nach CDC-Kriterien definiert und standardisiert erfasst.

Die pulmonalen Infektionen werden erfasst als Pneumonie, Bronchitis/Tracheobronchitis und sonstige; sie werden zudem differenziert nach Auftreten unter invasiver Beatmung über Tubus oder Tracheostoma („INV-assoziiert"), zusätzlich optional nach Auftreten unter nichtinvasiver Beatmung („NIV-assoziiert") (http://www.nrz-hygiene.de/fileadmin/nrz/download/ITS-KISS-InfSurv_Protokoll_v20151028.pdf). Auch Pneumonien des spontan atmenden Patienten werden erfasst.

Aus diesen Daten ergeben sich folgende Endpunkte:

- Device-Anwendungsraten, für die nosokomiale Pneumonie demnach

$$\frac{\text{Anzahl der Beatmungstage über Tubus/Tracheostoma}}{\text{Anzahl der Patiententage}} \times 100$$

Es handelt sich also um den prozentualen Anteil an Patiententagen, an dem ein bestimmtes Device vorhanden war.

- Device-assoziierte Infektionsraten, für die nosokomiale Pneumonie demnach

S. Ewig (✉)
Thoraxzentrum Ruhrgebiet, Kliniken für Pneumologie und Infektiologie, EVK Herne und Augusta-Kranken-Anstalt, Bochum, Deutschland
E-Mail: sewig@versanet.de

© Springer-Verlag GmbH Deutschland 2017
S. Ewig (Hrsg.), *Nosokomiale Pneumonie*,
DOI 10.1007/978-3-662-49821-7_53

Tab. 1 Surveillance-Definition für eine nosokomiale Pneumonie nach dem National Healthcare Safety Network (NHSN) des Center for Disease Control and Prevention (CDC) (http://www.nrz-hygiene.de/fileadmin/nrz/module/CDC_Definitionen%207te%20Auflage%202011.pdf). Sowohl radiologische, systemische als auch pulmonale Kriterien müssen erfüllt sein

Mindestens zwei Röntgen-Thoraxaufnahmen zeigen eines der folgenden Kriterien	Mindestens eines der folgenden Kriterien	Mindestens zwei der folgenden Kriterien
Neues oder zunehmendes und persistierendes Infiltrat	Fieber > 38 °C	Neu aufgetretenes purulentes Sputum oder Änderung der Farbe des Sputums oder erhöhte Sputummenge oder erhöhte Absaugfrequenz erforderlich
Konsolidierung	Leukozytose (>12.000 Leukozyten/µl) oder Leukopenie (<4.000 Leukozyten/µl)	Neu auftretender und zunehmender Husten oder Dyspnoe oder Tachypnoe
Kavitation	Bei Patienten ≥ 70 Jahren: Verwirrtheit ohne andere Ursache	Rasselgeräusche oder Bronchialatmen
		Verschlechterung des Gasaustauschs (z. B. Desaturierungen, erhöhter Sauerstoffbedarf, Eskalation des Beatmungssettings)

$$\frac{\text{Anzahl der Bronchitiden/Pneumonien bei invasiv über Tubus/Tracheostoma beatmeten Patienten}}{\text{Anzahl der Beatmungstage über Tubus/Tracheostoma}} \times 1000$$

Optional kann diese Rate entsprechend für NIV berechnet werden.

- Inzidenzdichte der nosokomialen Infektionen, für die nosokomiale Pneumonie demnach

$$\frac{\text{Anzahl aller (Device − und nicht Device − assoziierter) Atemwegsinfektionen}}{\text{Anzahl der Patiententage}} \times 1000$$

Die Auswertung erfolgt monatlich und jährlich. Jedes Krankenhaus kann seine Raten mit denen anderer Krankenhäuser monatlich und jährlich anhand von Referenzdaten aus anderen Intensivstationen vergleichen. Die Referenzdaten enthalten das arithmetische Mittel sowie die 25 und 75 % Perzentile der jeweiligen Infektionen. Zudem erfolgt eine Stratifizierung je nach Art der Intensivstationen. Liegen die eigenen Ergebnisse oberhalb der Referenzdaten strukturell ver-

gleichbarer Intensivstationen, sollte eine Analyse der Gründe hierfür folgen.

2 Definition der VAP in der Surveillance

Für lange Zeit war die CDC-Definition für Atemwegsinfektionen in der Surveillance die allgemein anerkannte Definition einer nosokomialen Pneumonie (Tab. 1). Die Definition wurde zuerst im Hinblick auf möglichst hohe positive prädiktive Werte, also auf Kosten der Sensitivität, gewählt; denn das Ziel einer Surveillance ist in erster Linie die Erfassung der Krankheitslast, der Vergleich von Raten über die Zeit und der Vergleich von Krankenhäusern bzw. Risikobereichen innerhalb der Krankenhäuser. Im Gegensatz dazu ist in der Klinik eine hohe Sensitivität auf Kosten der Spezifität erforderlich, da eine verspätete Diagnose erhebliche prognostische Nachteile mit sich bringen kann.

Ältere Untersuchungen wussten bereits von einer hohen Diskrepanz zwischen VAP-Raten auf dem Boden einer Diagnose durch Surveillance versus klinischer Diagnose zu berichten; ca. 30 % der klinischen VAP-Diagnosen wurden durch Surveillance-Diagnosen verpasst (Zuschneid et al. 2007). Neuere Daten zeigen sogar eine erheblich größere Diskrepanz des sechs- bis siebenfachen (Scrubky et al. 2011). Auch Punkt-Prävalenz-Daten von beatmeten Patienten auf der Intensivstation deuten auf wesentlich höhere VAP-Raten hin, als durch die Surveillance-Daten reflektiert wird (Coello et al. 2011).

Auch wenn eine Diskrepanz in bestimmtem Umfang aufgrund der oben dargestellten unterschiedlichen Erkenntnisinteressen akzeptabel erscheint, stellt das Ausmaß der Differenz zwischen beiden Raten die CDC-Definition der Surveillance grundsätzlich in Frage.

3 Ergebnisse

Die bisher größte Auswertung der Pneumonien wurde 2010 publiziert. Sie umfasst 400 Intensivstationen mit 779.500 behandelten Patienten. Über den Zeitraum von 2005 bis 2007 wurden 6869 Pneumonien dokumentiert. Von diesen traten 5811 Fälle unter invasiver Beatmung, 160 unter NIV und 898 bei spontan atmenden Patienten auf. Dies entsprach einer Inzidenzdichte von 5,44 bzw. 1,58 für invasive bzw. nicht invasive Beatmung (Kohlenberg et al. 2009).

4 „Zero VAP"

4.1 Hintergrund

Im Rahmen der zunehmenden Sensibilisierung sowohl der wissenschaftlichen Gemeinschaft als auch der Öffentlichkeit für die Bedrohungen durch weltweit zunehmende mikrobielle Resistenzen bei gleichzeitig weithin fehlenden Perspektiven für antimikrobielle Substanzen mit neuen Wirkmechanismen steigt erheblich der Druck auf die Krankenhausträger, effektive Maßnahmen für eine wirksame Prävention nosokomialer Infektionen zu implementieren. Insbesondere „Bündel"-Projekte, also die Verbindung von mehreren Maßnahmen zu einer Sicherstellung und Steigerung der Wirksamkeit hygienischer Interventionen haben weite Verbreitung gewonnen. Diesen „Bündeln" werden hohe Effekte zugetraut. Einschränkend muss allerdings festgestellt werden, dass diese nur in prä-post Designs und nur begrenzt in prospektiv randomisierten Studien geprüft sind (Bouadma et al. 2010). Ein wesentlicher unspezifischer Effekt der „Bündel" ist der Sensibilisierung der Beteiligten für die Präventionsaufgabe zuzuschreiben.

Tatsächlich gerät durch die Verpflichtung zur Veröffentlichung der Raten an nosokomialen Infektionen die Effektivität der Hygiene zu einem führenden Wettbewerbsfaktor und somit auch in den Fokus des Marketings. Der „Ernstfall" für Krankenhausträger ist jedoch erst dann in vollem Umfang gegeben, wenn die Kostenträger beginnen, die Erstattung von Krankenhausleistungen an definierte (niedrige) Raten nosokomialer Infektionen zu binden oder gar Kosten durch nosokomiale Infektionen gar nicht mehr zu tragen. Letzteres wird begründbar, wenn unterstellt wird, nosokomiale Infektionen seien grundsätzlich vermeidbar, somit in jedem Fall ein selbstverschuldeter Qualitätsmangel.

4.2 Ergebnisse

Diese Sichtweise der grundsätzlichen Vermeidbarkeit nosokomialer Infektionen wurde in den USA in Bezug auf die nosokomiale Pneumonie als „Zero VAP" seit Anfang des neuen Jahrtausends von führenden Versicherungen (Medicare und Medicaid) sehr ernsthaft in Betracht gezogen; es erfolgte ein entsprechend hoher Druck auf die Krankenhäuser, die Pneumonieraten zu senken. Die berichteten Raten an VAP waren parallel dazu deutlich rückläufig; einige Krankenhäuser veröffentlichten VAP-Raten von „zero". Daten aus der CDC belegten zwischen 2002 und 2009 einen kontinuierlichen Rückgang der berichteten VAP-Raten, auf chirurgischen Intensivstationen von 4,9 auf 1,4, auf internistischen von 9,3 auf 3,8 VAP pro 1000 Beatmungstage.

Zunehmend wurde jedoch eine Diskrepanz zwischen den Surveillance-Raten und den klinischen Daten offenbar: Die VAP-Raten innerhalb der Surveillance waren kontinuierlich rückläufig, die klinischen Diagnosen der VAP, der Verbrauch an antimikrobiellen Substanzen sowie wichtige Endpunkte der Intensivtherapie (Dauer des Aufenthalts, Dauer der invasiven Beatmung, Letalität) waren es nicht.

Folgende Gründe können dafür verantwortlich sein:

- Die CDC-Definition einer nosokomialen Pneumonie ist wenig sensitiv.
- Eine Reihe von Kriterien der CDC-Definition ist nicht strikt objektivierbar, wie Farbe des Auswurfs, Beurteilung der Röntgen-Thoraxaufnahme.
- Das politische Interesse an niedrigen VAP-Raten verschärft das Problem der Definition durch nicht strikt objektivierbare Kriterien; zudem bieten sich politisch ausweichende Diagnoseoptionen wie „Ventilator-assoziierte Tracheobronchitis" (VAT) oder „Sepsis-Syndrom" an.

Das Konzept der „Zero VAP" darf somit als gescheitert angesehen werden (Klompas 2012). Eine Reduktion der aufgezeichneten VAP-Rate, der keine Verbesserung relevanter assoziierter Endpunkte folgt, reflektiert offenbar eine für die Ziele der Surveillance untaugliche Definition des Endpunktes VAP, die dazu noch offen ist für bewusste oder unbewusste Manipulationen.

Auch theoretisch spricht wenig dafür, dass „Zero VAP" ein realistisches Ziel ist. Dagegen sprechen folgende Gründe:

- Viele Patienten bringen eine strukturelle Lungenerkrankung und/oder oropharyngeale bzw. tracheobronchiale Kolonisation mit; die VAP ist nicht regelhaft das Ergebnis einer nosokomialen Übertragung, sondern entsteht häufig auf endogenem Hintergrund während der Hospitalisation. Die VAP wäre nur vermeidbar, wenn es gesicherte Strategien gäbe, solche endogenen Risikofaktoren auszuschalten.
- Das Ausmaß der Vulnerabilität für eine VAP durch eine akute schwere Erkrankung bei einem Patienten mit schwerer Komorbidität bestimmt die Wahrscheinlichkeit einer VAP; sie kann so hoch sein, dass eine vollständige Prävention der VAP entsprechend unwahrscheinlicher wird (Kallet 2015).

Jede präventive Intervention sieht sich daher der Aufgabe ausgesetzt, das zum Teil Unvermeidbare zu verhindern („preventing the inevitable" nach M. Bonten (Bonten 2010)). Diese Tatsache darf bei aller Bemühung um Prävention nicht unterschlagen werden.

5 Paradigmenwechsel: nicht VAP, sondern Komplikationen der Beatmung als Endpunkt der Surveillance

5.1 VAC, IVAC, Pneumonien

Vor diesem Hintergrund ist der Paradigmenwechsel verständlich, der maßgeblich durch M. Klompas formuliert und von der CDC im Jahre 2013 übernommen wurde: Gegenstand der Surveillance ist nicht mehr eine (schwer objektivierbare und manipulierbare) VAP-Rate, sondern die Rate an respiratorischen Komplikationen (Klompas et al. 2012; Klompas et al. 2013; Magill et al. 2013). Diese erscheinen objektivierbarer und leichter zu erfassen. Zudem reflektieren sie nicht nur einen

Tab. 2 Neue CDC-Defintion für Ventilator-assoziierte Komplikationen

Konzept	Bezeichnung	Definition
Neu aufgetretene respiratorische Verschlechterung	VAC	>2 Kalendertage stabiler oder reduzierter PEEP oder stabiler Oxygenierung *gefolgt von* einem Anstieg des PEEPS um $\geq$ 3 cm H_2O oder des F_1O_2 um 20 Punkte *für mehr als 2 Kalendertage*
Neu aufgetretene respiratorische Verschlechterung mit Hinweisen für eine Infektion	IVAC	VAC plus Temperatur > 38 °C oder < 36 °C oder Leukozyten $\geq$ 12.000/µl oder < 4.000/µl *plus* eine oder mehrere antimikrobielle Substanzen gegeben für $\geq$ 4 Tage vor oder nach 2 Kalendertagen VAC (nicht innerhalb der ersten beiden Beatmungstage)
Neu aufgetretene respiratorische Verschlechterung mit Hinweisen für eine pulmonale Infektion	Mögliche Pneumonie	IVAC plus Gramfärbung des TBAS oder der BALF mit Nachweis $\geq$ 25 Granulozyten und $\leq$ 10 Plattenepithelien pro Gesichtsfeld *oder* kultureller Nachweis eines Erregers vor oder nach 2 Kalendertagen VAC (nicht innerhalb der ersten beiden Beatmungstage)
Neu aufgetretene respiratorische Verschlechterung mit wahrscheinlicher pulmonaler Infektion	Wahrscheinliche Pneumonie	IVAC plus Gramfärbung des TBAS oder der BALF mit Nachweis $\geq$ 25 Granulozyten und $\leq$ 10 Plattenepithelien pro Gesichtsfeld *plus* kultureller Nachweis eines Erregers in TBAS ($> 10^5$ KBE/ml) oder BALF ($> 10^4$ KBE/ml) vor oder nach 2 Kalendertagen VAC (nicht innerhalb der ersten beiden Beatmungstage)

Endpunkt der VAP, sondern den gesamten Prozess der invasiven Beatmung.

Der auf diese Weise formulierte Endpunkt „Komplikationen der Beatmung" („ventilator associated complications", VAC) setzt sich aus einer Reihe von Kriterien zusammen, die in Tab. 2 zusammengefasst sind (Klompas 2013).

Demnach ist die Röntgen-Thoraxaufnahme nicht mehr Teil der Definition. VAC wird durch Änderungen des PEEP und der Oxygenierung definiert; eine VAC ist dabei erst nach Stabilisierung über mindestens zwei Kalendertage möglich. Eine IVAC bezieht sich auf die Entwicklung von Zeichen der Inflammation plus die Gabe einer antimikrobiellen Therapie über mindestens vier Tage. Pneumonien werden als „möglich" und „wahrscheinlich" klassifiziert; sie sind definiert durch IVAC plus Erregernachweis in TBAS oder BALF qualitativ („möglich") oder quantitativ („wahrscheinlich") in einem Medium mikroskopisch validierter guter Qualität.

Die Subgruppe der IVAC, der infektionsassoziierten VAC, gibt ein Instrument in die Hand, Vergleiche auch hinsichtlich der Verschreibungspraxis vorzunehmen (Hayashi et al. 2013).

In einer vergleichenden retrospektiven Untersuchung von Daten aus drei Krankenhäusern über VAP und VAC zeigten sich erheblich differierende Ereignisraten von 8,8 VAP und 21,2 VAC. Beide Definitionen prädizierten die Ereignisassoziierte Exzess-Behandlungs- und Beatmungsdauer, aber nur VAC war mit einer erhöhten Letalität assoziiert. Die Erfassung der VAC erwies sich als wesentlich einfacher und rascher durchzuführen (1,8 vs. 39 Minuten pro Patient) (Klompas et al. 2011). Es konnte jüngst gezeigt werden, dass eine Erfassung der VAC-Raten auch voll automatisiert möglich ist (Stevens et al. 2014).

Erste Daten deuten darauf hin, dass mandatorische Beatmungsmodi, eine positive Flüssigkeitsbilanz sowie die Sedation Risikofaktoren für VAC sind (Lewis 2014). Tägliches Erwachen sowie Spontanatmungsversuche scheinen entsprechend die VAC Rate zu reduzieren (Klompas 2015).

Des Weiteren konnte jüngst gezeigt werden, dass einer VAC bzw. IVAC häufig (27 bzw. 44 %) eine Infektion bzw. eine VAP (15 bzw. 28 %) zugrunde liegt. Des Weiteren bestand eine hohe Korrelation zwischen VAC/IVAC und der Gabe einer antimikrobiellen Therapie (Bouadma et al. 2015).

Das neue Surveillance-Konzept verlangt implizit nach einer zumindest teilweisen neuen Bewertung präventiver Maßnahmen. Erste entsprechende Untersuchungen und Empfehlungen liegen bereits vor (Klompas 2015; Klompas et al. 2015).

> **Merke** Die neue Definition der VAC als Endpunkt der Surveillance reklamiert drei Vorteile für sich: die Erweiterung des Fokus der Prävention auf die Gesamtheit der Ventilator-assoziierten Ereignisse, die Objektivität der Definition als Grundlage besserer Vergleichbarkeit sowie den Einschluss des Verbrauchs an antimikrobiellen Substanzen im Rahmen der IVAC.

5.2   Vorläufige Bewertung

Es bleibt abzuwarten, ob sich die Perspektiven dieses neuen Endpunkts VAC tatsächlich erfüllen werden. Die Verschiebung der Perspektive hin zur Beatmung impliziert jedenfalls ebenso eine neue Bewertung der Präventionsstrategien; denn ein Endpunkt VAC wird nicht nur durch das Ereignis Pneumonie beeinflusst, sondern auch durch die Ereignisse Atelektase, Überwässerung und ARDS. Welche Präventionsmaßnahmen zur Reduktion der VAC zu bevorzugen bzw. erst zu evaluieren sind, ist Gegenstand aktueller Überlegungen (Klompas 2015).

Kritisch muss zurzeit eingewendet werden, dass die Umstellung des Surveillance-Systems weitere internationale Vergleiche erschwert, zumindest so lange, wie andere Länder diese Umstellung nicht nachvollziehen. Zudem steht naturgemäß noch der Nachweis aus, dass die Surveillance über respiratorische Komplikationen ihre umfassenderen Ziele der Reduktion aller respiratorischen Komplikationen unter Beatmung auch tatsächlich erreicht. Zunächst gerät die Pneumonie selbst eher in den Hintergrund der Aufmerksamkeit. Pneumonien unter NIV und Spontanatmung geraten gänzlich aus dem Blick.

Insgesamt besteht die Gefahr, dass durch das Konzept der IVAC die Anstrengung, Pneumonien als solches von Bronchitiden zu unterscheiden, auch in klinischer Hinsicht unterminiert wird, vor allem dann, wenn das Konzept der VAT weite Anerkennung finden sollte. Dies jedoch impliziert mit einiger Wahrscheinlichkeit eine höhere Anzahl an Indikationen für die Gabe einer antimikrobiellen Therapie.

Offenkundig wirft das ungelöste Problem einer validen Diagnose einer nosokomialen Pneumonie auch in der Surveillance seine Schatten.

Weiterführende Literatur

Zero VAP, eher ein unrealistisches Ziel:

– Bouadma L, Deslandes E, Lolom I, Le Corre B, Mourvillier B, Regnier B, Porcher R, Wolff M, Lucet JC (2010) Long-term impact of a multifaceted prevention program on ventilator-associated pneumonia in a medical intensive care unit. Clin Infect Dis 51:1115–1122

Arbeiten zum Verhältnis von epidemiologischen und klinischen Definitionen nosokomialer Pneumonien:

– Zuschneid I, Geffers C, Sohr D, Kohlhase C, Schumacher M, Ruden H, Gastmeier P (2007) Validation of surveillance in the intensive care unit component of the German nosocomial infections surveillance system. Infect Control Hosp Epidemiol 28:496–499

– Skrupky LP, McConnell K, Dallas J, Kollef MH (2012) A comparison of ventilator-associated pneumonia rates as identified according to the National Healthcare Safety Network and American College of Chest Physicians criteria. Crit Care Med 40:281–284
– Coello R, Brannigan E, Lawson W, Wickens H, Holmes A (2011) Prevalence of healthcare device-associated infection using point prevalence surveys of antimicrobial prescribing and existing electronic data. J Hosp Infect 78:264–268

Noch aktuellste Auswertung der Intensiv-KISS-Daten zur Pneumonie:

– Kohlenberg A, Schwab F, Behnke M, Geffers C, Gastmeier P (2010) Pneumonia associated with invasive and noninvasive ventilation: an analysis of the German nosocomial infection surveillance system database. Intensive Care Med 36:971–978
– Ist die Vermeidung aller nosokomialen Pneumonien möglich?
– Klompas M (2012) Is a ventilator-associated pneumonia rate of zero really possible? Curr Opin Infect Dis 25:176–182
– Kallet RH (2015) The vexing problem of ventilator-associated pneumonia: observations on pathophysiology, public policy, and clinical science. Respir Care 60:1495–1508
– Bonten MJ (2011) Healthcare epidemiology: ventilator-associated pneumonia: preventing the inevitable. Clin Infect Dis 52:115–121

Paradigmenwechsel in der Surveillance der CDC für nosokomiale Pneumonien:

– Klompas M, Khan Y, Kleinman K, Evans RS, Lloyd JF, Stevenson K, Samore M, Platt R, CDC Prevention Epicenters Program (2011) Multicenter evaluation of a novel surveillance paradigm for complications of mechanical ventilation. PLoS One 6:e18062
– Klompas M, Kleinman K, Khan Y, Evans RS, Lloyd JF, Stevenson K, Samore M, Platt R, CDC Prevention Epicenters Program (2012) Rapid and reproducible surveillance for ventilator-associated pneumonia. Clin Infect Dis 54:370–377
– Klompas M (2013) Complications of mechanical ventilation – the CDC's new surveillance paradigm. N Engl J Med 368:1472–1475
– Magill SS, Klompas M, Balk R, Burns SM, Deutschman CS, Diekema D, Fridkin S, Greene L, Guh A, Gutterman D, Hammer B, Henderson D, Hess D, Hill NS, Horan T, Kollef M, Levy M, Septimus E, Vanantwerpen C, Wright D, Lipsett P (2013) Developing a new, national approach to surveillance for ventilator-associated events: executive summary. Clin Infect Dis 57:1742–1746
– Hayashi Y, Morisawa K, Klompas M, Jones M, Bandeshe H, Boots R, Lipman J, Paterson DL (2013) Toward improved surveillance: the impact of ventilator-associated complications on length of stay and antibiotic use in patients in intensive care units. Clin Infect Dis 56:471–477
– Stevens JP, Silva G, Gillis J, Novack V, Talmor D, Klompas M, Howell MD (2014) Automated surveillance for ventilator-associated events. Chest 146:1612–1618

Erste Erfahrungen mit der neuen Surveillance und erste Ergebnisse:

– Lewis SC, Li L, Murphy MV, Klompas M, CDC Prevention Epicenters (2014) Risk factors for ventilator-associated events: a case-control multivariable analysis. Crit Care Med 42:1839–1848
– Klompas M (2015) Potential strategies to prevent ventilator-associated events. Am J Respir Crit Care Med 192:1420–1430
– Bouadma L, Sonneville R, Garrouste-Orgeas M, Darmon M, Souweine B, Voiriot G, Kallel H, Schwebel C, Goldgran-Toledano D, Dumenil AS, Argaud L, Ruckly S, Jamali S, Planquette B, Adrie C, Lucet JC, Azoulay E, Timsit JF, OUTCOMEREA Study Group (2015) Ventilator-associated events: prevalence, outcome, and relationship with ventilator-associated pneumonia. Crit Care Med 43:1798–1806

- Klompas M, Anderson D, Trick W, Babcock H, Kerlin MP, Li L, Sinkowitz-Cochran R, Ely EW, Jernigan J, Magill S, Lyles R, O'Neil C, Kitch BT, Arrington E, Balas MC, Kleinman K, Bruce C, Lankiewicz J, Murphy MV, E Cox C, Lautenbach E, Sexton D, Fraser V, Weinstein RA, Platt R, CDC Prevention Epicenters (2015) The preventability of ventilator-associated events. The CDC Prevention Epicenters Wake Up and Breathe Collaborative. Am J Respir Crit Care Med 191:292–301
- Klompas M (2015) Potential strategies to prevent ventilator-associated events. Am J Respir Crit Care Med 192:1420–1430

Sachverzeichnis

© Springer-Verlag GmbH Deutschland 2017
S. Ewig (Hrsg.), *Nosokomiale Pneumonie*,
DOI 10.1007/978-3-662-49821-7

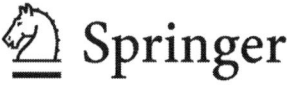
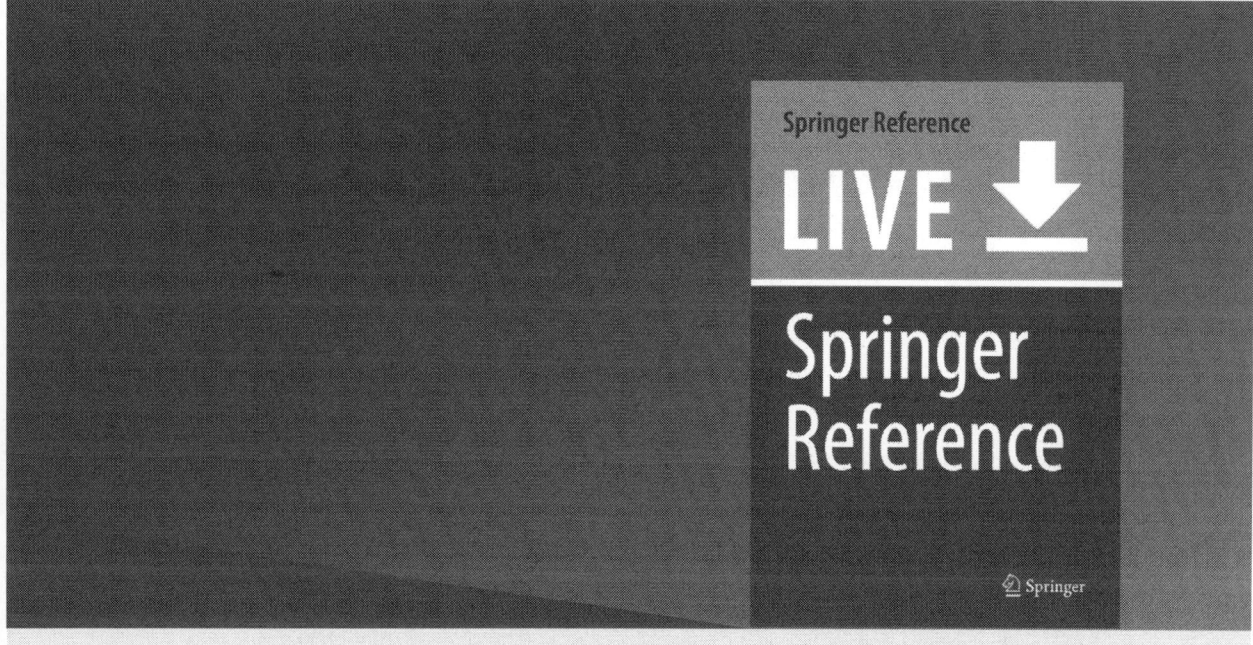

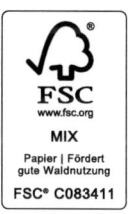

Zeitfracht Medien GmbH
Ferdinand-Jühlke-Straße 7
99095 Erfurt, Deutschland
produktsicherheit@kolibri360.de